疼痛科學 × 瑜伽療法

Yoga and Science in Pain Care

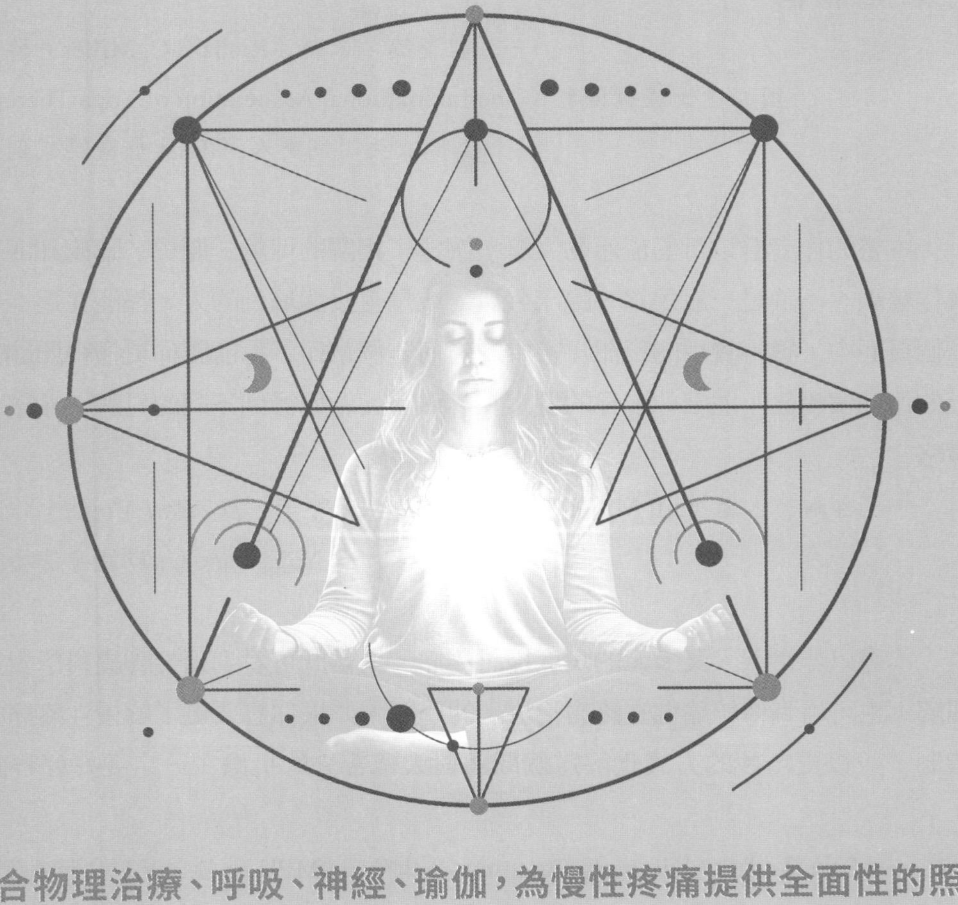

結合物理治療、呼吸、神經、瑜伽，為慢性疼痛提供全面性的照護

尼爾·皮爾森 Neil Pearson、雪莉·普羅斯柯 Shelly Prosko、瑪麗莎·蘇利文 Marlysa Sullivan——著
王啟安·張芳瑜·陳定谷·楊維寧·王念慈——譯　蔡士傑 Janus Tsai——審訂

專業推薦

「疼痛是一個複雜的問題，需要考量到多個層面，才有辦法設計出周全且有效的疼痛照護策略。身為一名在疼痛管理領域工作了四十多年的物理治療師和瑜伽療癒師，我深深認為本書是這個領域的無價之寶。這本精心編撰的著作，以疼痛者為中心，從學術理論和臨床實務這兩個面向，提出了大量珍貴的見解、介入方式和資源，不僅能精進我們對疼痛的了解，更能提升我們幫助疼痛者的能力，為他們提供更有效的疼痛照護。」

——理查德・米勒（Richard C. Miller）博士，
國際瑜伽療癒協會（The International Association of Yoga Therapy）
共同創辦人、iRest 靜觀冥想創辦人

「本書的作者群以行雲流水的文筆，闡述了相關的理論、歷史、臨床知識和個人實作經驗，不論是一般民眾、臨床人員，或是有接觸瑜伽的人，都能在這本書的每一個頁面中，獲得實用的資訊。書中的任何一個章節，都能讓你更懂得照顧自己身上的每一個疼痛，並讓你或你的個案在疼痛照護領域得到不同的見解、希望和管理策略。」

——吉爾・米勒（Jill Miller）《滾走疼痛》（暫譯，*The Roll Model*）作者、
Yoga Tune Up® 健身法發創者

「本書以非常深入又多元的角度探討疼痛。全書既可看到頂尖神經科學對疼痛的理解，也可看到傳統瑜伽在疼痛治療上的學問。如果你想要更了解慢性疼痛的複雜機制，並以更巧妙的方式化解這個問題對大眾帶來的折磨，一定要好好拜讀此書。」

——金柏莉・卡森（Kimberly Carson），公衛碩士（MPH）、C-IAYT 瑜伽療癒師、
《用瑜伽舒緩慢性疼痛》（暫譯，*Relax Into Yoga for Chronic Pain*）共同作者，
www.mindfulyogaworks.com

「這本書以深入的科學見解和實務經驗為基礎，探討了瑜伽療法在醫學和日常上的應用。作者群在瑜伽療法如何緩解疼痛這一塊，做了非常深入又全面的解說，你可以從這本書的豐富內容了解到：疼痛者的想法、此領域的研究近況、疼痛管理的理論、不同流派的瑜伽、疼痛生物學，以及呼吸、身體覺知、營養、情緒和各種身心反應對疼痛照護的影響力。最重要的是，這本書還整合了從業人員和疼痛者的經驗，分享了雙方在疼痛照護中必須留意的無形環節。作者群的寫作手法相當嚴謹，不管是初學者或專家都能獲益良多，也能更清楚瑜伽療法是如何用一種全面又慈悲的方式，幫助疼痛者擁有好好生活的能力。」

——布朗溫・倫諾克斯・湯普森（Bronwyn Lennox Thompson）博士，
紐西蘭基督城奧塔哥大學整形外科和肌肉骨骼醫學系，
疼痛和疼痛管理研究計畫主持人

「本書是一本『大師級』的鉅作，將當代科學和瑜伽博大精深的身心理論完美地融合在一起。書中文字的呈現方式，既能吸引到講究嚴謹科學的讀者，也能吸引到追求更周全、更整體照護方法的讀者；這本書應該被列為所有瑜伽老師和瑜伽療癒師的專業書單之一。另外，此書的編輯和作者群，也都是瑜伽療癒界『響叮噹』的大人物。」

——利・布拉斯基（Leigh Blashki），
C-IAYT 瑜伽療癒師、澳洲瑜伽協會（Yoga Australia）前主席、
澳洲瑜伽療癒學院（Australian Institute of Yoga Therapy）創辦人

「本書是一本由創造力、希望、科學、熱忱和愛交融而成的美好著作，所有的臨床人員和各種類型的運動治療師都應該擁有這座寶庫。每章的內容都很實用，而且就整體來看，這本書就是疼痛照護的方針，可以幫助眾人（或我們自己）與疼痛好好和平共處。我特別欣賞這本書散發的滿滿正能量，我推薦治療師將它納為自己診所架上的藏書，或是將它送給初入健康照護產業的後輩，它絕對能為你省下許多對付疼痛的時間，讓你把精力集中在健康的復原。」

——珊蒂・希爾頓（Sandy Hilton），物理治療師，
任職於芝加哥熵物理治療中心（Entropy Physiotherapy），www.entropy-physio.com

「本書能幫助眾人看清，古老的瑜伽智慧背後有著怎樣的科學底蘊。對那些飽受疼痛折磨的人來說，持續改變和提升他們身心的整體狀態，是擺脫疼痛的唯一解方。」

—— 梅麗莎・卡迪（Melissa Cady），麻醉和疼痛醫學醫師（D.O.），
《痛瘟疫》（暫譯，*Paindemic*）作者，www.painoutloud.com

「我相信，你在閱讀這本用瑜伽來照護慢性疼痛的獨特著作時，也能跟我一樣收穫豐碩。這本書集結了多位專家的精闢見解，勢必會成為瑜伽療癒界必讀的經典之作，而且它也一定會對其他常與疼痛打交道的領域帶來影響。」

—— 百克斯特・貝爾（Baxter Bell）醫師，
《做瑜伽，健康老》（暫譯，*Yoga for Healthy Aging*）共同作者

「本書是每一位瑜伽老師和瑜伽療癒師都應該拜讀的著作。它提到了急性和慢性疼痛的近期研究成果、對人體的真實影響，還有能如何利用瑜伽管理它們。它論述了由疼痛衍生的複雜問題，也說明了瑜伽的身心技巧能如何改變人體神經系統對疼痛的反應。這本書不只為疼痛者帶來希望，也為醫治他們的治療者帶來方向。這群富有同情心的治療師，將藉由書中寶貴的故事、科學研究和經驗，引領我們走上一條安全又穩當的疼痛管理之路。」

—— 馬里恩・麥康奈爾（Marion McConnell），
《瑜伽大師的信箋》（暫譯，*Letters from the Yoga Masters*）作者

審訂者序

幾年前，當我得知我的老師尼爾・皮爾森（Neil Pearson）、麥可・李（Michael Lee）、史蒂芬妮・穆納茲（Steffany Moonaz），以及雪莉・普羅斯柯（Shelly Prosko）等，同在疼痛照護領域研究及服務人群的瑜伽療癒師，共同撰寫並出版這本《疼痛科學 × 瑜伽療法》時，我便對書中的內容充滿了期待，同時也深知它將能帶給健康照護從業人員及疼痛患者莫大的幫助。

在臺灣從事疼痛照護瑜伽教學與推廣的這十年來，讓我深深地體認到，人們（包含許多健康照護從業人員）對於疼痛的了解普遍還停留在過去的認知中，以致處理疼痛的方式存在著許多偏誤。然而，在許多專家學者及臨床從業人員的研究和努力之下，疼痛科學在近幾十年間已產生了變革性的躍進，同時對於疼痛的處理與治療也有了嶄新的發展，這不僅帶給慢性疼痛患者許多幫助，更重要的是，它也改善了因為疼痛而衍生的各種社會性問題與苦痛。

瑜伽療法在臺灣一直是鮮為人知的一門科學及專業領域，畢竟臺灣目前僅有三位獲得「國際瑜伽療癒師協會」認證的合格瑜伽療癒師（C-IAYT），且每位療癒師的專長領域各有不同，這也使得疼痛照護的瑜伽療法在推展上充滿艱辛。但為何我及世界各地的瑜珈療癒師要致力於推廣疼痛照護瑜伽療法呢？原因在於瑜伽對於人的整體觀，與疼痛科學發現的理想治療方式有著相當大的共通性。另外，瑜伽中的許多練習技巧經實證研究發現，能對疼痛患者的身心及生活產生相當多元的幫助，我也曾親眼見證過許多透過疼痛照護瑜伽療法而獲得顯著改善的實際案例。

令人感到振奮的是，本書經過采實文化及多方的努力，終於出版中譯本，相信這本書多元且完整的內容，必定能夠帶給疼痛患者、健康照護從業人員及社會大眾與時俱進的疼痛照護科學觀點，同時也能讓人們更加了解除了生理層面之外，心理與社會層面因素如何對疼痛產生關鍵性的影響。而瑜伽療法的觀點和方法，也必定能成為現今各種疼痛治療方式之外的絕佳輔助，你可以將它增添至日常生活與已經在執行的疼痛療程之中，幫助自己或患者成功地走出疼痛，重新獲得美好的生活。

C-IAYT 瑜伽療癒師　蔡士傑 Janus Tsai

CONTENTS

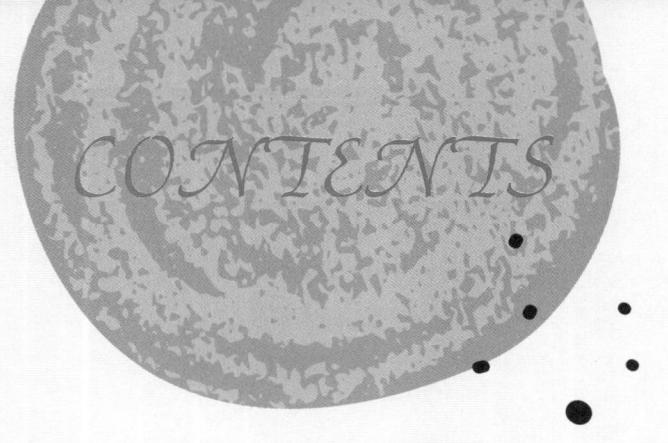

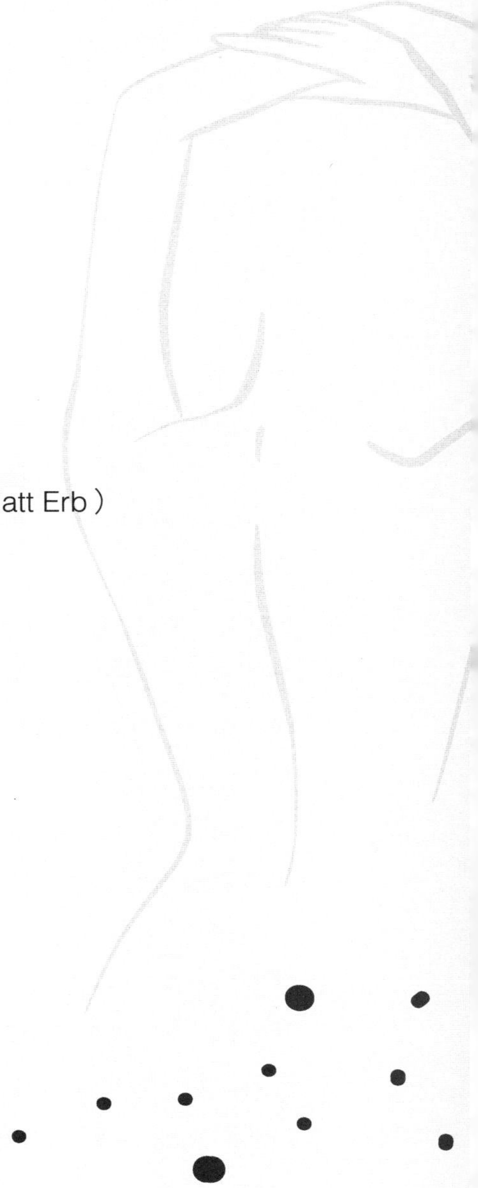

推薦序

幾年前，我從電子郵件收到了一個悲痛的消息。我的大學朋友塔德自殺了。他聰明、有才華，是我認識的人之中，最風趣幽默的一位。塔德一直深受神經系統疾病所苦，顯然，他是無力再承受這樣的折磨了。我們幾年前就斷了聯絡，我想他生前或許已卯足全力地做過了各種療法，卻依舊無法從中得到解脫。對此，我感到特別難過，因為我所鑽研的瑜伽和瑜伽療法說不定能幫到他（他很可能從未接觸過這個領域），而且還有機會大大翻轉他的人生。尤其是，當我發現我和塔德不只是在威斯康辛大學麥迪遜分校結為同窗，還一直都在北加州的同一座小鎮上生活時，這股情緒更是強烈。

最近，我在與我的轉移性頭頸癌奮戰，化療所造成的組織損傷，讓我被劇痛折磨了好幾個月。我在做第二週的療程時，放射腫瘤科醫師就替我開了鴉片類藥物（opioids），我覺得這樣的處方滿好的，因為它能減輕我治療後出現的急性不適症狀，而且我對這類藥物的成癮風險也很低。不過，可能是因為我有同時進行瑜伽、阿育吠陀和其他整體療法（holistic healing approach），所以我一直到一個多月之後，才開始需要借助這些藥物舒緩疼痛。之後，隨著疼痛逐漸減緩，我也就自然而然地戒斷了這類藥物。我必須說，在那段期間，這些藥物確實幫了我大忙，多虧它們，我才能以比較舒服的狀態，度過那些伴隨療程出現的急性疼痛。

遺憾的是，對慢性疼痛來說，鴉片類藥物就會變成一件麻煩事。原因是長期服用止痛藥，多半會使它們漸漸失去效力，此現象在醫學上被稱為「快速抗藥反應」（tachyphylaxis）。因此，假如你想要得到相同的止痛效果，就必須逐步調高藥物的劑量，但同時，你也必須承擔越來越多的副作用和成癮風險。目前學界普遍認為，鴉片類藥物之所以會出現濫用的情況，主要就是眾人不當使用止痛藥物來對付慢性疼痛的緣故。

針對慢性疼痛，非藥物的緩解之道是當務之急，而瑜伽和它所涵蓋的相關身心活動，像是靜觀冥想、正念覺知、正念活動和呼吸技巧等，能在這方面提供很大的幫助。更棒的是，長期使用瑜伽方法來舒緩疼痛，不僅不會有快速抗藥反應的問題，隨著你對這些瑜伽方法的熟練度越來越高，它們舒緩疼痛的效力還會越來越強。也就是說，用瑜伽方法來止痛，就像是把錢存在會配息的銀行帳戶，慢慢地，它就會為你帶來越來越多的好處。瑜伽甚至有機會徹底改變疼痛者與疼痛之間的關係，就算它不見得能讓疼痛者徹底擺脫疼痛（這件事沒有任何藥物能做到）。

誠如這本書精心節錄的諸多文獻和研究成果所示，瑜伽對慢性疼痛的緩解的確能提供某方面的幫助，只不過這背後仍有許多部分，有待學界做更深入的探究。有些行事謹慎的人表示，我們應該等更多相關的研究數據出爐後，再把瑜伽活動推廣給疼痛者。雖然我明白他們的顧慮，也清楚這個領域尚有許多細節要進一步研究，但考量到這樣的沉默，可能對整個社會和無數人帶來多大的不幸後，我想，我們還是應該及早讓更多人有機會利用瑜伽減輕疼痛的折磨，以免他們步上我已故朋友塔德的後塵。

好的醫師在開立任何醫療處置前，都會仔細權衡其中的利弊得失。如果以這套邏輯來看待用瑜伽改善慢性疼痛這件事，就會發現，這件事的利遠大於弊。跟每年都奪走了數萬名患者性命的藥物不同（即便他們是按照處方使用這些藥物），到目前為止，我們從未聽過有哪一位病患因為瑜伽療法死亡。儘管瑜伽練習可能會造成一些運動傷害（尤其是上某些專門教授高難度瑜伽動作的課程時），但在瑜伽療法這一塊，這種情況可說是相當罕見。瑜伽療法會根據個案的個人能力和限制，為每一個人量身打造專屬的療程。相較於傳統醫療的費用，瑜伽療法的費用也經濟實惠許多，大部分嘗試過它的人，都會一試成主顧。

最後，我想提醒各位思考一下這個面向：由於瑜伽領域的研究長期缺乏資金，所以幾乎所有研究的進行時間都不長。這些只持續進行了幾個月，甚至是幾週的研究，很容易低估瑜伽療法的效力，因為隨著執行它的時間越來越長，它的效力也會越來越強。再者，在實證醫學講求標準化流程的體制下，瑜伽研究幾乎一定會以制式的瑜伽療程來治療研究中的每一位受試者。換句話說，在這些研究中，每一位受試者都會做著一模一樣的瑜伽動作、呼吸技巧等等；這樣欠缺個人化設計的瑜伽療程，與瑜伽療癒師在臨床上的實際操作大相逕庭。在臨床上，瑜伽療癒師一定會在兼顧效力和安全的條件下，為每一位患者設計最合適的療程。當然，這項瑜伽研究上的硬傷還有賴研究學者設法排除，可是就現況來說，今日的研究體制真的會低估瑜伽療法的實力。

為了理解和緩解慢性疼痛，現代醫學已經投入了數十億美元研究，儘管這些研究確實有做出一些顯著的成果，但對許多病患而言，這些成果仍無法滿足他們的需求。現代醫學的研究大多聚焦在緩解生理疼痛的方法，比較少關注減輕患者內心苦痛的方法，但內心的苦痛也會導致慢性疼痛。反觀瑜伽，在它數千年的歷史中，了解造成內心苦痛的原因，還有幫助眾人減輕苦痛，一直都是它著眼的重點。現在是時候運用這份古老的智慧了，它能幫助數以百萬的患者減輕慢性疼痛的折磨。本書囊括了豐富的科學論據、臨床經驗和瑜伽洞見，將引領我們看見一方緩解疼痛的新天地。

—— 提摩西．麥考爾（Timothy McCall）醫師

致謝

我們要先對所有曾與我們一起面對苦痛的疼痛者，表達萬分的感謝，能與你們並肩面對疼痛，是我們的榮幸。你們教會了我們好多事情，而這一切也反映在我們對你們的付出上。你們所展現出的豁達、脆弱、勇氣和好奇心，對我們的人生和工作帶來了諸多啟發。我們很感激你們的耐心和信任，也很感激在我們沒有準確理解或提供你們真正需要的幫助時，你們願意告訴我們。能夠與你們大家一起踏上這條療癒之路，我們感到十分快樂和光榮。

我們也要感謝所有為這本書貢獻一己之力的作者：喬萊塔·貝爾頓（Joletta Belton）、史蒂芬妮·穆納茲（Steffany Moonaz）、馬修·J·泰勒（Matthew J. Taylor）、馬特·鄂博（Matt Erb）、洛芮·魯賓斯坦（Lori Rubenstein）、法琪奧·翠西（Fazzio Tracey）、桑迪克（Sondik）、安東尼·索西斯（Antonio Sausys）和麥可·李（Michael Lee）。謝謝你們為這本書付出寶貴的時間、精力、專業和智慧，寫出這些極具意義、有助降低世界苦痛的傑出篇章。能夠與你們一起撰寫這本書，我們與有榮焉。

謝謝所有為我們開疆闢土的前輩，成為我們撰寫這本書和工作時的。還要謝謝每一位鼎力支持我們的臨床人員和研究人員，多虧雙方之間的相互交流，我們才得以持續走在這條將瑜伽納為健康照護一環的道路上。感謝你們的勇氣、毅力、奉獻、決心和創造力，這些交流對提升醫療保健和疼痛照護的品質，有著莫大的幫助。

當然，我們也要感謝 Singing Dragon 出版社，有他們的指導和支持，我們才能夠愉快、順利的完成這本書。

瑪麗莎（Marlysa）

除了上面提到的眾人，我還要對我的朋友、老師和同事表達感謝，他們是我最堅實的後盾，總是不斷在我的職場和生活中鼓勵我，要我保有初心、相信自己所選的道路。

我要對我的老公約翰·蘇利文（John Sullivan）獻上滿滿的感謝，謝謝他的理解、耐心和毫無保留的愛，始終以堅定的信念看待我和我的工作。我們一起生活的日子充滿了啟發、探索和樂趣，我對我們攜手走過的所有路程，還有促膝長談的所有對話都充滿感恩。

我也要對我在這條路上碰到的良師益友表達深深的謝意，是他們激發了我的好奇心，並讓我看見和學會接納和關愛的重要性。這些良師益友有：凱倫．戴維斯．沃倫（Karen Davis Warren），謝謝她一開始就從側重全人、合作和整合照護的角度，向我介紹物理治療這個領域；萊斯利．泰勒（Leslie Taylor）和戈登．卡明斯（Gordon Cummings），謝謝他們給了我啟發，讓我將社會／精神層面融入物理治療的照護；優秀的瑜伽老師和瑜伽療癒師——朱莉．威爾科克斯（Julie Wilcox）、理查德．米勒（Richard Miller）、普里蒂．羅賓．羅斯（Priti Robyn Ross）、蘇．霍普金斯（Sue Hopkins）和馬修．J．泰勒（Matthew J. Taylor），謝謝他們將古老的瑜伽智慧轉化成客製化的專業課程，讓我和我的個案得以受惠；史蒂芬．波吉斯（Stephen Porges），謝謝他的慷慨相助，讓我得以用清楚的文字表達出多重迷走神經理論和瑜伽之間的關係；超棒的朋友兼同事馬特．鄂博（Matt Erb）和蘿拉．施馬爾茨（Laura Schmalzl），謝謝你們在我們埋頭寫作的過程中，給予的一切幫助、鼓勵和啟發，能認識你們並與你們共事，真是三生有幸。

謝謝詹姆士．史諾（James Snow），你讓我認識了「幸福」（eudaimonia）這個概念，還在我的學術路上給了我很多鼓勵。謝謝史蒂芬妮．穆納茲（Steffany Moonaz），不論是在研究或批判式思考（critical thinking）方面，妳都是一位充滿關愛又不吝伸出援手的老師，我非常感謝妳的耐心和指導，幫助我把腦中的「計畫」一一化為具體的研究和工作策略。謝謝黛安．芬利森（Diane Finlayson），與妳對話總是能帶給我無限的啟發，激發我的創造力，使我得以在教學和生活中持續成長。感謝馬里蘭大學整合醫學學院（Maryland University）的教職員和學生，你們為我的教學、研究和寫作帶來了極大的支持、啟發和鼓勵。

謝謝我的朋友和同事——霍爾．布萊克（Holle Black）、科貝特．喬丹－奧爾德姆（Corbett Jordan-Oldham）、傑佛瑞．肖夫（Jeffrey Shoaf）、特拉．柯克帕特里克（Tra Kirkpatrick）、凱莉．伯特利（Kelli Bethel）、翠西．桑迪克（Tracey Sondik）、緹娜．保羅（Tina Paul）、安．斯旺森（Ann Swanson）、蘿李．羅伯森（Laurie Robertson）、維羅妮卡．萊溫格（Veronica Lewinger）、艾米．惠勒

（Amy Wheeler）、雪莉・布魯曼（Sherry Brourman）和梅琳達・阿特金斯（Melinda Atkins），你們多年來的幫助，讓我體會到充滿關愛的真摯情誼。

另外，我也要謝謝雪莉（Shelly）和尼爾（Neil），很高興能與你們一起編撰此書，還有分享彼此的經驗。我一直很感激你們在這個領域的付出，並深受你們的啟發。謝謝你們讓我成為編撰這本書的一份子。

雪莉（Shelly）

除了上述所感謝的那些人，我還想對我在人生路上碰到的各位老師表達謝意，謝謝他們用充滿關愛和耐心的態度幫助我、指導我，謝謝他們給我自由探索的空間，也謝謝他們願意讓我犯點錯、不會硬要我照著他們所說的做。這些多到我無法一一致謝的老師，以許多種形式出現在我的生命中，舉凡我的父母、朋友、病患、同事、學生、教練、學校老師、瑜伽老師和孩子等，都曾是帶給我啟發的老師。在我工作和撰寫這本書的歷程中，你們對我影響甚深。

謝謝尼爾・皮爾森（Neil Pearson），對我來說，你不僅是一位親切、謙和又大方的老師，也是讓我更加了解疼痛、疼痛者和疼痛照護的導師。你的正直和奉獻精神極具感染力，激勵了許多投身此領域的人。

在此還要特別感謝海倫・庫弗雷特（Helene Couvrette）、雪莉・布勞曼（Sherry Brourman）、克里斯・庫布（Chrys Kub）、克里斯汀・卡爾（Christine Carr）、瑪麗莎・蘇利文（Marlysa Sullivan）、馬修・J・泰勒（Matthew J. Taylor）、斯塔凡・埃爾蓋利德（Staffan Elgelid）、洛芮・魯賓斯坦（Lori Rubenstein）、法琪奧（Fazzio）、瑞秋・克倫茲曼（Rachel Krentzman）、黛安娜・佐托斯－弗洛里奧（Diana Zotos-Florio）、百克斯特・貝爾（Baxter Bell）、喬安妮・蓋利烏斯（Joanne Gailius）、羅恩・納雷什・金（Ron Naresh King）、麗茲・鄧肯森（Liz Duncanson）、卡羅琳・范迪肯（Carolyn Vandyken）、史黛西・洛沃・格羅納（Stacey Lovo Grona）、提安納・梅里奇・瑞特（Tianna Meriage Reiter）、拉賈姆・羅斯（Rajam Roose）、卡西・基特（Cassi Kit）、安妮・皮特曼（Anne Pitman）、琳達・博瑞斯基（Linda Boryski）、馬特・鄂博（Matt Erb）、戴安娜・佩雷斯（Diana Perez）、約翰・開普納（John Kepner）、尼迪亞・蒂耶琳娜・達比（Nydia Tijerina Darby）、喬・塔塔（Joe Tatta）、安東尼・洛（Antony Lo）、金・德尚（KiDeschamps）、艾米・惠勒（Amy Wheeler）、

傑米·珀庫納斯（Jaimie Perkunas）、安·帕金森（Ann Parkinson）、達斯蒂安·米勒（Dustienne Miller）、安·格林（Ann Green）、瑪姬·博傑隆（Maggie Bergeron）、艾琳·柯克伍德（Eryn Kirkwood）、伊恩·芬恩（Eoin Finn）和寶拉·克萊頓（Paula Clayton）。我很感激你們用各種方式，對我和我的工作表達愛、支持和信任。

謝謝在學術機構裡默默耕耘的眾人，有你們的付出，我才能夠學習到這些寶貴的知識。謝謝薩斯喀徹溫大學（University of Saskatchewan）、艾德華·丹尼爾·費漫（E.D. Feehan）中學，以及加拿大薩斯喀徹溫省薩斯喀屯（Saskatoon）的聖多明尼克（St. Dominic）學院。

還想要感謝所有為瑜伽努力的人，謝謝你們讓大家得以接觸到瑜伽，謝謝你們始終相信瑜伽具有治療價值，也謝謝你們為了幫助疼痛者，一直用心去尋找運用和推廣瑜伽的方法。

謝謝瑪麗莎（Marlysa）和尼爾（Neil），在編撰這本書的旅程中，你們是我可愛又可靠的朋友、同事和夥伴。我很榮幸能夠與你們共事，也很開心能與你們攜手實現我們三人共同的願景，那就是把瑜伽、科學和疼痛照護整合在一起。我很欽佩你們的創造力和智慧，也在你們的仁慈、耐心、專業和好奇心中學習到了許多東西。謝謝你們讓我有機會成為這本書的其中一位編者和作者。謝謝麗莎．皮爾森（Lisa Pearson），妳的見解和智慧為第十四章「疼痛照護中的慈悲心」增色許多。

謝謝我的老公克里斯．烏爾默（Chris Ulmer），你總是不遺餘力地支持我的選擇，即便我選擇了一條比較少人走的路；有了你堅定不移的信任和後援，我才得以心無旁鶩地走在這條路上，並持續精進我在這個領域上的實力。我很開心我們之間能夠建立如此珍貴的連結，你的熱心助人、你的足智多謀，還有你追求群體共榮共存的精神，一直是我學習的榜樣。因為你，我變成了一個更暖心、更謙遜和更懂得換位思考的人。

最後，我要感謝我的父母和我的姊姊金（Kim），謝謝你們始終以身作則，用滿滿的愛和關懷陪伴我成長。你們每一個人都對這本幫助疼痛者的作品產生了一定程度的影響力。

尼爾（Neil）

我要特別感謝那些一直尋找方法，設法解決在疼痛照護上遇到種種難題的人。多虧他們，我們才可以在無法以學校學到的知識理解疼痛和疼痛者時，或是不曉得該如何針對他們複雜又多面的苦痛提供有效的物理治療時，有另一座尋求解方的資源。這些臨床人員、研究人員和文獻作者多半都有創建或加入具一定公信力的專業組織（例如 NOIGroup、Pain BC、加拿大物理治療疼痛科學部〔Canadian Physiotherapy Pain Science Division〕和國際脊椎和疼痛學會〔International Spine and Pain Institute〕）、出席與疼痛和瑜伽有關的年度研討會（例如聖地牙哥疼痛高峰會〔San Diego Pain Summit〕、蒙特婁瑜伽療癒國際研討會〔Montreal International Symposium on Therapeutic Yoga〕，以及國際瑜伽療癒師協會〔International Association of Yoga Therapists，IAYT〕和國際疼痛研究協會〔International Association for the Study of Pain，IASP〕舉辦的研討會），並積極透過社群媒體推廣這方面的知識。洛里默・莫斯利（Lorimer Moseley）和大衛・巴特勒（David Butler）就是這群人的一份子，我由衷的感謝他們，謝謝他們用自己的身體力行，讓我們看見要提供有效的疼痛照護，除了知識和專業外，擁有一顆善解人意的心和靈魂是更重要的事情。謝謝雀兒立・范・德瑪克（Cheryl Van Demark），協助我們編輯第四章與疼痛和生理學有關的內容。

當然，我也要對我的雙親獻上無止盡的感謝，你們的愛和支持是我人生中最強大的正能量。

在瑜伽這條路上，我始終感到謙卑，並對開創和傳承這些美好技藝的前人深表感佩，拜他們之賜，我們才有機會藉由這些方法找到更祥和的身心。我覺得自己很幸運，因為這一路上，我總能持續從各個老師和學生的身上，學到各種將瑜伽和疼痛照護融合在一起的方法。謝謝馬里恩・麥康奈爾（Marion McConnell）和阿南達・巴瓦那尼（Ananda Bhavanani）博士，你們對我的啟發甚深，是我心目中至高無上的模範，在此對你們致上我最誠摯的感謝。同時，我也要謝謝雪莉（Shelly）和瑪麗莎（Marlysa），我很慶幸能與你們一起合作這本書，你們是非常棒的夥伴。

最後，我要謝謝我的摯愛、我的老婆麗莎（史瓦米・斯瓦魯帕南達〔Swami Swarupananda〕），是妳教會了我如何把關愛揉入我的知識和專業（我從上述提到的所有人身上學到的東西），以充滿愛的態度去幫助疼痛者，使我成為一位符合我理想的物理治療師和疼痛照護教師。

作者序

尼爾．皮爾森（Neil Pearson）、
雪莉．普羅斯柯（Shelly Prosko）、
瑪麗莎．蘇利文（Marlysa Sullivan）

我們三人都對幫助疼痛者這件事充滿熱忱。加總我們的臨床經驗，我們幫助疼痛者，還有培訓醫療專業人士、用瑜伽幫助疼痛者的資歷，共有數十年之久。寫一本以此為主題的書籍，是我們三人都曾想過和一直在努力的目標。當我們腦中浮現這本書的雛形，打算以瑜伽、科學和疼痛照護作為此書的主軸時，我們就覺得這本書應該要集結眾人之力，才有辦法盡可能至臻完善，反映出疼痛這個問題的複雜性和多面性。

就如同疼痛必須從全面和整合的角度去理解一樣，我們想要寫的，也是一本能反映出疼痛和個人感受的多面性書籍。考量到這個主題的複雜度，還有為了確保我們能提供多元的觀點，不會將自己的偏見投射其中，所以我們決定邀請幾位受人敬仰的專業同儕，請他們分享其各自的學識、經驗和智慧。在團隊合作的模式下，我們認為這本書可以給予大眾更加廣泛和深入的內容，使眾人更能理解疼痛和疼痛照護的重要面向。

此書每一章的內容，都是我們依照每一位作者在疼痛照護的長才和專業，請他們提出的觀點和見解。我們想要藉由各位專家在這些頁面中的分享，引領大家去探索疼痛照護的不同層面。全書除了囊括認識疼痛的基本相關知識，還收錄了疼痛者的經驗分享，以及疼痛管理和疼痛照護的基本觀念。

我們希望這本書能滿足你的需求。越來越多人在疼痛找上門時，尋求瑜伽的幫助；也越來越多復健專家在療程中，融入瑜伽的元素。除此之外，健康照護從業人員在臨床操作上，同樣在尋找一套能幫助他們將「生物 - 心理 - 社會 - 精神模式」模式（biopsychosocial-spiritual model，BPSS）的醫療概念代入療程的方針。這本書能填補現今醫療體制欠缺的資源，而且對長期受疼痛所苦的人幫助特別大，因為它會以融入了「生物 - 心理 - 社會 - 精神模式」概念的方法緩解他們的疼痛。

在醫療保健這方面，瑜伽療法是一塊新興的領域，有關這套輔助性和整合性療法的相關認證、資格考試和職業規範都是最近才陸續到位。至於學術研究（系統性回顧和統合分析研究）和美國醫療協會（American Medical Association），則是從二〇〇七年起，才開始支持用瑜伽幫助慢性疼痛者的作法。到了二〇一七年，美國醫師協會（American College of Physicians）基於在各項研究中看見的證據，也開始將瑜伽納為一種非藥物、非侵入性的臨床療法，並推薦用它來治療有慢性下背痛的患者。其他系統性回顧也指出，瑜伽能有效幫助到纖維肌痛症、退化性關節炎、類風溼性關節炎、頸部疼痛和腸躁症的患者。儘管如此，對瑜伽老師和瑜伽療癒師而言，他們仍難以獲得了解疼痛的完整資源；對健康照護領域的專業人士而言，他們在了解瑜伽和疼痛這一塊，亦面臨相同的困境。綜觀慢性疼痛和鴉片類藥物濫用在全球的驚人盛行率，我們相信這本書一定能對此帶來幫助，並讓其他作者和臨床人員從中得到啟發。

這本書的內容是針對瑜伽療癒師的研習課程、大專院校的醫學和復健科系學程，以及設有身心課程的機構或學校所編撰。不過我們是以側重學理的方向編撰此書，所以它稱不上是疼痛或瑜伽療法的培訓大全，也稱不上是提供有效疼痛照護的實作指南。我們希望這本書能觸及到的對象，以及發揮的功效如下：

- 所有與疼痛者並肩作戰的醫療保健專家，幫助他們更了解疼痛背後的學理，還有將瑜伽和身心療法整合到臨床實作中的價值。
- 瑜伽老師和瑜伽療癒師，幫助他們更了解疼痛和瑜伽背後的科學，提升他們精益求精、幫助持續性疼痛者的動力。
- 從事身心冥想教學或研究的人，幫助他們更了解疼痛，還有瑜伽這類的身心活動能怎樣在疼痛照護中發揮功效。
- 瑜伽專家、追求整合保健的消費者和飽受疼痛折磨的患者，滿足他們對疼痛生物學和瑜伽這方面的求知慾，幫助他們深入了解這個領域的實用知識。

接下來，我們想分享一下各自的經歷，讓各位知道我們三人是如何與這個領域結下不解之緣，走上了將瑜伽融入到疼痛照護的這條路。

瑪麗莎（Marlysa）

一直以來我都在探索我們的信念——對自己和周遭環境的看法，會怎樣形塑和影響我們的身心健康。在我決定踏入臨床，走上物理治療這條路之前，曾在大學的時候，研讀過醫療人類學（medical anthropology）和宗教這方面的學問。成為物理治療師後，我更是對每一位患者多變又複雜的疼痛經驗和病史充滿好奇。我試著從他們的經歷找出幫助他們的方法，以兼顧身、心、靈等層面的方式，提供他們更完備的物理治療照護。投入瑜伽和瑜伽療法的研究，不僅使我得以不斷探索這個領域的奧妙，也使我得以不斷精進自己在臨床實作上的實力。我同時具備物理治療師和瑜伽療癒師兩個身分，而我發現，在為患者進行物理治療時，若能將瑜伽融入其中，可幫助我引領其他人從更全面的角度去探究他們的病痛和信念（對自己、人際關係和心理層面的看法），從而影響他們的康復之路。

尼爾（Neil）

好奇心和希冀一直是驅策我走在這條路上的動力。舉凡是注意到自己在學校學到的知識無法幫助到疼痛者，想了解疼痛者在病況好轉時發生了什麼變化，或是觀察到有些人能靠著冥想之類的活動與疼痛共存等臨床感悟，都不斷提醒我，疼痛管理需要考量到許多面向。找出冥想活動、疼痛科學和疼痛經驗之間的關聯，可以輔助我們發展出更好的疼痛照護方案，幫助更多人少受點折磨。

雪莉（Shelly）

我踏上將瑜伽融入疼痛照護的契機，始於我學習瑜伽的個人經驗。我在學習瑜伽的過程中體會到，它對生理、情緒、心理、社交和精神等層面的好處，而這樣的經驗也使我開始探究（並且持續到現在），該如何將瑜伽融入物理治療，好讓病患得到更好的照護和成果——這對那些不停尋求方法，只為重返他們心目中最具意義的活動的病患來說，更是格外重要。我在早期的臨床實作經驗中就清楚體認到，以全人的觀點來醫治病人的必要性。我很快就了解到，我不是在治療某種病症或身體的某個部位，而是在幫助「一個人」減輕他們在生活中承受的苦痛，或是幫助他們與身上的傷或病症和平共處。在持續鑽研和探索瑜伽療法的過程中，我發現它不但與物理治療的許多理念相符、對疼痛背後的科學有深厚的理解，也能幫助物理治療師將「生物 - 心理 - 社會 - 精神模式」的醫療概念融入療程，提供病人更具同理心和療效的疼痛照護方案，陪伴疼痛者找到一種更輕鬆的生活方式。

我們期望，不論是急性或慢性疼痛的患者，都能因為這本書得到更好的照護。我們相信，所有的醫療保健專家和瑜伽療癒師，都能因為對疼痛的學理和其他通過實證考驗的介入方式有更深入的理解，而對患者提供更優質的照護。我們也相信，這些專業人士，都能因為瑜伽的概念、哲理和實作受惠，使自己的專業更上一層樓。總之，這本書是將瑜伽、疼痛科學和通過實證考驗的復健方式連通在一起的橋樑，旨在為幫助疼痛者的各方人士開啟一個新視野，並讓世界上少一些人受疼痛所苦。

導讀

尼爾．皮爾森（Neil Pearson）、
雪莉．普羅斯柯（Shelly Prosko）、
瑪麗莎．蘇利文（Marlysa Sullivan）

在定下書名前，我們歷經了一番腦力激盪。書名與書中的每一個關鍵字，都是我們精心揀選而來。

瑜伽和科學：這兩個詞彙相當重要，因為我們希望這本書的書名和內容，能夠吸引到健康照護從業人員和瑜伽療癒師的目光。我們撰寫此書的主要目標，就是想讓疼痛者在尋求瑜伽或健康照護專業人士的幫助時，能得到更好的照護成果。這個書名反映了，在幫助疼痛者這一塊，了解瑜伽和最新科學同等重要。瑜伽療癒師會知曉，他們能如何運用這些科學知識；而健康照護專業人士則會知曉，他們能如何運用這些瑜伽知識幫助疼痛者。

疼痛照護：我們會選擇用「疼痛照護」（pain care）一詞，是因為相較於「疼痛管理」（pain management），我們比較喜歡它的意涵。疼痛照護推崇的概念是，照護者在幫助疼痛者時，不僅要照顧到他們生理面的醫療問題，也要照顧到他們心理面的健康狀態。疼痛照護也主張，把照護的重點全放在「管理疼痛」上，不見得能提供疼痛者有效的照護。有效的疼痛照護是，在疼痛者疼痛的時候，給予「這個人」適當的協助和「關懷」，因為在某些情況下，疼痛是一種只能被改變，但不能被管理的感受。

疼痛者的治療處方：其實，我們本來打算採用的文字組合是「給予疼痛者的協助」，而非「疼痛者的治療處方」。不過，「治療處方」一詞能吸引到健康照護從業人員的目光，再者，有時候我們的確是要「針對」疼痛者的狀態，提供相對應的治療方式。我們也想過要用「疼痛患者的治療處方」這樣的文字，可是我們想要避免老是將疼痛者和病人畫上等號的偏見。我們會選擇這種敘述方式，並不是要無視疼痛者和健康照護者之間的能力差異，也不是要忽略照護者在醫治過程中必須對疼

痛者負起的責任。健康照護從業人員一定要永遠把這個觀念放在心上：治療過程千變萬化，而要得到最好的治療成果，你務必要懂得適時切換角色，知道什麼時候你應該相信自己的專業，什麼時候你應該虛心受教，還有什麼時候你應該與其他人合作、集思廣益。

我們刻意不讓書名出現「用瑜伽治療慢性疼痛」或是「治療慢性疼痛的瑜伽和科學」之類的文字，因為我們的重點不是用瑜伽來治療疼痛或某種病症，而是用瑜伽和科學來更了解「每一個人」，好提供這些受病痛折磨的人更好的處置和協助。

閱讀這本書的時候，你將發現，我們會在書中交替使用「慢性疼痛」（chronic pain）和「持續性疼痛」（persistent pain）這兩個詞。我們會時不時使用「慢性疼痛」一詞，是因為它通常被視為一種診斷，表示疼痛者確實有某種問題，需要接受治療。然而，對病人而言，「慢性疼痛」一詞也意味著，這股疼痛永遠不會好轉，而且很可能持續惡化。相較之下，「持續性疼痛」的意涵就正面多了，它意味著疼痛者還是有希望恢復機能、活動自如，和／或擁有生活品質，而且這股疼痛有可能好轉。只不過，我們的經驗也告訴我們，有些病人並不能理解「持續性疼痛」背後的涵義。因此，我們才故意在書中同時使用這兩個詞彙。

每一章都涵蓋了一個龐大的主題。當中的內容皆針對該主題，囊括了重要的相關資訊。若你想更深入的了解各個主題，我們鼓勵你參閱各章列出的相關資源和文獻資料，從中進一步探究和持續關注該主題的發展。

你在閱讀本書時必須明白，每一位作者對各主題的闡述，都是以當時的研究成果和實務經驗去撰寫。由於這是個仍在蓬勃發展的領域，所以這本書問世之際，當中的部分內容有可能已經不合乎此時的學術和臨床背景。

你在閱讀各章時也必須明白，這些內容的目的是提供你一個窗口，幫助你更了解疼痛者的感受，讓你有機會從瑜伽的角度去理解疼痛科學，或是從科學的角度去理解瑜伽療法。我們相信，結合整合性疼痛科學和通過實證考驗的最佳臨床實務，能夠使瑜伽發揮更大的力量；而融入瑜伽練習和其哲學理念，則能夠使傳統的疼痛管理和復健方式得到更好的成果。

第一章　疼痛者的實際經驗

我們特意邀請喬萊塔．貝爾頓（Joletta Belton）撰寫此章，希望透過這位積極替疼痛者發聲的過來人的分享，開啟大家對疼痛者的了解。雖說疼痛是一種會因人而異的感受，但疼痛者之間的共通性相當大。貝爾頓會在此章提及這當中的許多共通性。另外，貝爾頓還會在本章對健康照護從業人員提出誠摯的請求，懇求他們不要放棄疼痛者，並希望自身的經驗能為他們帶來希望，激勵他們繼續為這個領域付出。她的這番話提醒了我們，我們能藉由無數的方法來幫助疼痛者。誠如你將在本章看到的，傾聽和給予疼痛者訴說自身經歷的機會，就是一個有效的疼痛照護，而且在我們所能運用的疼痛照護技巧中，它可說是最能幫助到疼痛者的技巧。就像是在醫治病人前，我們應該先聽聽他們的故事一樣；在更了解疼痛前，我們也應該先知曉疼痛會如何影響生活。

第二章　瑜伽和疼痛的研究近況

第二章論述了瑜伽研究的軌跡、瑜伽緩解疼痛這個主題的研究現況，以及瑜伽療法的研究為什麼這麼重要。穆納茲（Moonaz）也討論了瑜伽研究的整體趨勢、限制和未來方向。疼痛照護有三大目標，分別是：改善活動和機能上的限制、提升生活的品質，還有減輕疼痛。多項統合分析和系統性回顧研究顯示，瑜伽能為慢性疼痛者的功能表現帶來正面的影響。這也讓許多疼痛者和專業人士好奇：「練習瑜伽能改變我身上的疼痛嗎？」為了一解眾人心頭的這個疑問，本章冒著會給人「作者和編者認為，改變疼痛是疼痛照護或瑜伽的唯一目標」這樣的印象，針對「練習瑜伽能否改變疼痛」這個充滿不確定性的問題，深入探討相關研究。

第三章　當代疼痛管理的單一（多元）主張和多元（單一）理論

第三章會從不同的角度、文化和時間，介紹眾人了解疼痛的歷史脈絡。幫助疼痛者時，我們需要花時間，從多個角度去思考，自己對疼痛有著怎樣的看法；同時，我們也需要提升自己換位思考的能力，從患者的角度去考量，他們對疼痛有怎樣的了解。泰勒點出，如果我們想要成長和幫助更多的人，就必須放下教條和簡單線性的疼痛觀點，放下對於疼痛、疼痛者和疼痛照護的既定思維。本章值得你多閱讀幾遍，就連你在閱讀其他章節時，也可以不斷思考它的內容。我們都有自己尚未察覺的偏見，發掘這些潛藏在你內心的想法，甚至有助你幫助患者打破那些阻礙他們康復的既定想法。

第四章 瑜伽和瑜伽療法

在這一章，我們會說明瑜伽的背景，還有我們會如何定義書中的某些重要原則。你會在這裡認識到瑜伽的不同流派和面向。透過這樣的方式，我們希望能清楚說明瑜伽的各個部分，也希望能告訴大家，瑜伽是一項系統完備又顧全整體的練習。為了清楚說明這件事，我們把瑜伽的見解和實際練習分開來討論，但在這個悠久且環環相扣的系統中，練習其實是凝聚這些古老智慧的重要環節。

了解瑜伽的最好方式，就是成為瑜伽的修習者，親身去領會它。我們知道有些修習者，就跟病人一樣，雖然對瑜伽的基本觀念瞭若指掌，卻沒有徹底將它們付諸實行。我們鼓勵讀者不要只在紙上讀瑜伽，或是只執著於瑜伽動作的技巧，而是要用全副的身心去領會，規律修習「經典」瑜伽對自己所帶來的各種影響。

隨著本書內容的編排進程，我們將從身體這類較為粗顯的層面，進一步轉向心智、情緒、關愛、社會關係和精神這類更細微的層面。每一位作者都會依據各自的專業，與讀者分享他們的見解和經驗。

第五章 疼痛生物學和敏感化

第五章詳述了當代對疼痛生物學的了解，包括從生理學的角度，定義和理解疼痛的複雜性。這種理解，是我們成功幫助疼痛者的一大基石。請把此章視為一份仍有未盡之處的概要，因為人類生物學是一個非常廣闊的領域，我們對它的理解會不斷變動。奇妙的是，就是這份帶有幾分不確定性的知識，使我們增加了更多新的理解。我們身上的每一個系統，都會影響我們的體驗；同時，我們還會觀察到，體驗怎樣影響一個人的系統、器官、組織、細胞等，甚至是表觀遺傳學（epigenetics）。這一章也會從生物學的多個面向，探討各面向對疼痛體驗和有效疼痛照護的重要性。然而，要充分理解疼痛，我們仍需要去學習和探討更多未囊括於此章的知識。

第六章 多重迷走神經與三質性：疼痛的自律神經調節

第六章深入探討了自律神經系統，以及其與疼痛的關係。多重迷走神經理論（Polyvagal theory）與瑜伽哲學理論之間的關係，給了我們運用瑜伽練習影響疼痛感知的基礎。自律神經系統與我們生理、情緒、行為狀態和疼痛之間的關係，還有這些自動調節機制與瑜伽之間的關聯性，都會在本章深入探討。這一章會給予讀者一個看待疼痛照護的全新視角，因為我們會說到提供疼痛照護的脈絡，或者說，我們會說明疼痛照護提供的「方式」，可能遠比其他健康照護專業培訓課程中的知識重要得多。

第七章 結合疼痛科學教育、運動和瑜伽

第七章描述了疼痛教育在推動變革方面的重要性，而瑜伽就是其中一種疼痛教育。知識是許多事物的根基，許多轉變也是由此萌芽。研究顯示，以口頭或書面的方式教育疼痛者，尤其是在搭配運動治療時，可以為他們帶來好處。知識就是力量，而本章要強調的是，我們不該把瑜伽只當成是一種活動肢體和沉澱心靈的練習，也要將它視為一種教育媒介。這樣的觀點不但有機會提高疼痛照護的成效，也有機會激盪出創新的研究方法。

第八章 疼痛照護中的呼吸和調息

第八章將帶著我們看到疼痛照護中更微妙的領域——呼吸。我們會看見呼吸的力量，看見它與疼痛之間的關係，以及它對生理、心理和情緒狀態等多重面向的潛在影響力。本章所介紹的內容，不僅有助於健康照護專業人士解說呼吸在疼痛照護中的重要性，也能使人理解瑜伽療癒師如此重視呼吸的原因——他們認為調息是有效減輕疼痛的基本條件。

第九章 身體覺知、禪修和收攝感官

第九章會從生物醫學和瑜伽的觀點，討論身體覺知這個主題；還有瑜伽能如何幫助我們關注自己的內心、培養洞見，並藉由這個過程，與身、心和疼痛建立比較健康的關係。這一章給了我們一個機會，去討論有關疼痛者和有效疼痛照護的重要新觀念。與往昔相比，我們的身體覺知（body awareness）和身體意象（body image）似乎更容易受到干擾，而它們對疼痛照護的影響力似乎也更大。正如魯賓斯坦・法琪奧（Rubenstein Fazzio）於本章所討論的，瑜伽的多種活動都有助我們化解身體覺知相關方面的問題。

第十章 疼痛照護的要素：營養和瑜伽

第十章進入到營養這個主題，除了會介紹營養和疼痛之間的關聯性，還會告訴讀者要如何用瑜伽的觀點看待這個主題。本章會討論疼痛、壓力、發炎反應和免疫系統之間的關係，以及腸道和大腦之間的重要連結；並藉由體驗式活動帶領讀者學以致用，將這些知識與瑜伽的哲學和生活方式相結合，改善自身的飲食狀態。

第十一章 轉化心因性疼痛

第十一章會深入探討心因性疼痛，以及如何運用瑜伽改善這類型的疼痛。麥可・李（Michael Lee）徹底區分了瑜伽療法在「治標」（舒緩症狀）和「治本」（消除病根）這兩方面的處置差異。只有在我們明白身、心是不可分割的一體時，從生理和心理的角度去改善疼痛才有意義。雖然我們將它們分開討論，但請記住，人的身、心一定要一起照顧。

第十二章 疼痛、成癮與瑜伽

第十二章會探討成癮，以及它與疼痛的關係。在目前的社會氛圍下，鴉片類藥物濫用盛行、大眾對成癮的認識漸增、眾人朝著非藥物的方向尋找可行和有效的止痛方式，本章所談論的內容更是格外重要。除此之外，桑迪克（Sondik）也將討論瑜伽的哲學理論和練習與這些主題的關聯性。我們希望在大眾對成癮有更多的了解後，疼痛者可以多得到一些關愛，少被貼上一些標籤。

第十三章 疼痛：令人悲傷的失去

在第十三章中，索西斯（Sausys）講述了失去、悲傷和疼痛。他會討論它們之間的關係和相似之處，也會討論它們會如何影響彼此。透過他的引導，我們會看見在失去、悲傷和疼痛這些面向，瑜伽的理念和實作能提供怎樣具體的幫助。在西方醫學的疼痛管理計畫中，悲傷諮詢可能是最受到忽視的層面。相對的，久久不散的疼痛也會使我們失去很多東西。有鑑於悲傷的影響力甚大，還有一切會使人或神經系統高度警戒的事物都可能導致疼痛持續存在，所以了解悲傷和疼痛非常重要。

在本書的最後兩章，也就是第十四章和第十五章，我們會討論到關愛、人際連結、社交關係及人類的精神層面和存在感等主題，因為它們也與疼痛照護息息相關。

第十四章　疼痛照護中的慈悲心

第十四章會深入闡述關愛的意義，以及針對關愛所做的相關研究。它會強調關愛在疼痛照護中的價值和重要性，包括健康照護人員對患者的關愛，還有患者和照護人員對自己的關愛。除此之外，它也會敘述關愛和瑜伽理論和實作之間的關係，並概述在疼痛照護中養成關愛之心的方法。無法給予病人關愛，我們就無法與他們建立有效的醫病關係；無法給予患者關愛，我們也很難持續幫助別人改善複雜多變的疼痛問題。

第十五章　連結、有意義的關係和人生目的：疼痛照護中的社會和存在性議題

在這段旅程的最後，我們會探討到社交力和存在感，了解它們與疼痛的感受會如何相互影響，又會如何影響到身、心健康。本章希望從當代的科學和哲學角度，去闡明這一個重要的主題，並將這些信息與悠久的瑜伽觀念連結在一起。藉由建立連結（個人連結、人際連結和自我精神／存在感方面的連結）和人生的目標／意義，瑜伽的哲學為疼痛者指引了一條既可身體力行，又能從中受惠的修習之路。雖然不少健康照護從業人員的教育學程，或是瑜伽療法的培訓課程都會提到這些觀念，但我們認為，大家需要對它們投予更多的關注。另外，此章我們也會再一次提到，療癒師提供疼痛者照護的「方式和行為／舉止」，就跟「疼痛照護的專業技巧」一樣重要。

我們希望你在閱讀完這本書之後，能對疼痛、疼痛者和幫助疼痛者的方式等方面，有更深層的認識和理解。在疼痛照護這條路上，持續精進專業知識和臨床技巧固然重要，但我們也需要持續探究疼痛的複雜性，對它有更深入的了解。就讓這本書成為你探索疼痛的第一步，花時間多去了解它，然後再花更多的時間去思考，你學到了什麼。

我們也希望這本書能為瑜伽療癒師和醫療保健專業人員牽線。科學和瑜伽療法的融合，對疼痛照護有很大的幫助，疼痛者、醫療保健和瑜伽專業人員都可受惠。

或許這本書還會影響研究的方向。有時候，臨床人員會因為在病人身上或療程中看見某種脈絡，而開始去研究新的理論；有時候，新生代的研究人員則會因為看見這些過去他們從未思考過的連結，或是這些超乎他們專業認知的觀念，而萌發新的研究想法。疼痛和疼痛照護是一個浩瀚的主題，相關領域的跨界探討必能發掘出更豐富的成果。同時，醫療保健和瑜伽專業人員在知識和實作經驗上的交流，也必能使疼痛者得到更完善的照護。

第一章

疼痛者的實際經驗

喬萊塔．貝爾頓（Joletta Belton）

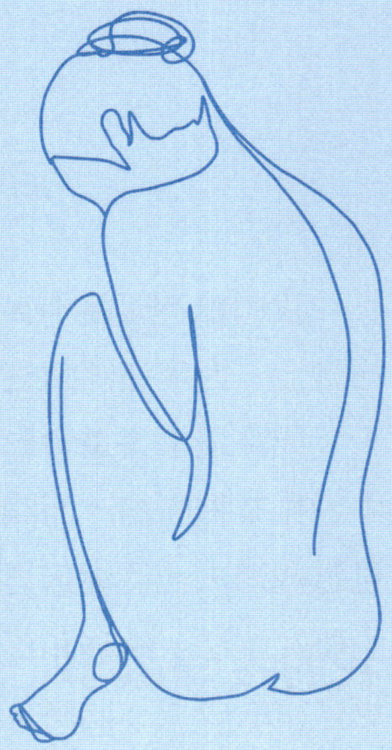

當我們長期與疼痛生活在一起，它會改變我們整個人的狀態。它會改變我們看待周遭環境的方式，也會改變我們與周遭環境之間的關係。

它會改變一切，相當折磨人。

至於為什麼我們會感到疼痛，或是我們能對它做些什麼，我們往往也得不到很好的答案。這一點更是把它折磨人的等級又往上推了一階，使你對眼前的情況一籌莫展。我懂，這一切我都經歷過。我一直與原因不明又使人衰弱的疼痛生活在一起，它曾經終結了我的職場生涯、威脅了我的人際關係，還把我的世界鬧得天翻地覆。這股疼痛一度令我足不出戶、離群索居，墜入絕望的深淵。這股疼痛一度如鬼魅般，侵入我生活中的每個角落，主導了我的整個人生。然而，儘管這股疼痛一度影響了我在這個世界上的方方面面，但是，當時我卻完全不清楚它到底是怎麼樣的一號人物。

所幸，在那段黑暗的歲月中，我仍能看見幾座燈塔發出的明亮光芒，並在它們的指引下持續向前。多虧它們，我才得以重返積極、有目標和充滿意義的生活。這些燈塔用許多種不同的方式為我指路，其中最重要的，就是讓我認識疼痛科學，以及讓我開始思考自己能夠如何應用所學，主動出擊地改善現況。它是我開啟希望之門，通往無限可能的鑰匙。在我改變經歷的路途上，反思和內省亦扮演著不可或缺的角色。最後，我終於在它們的指引下，採取積極的策略幫助自己重返安樂的生活；**這些策略包括：活動、正念、創造力，以及與我重視的人、事、物建立連結。**

我的人生改變了。我改變了它。這段路途很漫長，但我走過了，現在也持續在這條路上前進著。一路上我學到了很多，對於自己此刻依然能在這條路上邊走邊學，我滿心感謝。

我的疼痛故事

我是在某次下消防車時，開始了與疼痛同居的人生。那時候我已經出勤過數千次，可是那一次，我在下車時漏踩了一階。當下我感覺到髖部一陣刺痛，但沒有多想，只覺得這股疼痛很快就會自己消失。可惜，事情並非如此。這股刺痛逐步發展成一股更強烈又難以對付的疼痛，把我這個身強體健、事業和體能狀態都正值巔峰的消防員，消磨成一個孱弱無力又飽受痛苦折磨的女子。這一切都始於那股刺痛。就是那一步的踩空，讓我走上了一條完全出乎我意料的顛簸岔路，這條路終結了我的職涯、翻轉了我的人生，也改變了我整個人的狀態。

我想不透情況為什麼會發展成這樣。

我的疼痛非但沒有好轉，在我坐下的時候，它甚至會痛得更厲害，所以我也沒辦法坐。有長達兩年的時間，我都只能站著或躺著。在這種情況下，要正常生活是一件非常困難的事。或者說，我根本無法像個普通人過日子，我想你一定能夠想像我的處境。我不社交。我離開了家人和朋友。我不再出門喝杯咖啡或小酌一番，不再在外用餐，不再看電影，不再開車購物，也不再窩在沙發上度過悠閒時光。我的世界變得非常、非常狹小。在那個痛苦又狹隘的世界裡，我不斷反覆思考著自己的過往和不再擁有的身心狀態，並憂心著自己的未來，擔心往後的日子自己將一無所有，只剩下無止盡的疼痛和折磨。我被這樣的可能性嚇壞了。我不想讓這股駭人的疼痛占據我的整個人生，我不想讓它把我多采多姿的生活塗抹上黯淡的色彩，我不想和它長相廝守。我想要它離開我，我想要有某個人或某件事 —— 不論是什麼樣的人或是什麼樣的事，將我拉離現狀，使我重返健康。

對疼痛一無所知

起初，我並不認為疼痛是一種複雜的感受。我不知道有許多因素都會導致疼痛和影響它持續的時間，也不知道那些因素同樣會左右疼痛的好轉。當時的我認為，疼痛的背後就只有一個意義，那就是哪個地方受傷了或受損了 —— 這表示，想要讓疼痛好轉，就必須修復那個受傷和受損的地方。因此，當我的疼痛久久不退時，我理所當然地以為，是身上還有哪個地方受損，它依舊處在受傷、破損的狀態，有待修復。於是，我開始尋找修復它的辦法。我試過各種方法，包括吃藥、物理治療、打針、手術，甚至是替代療法。每次去看新的醫師、去找新的治療師，或是嘗試新的治療，我都懷抱著滿滿的期待，期待自己能在「這一次」找到重返健康的辦法。然而，期待越高，失落越深。每一次事與願違時，我都會陷入深沉的失落幽谷，覺得自己是一個無能的人。這樣的情緒起伏、這樣的希望破滅，還有這樣日益渺茫的可能性，讓我的那段日子就像乘坐雲霄飛車般，既疲憊又洩氣。

不過，現在我看清了自己當時深陷痛苦的癥結點。當下我最大的問題不是那股疼痛，而是我不了解那股疼痛有著什麼樣的意義，還有不曉得該對它採取什麼樣的行動。那個時候的我對於自己「能」做些什麼一無所知，只知道自己的人生、引以為傲的職業和存在感全都不復從前。我以為，要重返我過往的生活，修復那個受損的地方、使它徹底痊癒，是我唯一能做的事。可是，就在我努力多年，嘗試過各種徒手療法，注射過多款針劑，又動了一個手術把身體的結構調整到最佳狀態後，那股疼痛還是糾纏著我。沒錯，我仍然無法擺脫它，我失去了我的工作、失去了對自我身分的認同，也連帶失去了我曾經習以為常的生活。我覺得自己毫無價值、毫無目標、毫無希望……，所有的一切都被掏空了。

付出的代價

世界上不是只有我有這番感受。每個人在碰到這種折磨人，又持續不斷的莫名疼痛時，都會覺得自己變得渺小，甚至是對自己感到陌生。疼痛太常受到旁人的漠視和不理解，而且這些旁人除了你的朋友和家人，還涵蓋了醫療人員。我們會感到羞愧和罪惡，覺得自己彷彿成了伴侶和家人、朋友和同事，甚至是健康照護者的負擔。我們會遠離心愛的人，遠離工作和玩樂，遠離整個社會。我們會變得越來越孤立，變得越來越不被人理解。我們會感到憤怒、悲傷和沮喪，覺得眼前的一切似乎都很醜惡。我們會無法思考、無法睡覺、無法懷抱夢想、無法表達自己正在經歷些什麼。疼痛會成為我們的一切，我們會成為它的化身。

折磨人的疼痛真的能對我們產生這樣的影響力。它會用自己的一套辦法，主宰我們的生活。永不止息的疼痛會讓我們用一種截然不同的方式，感知自己的身體和感受。坦白說，在被疼痛纏上之前，我從來沒有特別去考量過我的身體或它的感受。我從來沒有想過自己是怎樣活動身體的，我就只是想怎麼動就怎麼動。因為在那個時候，我也沒什麼理由需要特別去顧慮它。直到我的疼痛越來越嚴重，我才開始傾盡全力地去留意我髖部的狀態，也就是我疼痛的部位。不過也就只有留意髖部而已，其他的部位我還是毫不在意。有一段時間，我所有的心力都放在我的髖部和那股疼痛上。我腦中想的、在意的，全都繞著疼痛打轉；它不但榨乾了我的精力，也奪走了我的諸多能力，讓我無法清晰思考、無法與家人朋友相處，或是無法過上心目中的理想生活。

在深受疼痛折磨的那些年，我變成了一個自己不喜歡的人。我不再歡樂、不再有趣、不再與人談笑風生，我的注意力都放在那股疼痛上。我變得暴躁易怒，不能好好說話，也不能做出最簡單的決定。我覺得自己不再能「做」事了。因為，我不再有活力、不再身強體健、不再是消防員；因為，我不再是我。

當時的我覺得，疼痛就像是一個極盡壓榨我的敵人。它掠取了我的職業、身分、朋友、嗜好和經濟能力；也奪走了我的歡樂、笑容和希望。我的身體背叛了我，變成了一個我拼了命想逃脫，卻永遠逃脫不掉的刑具。疼痛成了我的世界、我的人生。可是，誰能指責當時的我？在不了解那股疼痛有著什麼意義，還有不曉得該對它採取什麼行動的前提下，人人都會開始把注意力全集中在疼痛上。

新的領悟

但疼痛不是敵人，我的身體也不是叛徒。當時的我根本沒什麼好逃脫的。我還是可以循著另一條路繼續向前走，但我花了幾年的時間才意外找到這條路。認識疼痛科學後，這條路就在我的眼前鋪展開來。我終於看見了再次擁有開闊人生的可能性。我有了希望，而且是個有望成真的希望，我的狀態是能夠改變的。對疼痛生理學有了更多的理解後，也讓我更了解自己的疼痛有著什麼樣的意義。這段透過重新構築疼痛的意涵，也讓我重新定義了成功和重新找回了自我。我又有了過上心目中理想生活、使身體和心智變得更為靈活、柔軟的能力。我不必再枯等著疼痛離開，才能再次取回我重視的東西——那些賦予我生活目標，以及為我的人生注入意義的人、事、物。我能夠慢慢地、一點一點地，改變自己的狀態，實現我心中期待已久的願望。

理解疼痛的意義

我花了一些時間去充分思考對於疼痛的這番新領悟。我意識到我的疼痛反映的，不單純是我的髖部出了什麼狀況——它不只是我的組織有什麼問題，而是一套顛覆我既有認知的全新思維。沒錯，它與我長久以來的認知大不相同，過去我認為：疼痛和損傷是必然的因果關係，所以哪裡有疼痛就表示哪裡有損傷。然而，**在疼痛這方面，這樣單一的直線因果關係很罕見，尤其是久久不散的疼痛**。

相對的，**疼痛是一種與「生物 - 心理 - 社會 - 精神模式」息息相關的生活感受**；它會受到我們生活各個層面的影響，也會反過來影響我們生活的各個層面。舉凡我們的基因、免疫、內分泌和神經系統，信念、思想和感受，以及動作、情感和行為，通通都與疼痛相互牽連。把視野再拉大一些，我們所處的生活環境，它所建構的家庭、文化和社會體制也都是影響這一切的因素。疼痛不是關節退化、姿勢不良或生理結構異常這麼單純的狀況，疼痛也不單純是身體無力、不穩定或不對稱所導致，雖然長久以來，許多人都一直被灌輸這樣的觀念。其實，疼痛比我們以為的複雜許多。

有了這層認識後，我覺得自己得到了救贖。原來我不是什麼難搞的異類，也不是什麼無能的人。我根本不該感到羞愧，也不該受到指責。我的疼痛是一個真實存在的問題，而且它的背後牽扯到非常龐雜的生物機制。我的疼痛不是來自幻想，不是憑空捏造，也不是誇大其辭。我不是壞掉的商品，也不是什麼虛弱、不完整或機能失調的人。在歷經多年的跌跌撞撞，聽了諸多矛盾的觀念、接受過無數的無效治療後，我終於開始理解我疼痛背後的意義。我開始用不同的角度看待疼痛，也開始對它有了不一樣的想法。

改變的力量

儘管發現疼痛與我們的生活竟然有如此緊密的關係——會和我們的生理、心理和社會等層面產生複雜的交互作用，有點令人生畏，但是，它也給予了我們改變的力量。在與疼痛共處了這麼久的時間後，當時的我第一次有了「自己還是能做到一些事情」的念頭。我發現自己還是握有某部分的主導權。我不再把疼痛視為打壓我的外部壓力，或是在我體內搗亂的敵人，反倒是把疼痛視為我的一部分。它是我身而為人的一種感受，也是許多人都會有的感受。要領悟這番道理並不容易，但領悟的同時，我也得到了救贖。我終於不再需要與這股疼痛勢不兩立，而是能夠開始與它和平共處。

理解疼痛是我重返正常生活的關鍵，即便當時疼痛仍然存在。正如你即將在本書稍後的幾個章節看到的，**疼痛的本質其實是要保護我們，而非傷害我們**。明白這一切之後，我再也不必苦等疼痛消失，因為我擁有了改變的力量。

接受

理解疼痛背後的意義，讓我得以和它建立起另一種不同的關係，並對自己有了新的認識。有很長一段時間，我都想要回到還沒被疼痛糾纏的生活，找回還沒被疼痛束縛的自己。我不只一直想著那些不復存在的過去，還一直對未來可能發生的狀況感到擔憂、焦慮和恐懼。但這些想法對我的疼痛毫無幫助，它們只會拖住我前進的腳步，甚至還會加劇我的疼痛。我漸漸想通了一個道理，意識到「接受自己的疼痛，並不等於對自己的命運認輸」。就算它對我造成了各種看似不公平的影響，但接受它不代表我放棄了自己，或是打算讓這個恆久不變的疼痛折磨我一輩子，事實恰恰相反。接受它反而讓我看見了希望。它讓我看見了改變疼痛的可能性，也讓我看見了改變自己人生的可能性。接受這一切已經發生的變化後，我才終於有了前進的能力，不再執著於無法重來的過往，邁開步伐、朝著可能的未來走去。

反思和內省

可能的未來是什麼？透過不同的視角看待我的疼痛，真的能夠改變什麼嗎？我想知道我能否顛覆自己過去的想法、情緒、恐懼和憂慮，為自己帶來全新的信念和期待。接受疼痛這件事確實給了我一些反思和內省的空間。我不會老是想著眼前的一切會自行發生變化（這只會讓我陷入失望和絕望的泥沼），而是會開始思考，有什麼因素可能會影響到我的感受，自己又能做些什麼去改變它。我也不會只在意那股疼痛，會開始留意有什麼事情會影響到它，這是非常大的不同。我覺得自己有能力採取行動，把那些會導致我的保護系統過度運轉的因素降到最低，並把那些會讓我的生活變得更好的因素拉到最高。我感受到，自己再次拿回了我人生的一部分主導權。

當然，這絕對不會是一條好走的路，但疼痛也不是一個好相處的對象。至少在這條全新的道路上，疼痛已不再是一切的中心，我和我的人生才是。

我前進的歷程

我前進的歷程涵蓋了很多事，它們全都互有關連、環環相扣，因為所有的生理、心理和社會因素都會對我們的疼痛和生活造成影響，在彼此之間交織出密不可分的關係。在這段路上，我從「生物 - 心理 - 社會 - 精神模式」的角度思考了疼痛的本質，也思考了它對我獨一無二的感受有著什麼樣的意義，並試圖利用這些發現找出改變現況的方法；在這段路上，我向內探索了自我，面對了自己的恐懼、疼痛和苦難，而不是一味地想要逃避它們；在這段路上，我做了一些當時覺得很難熬，現在依舊覺得不容易的事 —— 我問了自己某些艱難的問題，走進了幾個令人害怕和不自在的黑暗角落。然而，這一切反而照亮了我黑暗的道路，因為我發現自己能與這些感受「和平共處」，不必與它們劍拔弩張。總之，這一路上我對自己有了更多的認識，也更想了解自己是個怎樣的人 —— 我曾經走過什麼樣的路，當時又想走到什麼樣的目的地？然後一邊走，一邊修改前進的方向。

那個時候，我重視什麼，又找到了什麼意義？為什麼我會看重它們？我可以透過什麼行動來提升自己投入那些事情的機會？我也需要對外尋求資源，幫助自己將對疼痛的新領悟，由點連成線，構築出一套更完整的觀念。我需要值得信賴的嚮導——這些受過專業訓練的教練，能夠溫柔地挑戰我對於疼痛的信念和我的能力，幫助我看見一切的可能性，陪著我將那些可能性轉化為現實。

自我照護

內省和反思也使我看見了自我照護的價值。在我被疼痛折磨得最慘的那幾年，我對花時間照顧自己這件事感到罪惡。我覺得這樣很自私。我發現照顧別人反而輕鬆許多，即使這會犧牲我個人的健康或幸福。我花了好一段時間才意識到，我也是個很珍貴的人，值得被好好呵護。沒錯，就像任何一個被疼痛折磨的人一樣，我也應該受到善待和關愛。人人都應該受到善待和關愛，也應該受到這樣的照顧。

在自我照護這一塊，每個人都有自己的一套方法，因為我們都有各自獨有的需求、目標和好惡。對我而言，自我照護就是與我生活中最重視的人、事、物重建連結，它們給了我目標，也讓我的人生充滿意義。我的自我照護包括：學習和反思，呼吸和活動，冥想和正念；從事戶外活動，用新的方式挑戰自我；用新的方式表達自我，激發創意——它們全都會一次又一次地，把我與我在意的事物連在一起。這就像是某種形式的訓練，而就跟任何一種訓練相同，只要我們持之以恆的練習，終有一天我們的生理就真的會發生變化，使我們大腦和身體的機能和結構有所不同。認識疼痛生理學後，我不但理解了自己的感受、確認了自己的疼痛是真實存在的問題，也意識到，善用自己的生物可塑性，能夠助我走向充滿意義的未來。

重新擁抱世界

我採取的第一項自我照護行動是「重返大自然」，因為它是個很平易近人的活動。就像我生活中的很多事一樣，自從被疼痛糾纏，我就不再親近大自然，雖然我總是能在那裡得到撫慰、平靜和療癒。在知道我那些伴隨疼痛的腳步不會對我造成任何傷害後，我才回到了大自然的懷抱，與樹木、大地、天空、月亮和星星等美好事物重新建立連結。我再一次感受到風吹過髮梢，陽光灑落臉龐，以及各種動、植物的溫婉低語。

置身大自然之中，我有種如釋重負的感覺。我覺得我的靈魂卸下了一股我從未察覺到的重擔，整個人變得輕盈、充滿希望。我也驚喜地發現：儘管我已經好長一段時間沒擁抱這個世界，但它還是一如既往的耀眼和令人讚嘆。這個世界依然充滿著美妙的事物，陽光依然會穿透林間的枝枒灑下奇幻的剪影，傍晚時分的夕陽也依舊會為整片天空染上壯麗的色彩。實際上它們一直都在，只是過去那段時間，我默默把所有的目光都放在疼痛身上，不再留意它們。

大自然再次成了隨時敞開雙臂，撫慰我、療癒我的避風港。在那裡我可以喘口氣，不必害怕失敗或受到評斷，也不必擔心身上的疼痛會變得更糟。它讓我感到放鬆，我想要將這一切捕捉下來——因為日後我可能會再次遺忘它的魔力，所以我開始拍照，真真切切地透過另一個全新的視角來看待這個世界。這是一個生機盎然，充滿各種色彩、活力和聲響的感官世界。我又能「感受」到它的一切了。藍天點綴著幾縷白雲的歡快，青草葉面覆滿露珠的小奇觀，還有浪濤拍打海岸或雲霧繚繞山峰的壯麗肅穆。

我得到了一個啟發：只要我有心尋找美的事物，就會看見它的存在。

這不僅僅改變了我看待這個世界的角度，也改變了我看待自己的角度。在此之前，我只看到阻礙和限制，只看到我失去的和再也做不到的事情，但突然之間，我看到了其他的可能性。我看見自己能做些什麼，還有能成為什麼樣的人。我開始用不同的方式穿越這個世界，我發現換一個角度，彎下身子、匍匐前進，可以讓我把腳下的路看得更清楚，也可以讓我更自在、更自然和更有能力往前行。

這個世界依舊是個美麗的地方，而身處其中的我，亦是這個世界的一份子。

調整呼吸

在大自然中，我可以再次好好呼吸。我可以跳脫我的髖部，跳脫我的腦袋，進入這個世界。我可以沉浸當下，不再留念過去或憂心未來。這個當下一切安好，不再令人膽戰心驚。同時，我也一切安好。我發現，我可以藉由我的呼吸，在任何時間、任何地點使自己專注於當下。這聽起來十分簡單，我們都知道該如何呼吸，可是，「有覺知的呼吸」是完全不一樣的事情。這兩者之間的差異，就類似我在過了好幾年眼中只有疼痛的日子後，再度看見世界的美好。

現在我把這種呼吸方式當成一種訓練工具，當我的想法和感覺想要擅自將我拉往憂慮和恐懼的漩渦時，我就會利用它穩住自己、聚焦當下。這種呼吸方式也成為我覺察體內的保護系統正在暴走的好幫手，可以幫助我在疼痛出現之前就採取行動，避免疼痛復發。假如我發現自己屏住呼吸或呼吸急促，我就會刻意放緩呼吸的速度、提升呼吸的深度，藉此安定我的保護系統。這個概念雖然說起來簡單，但實際操作起來卻很有難度。或許這完全不令人意外，因為就如同「請神容易，送神難」的道理，身體的保護系統也沒那麼容易「解除警報」。在與疼痛共處這麼久之後，我其實有點害怕自己無法解除這道警報。所幸，在持之以恆的練習之下，我終於越來越能平息它。

動起來

我的保護反應不只會影響我的呼吸，還會影響我的活動。我的肌肉會變得緊繃，我的關節會變得僵硬，我的動作也會變得硬邦邦。這股僵硬影響了我活動的方式、走路的方式、坐著的方式，甚至是我生存在這個世界上的方式。然而，我越是小心翼翼，疼痛的感覺就越是明顯，所以我開始越來越不活動。這可是把我推入了一個惡性循環。因為越不活動，疼痛就會越嚴重；同時，害怕疼痛加劇和損傷擴大的心理，也讓我變得更不敢活動。有一段時間，我甚至在自己都沒意識到的情況下，為我生活中的每一個姿勢和活動發展出一套毫無彈性的死板規則。不管是坐下、起身，或是躺下、提取雜物等，我通通都會詳細地規劃它們的每一個動作。這使得隨意活動這件事變得越來越困難，或者說，它簡直變成了一件不可能的事。

但，我並非一開始就這樣，我並非一有疼痛就這樣小心翼翼、保護過度。疼痛剛剛出現的時候，我很勤於運動和物理治療，因為我認為（也一直被灌輸這樣的觀念）：提升我的力量和穩定度能夠改善我的疼痛。可是當我的疼痛不只沒有好轉還越來越嚴重時，我也變得越來越擔心它。隨著我對它的擔心日益加深，我活動的頻率也越來越少。於是，我就這麼從勤於活動的那一端，走到了不活動的這一端。我接受過很多種治療，也歷經過好幾次這樣的循環。我意識到，我必須在這兩個極端之間找到一個活動的平衡點，既不要不顧疼痛的硬逼自己活動，也不要因為怕痛就能不動就不動。

有了這層認知後，我開始嘗試一些做起來可能會有點痛苦，但我知道它不會對我造成傷害的活動。這樣的轉變對我很有幫助，它讓我找到了「恰到好處」的活動量。一段時間之後，我降低了對髖部疼痛的恐懼和憂心，提升了自己能夠改善它的信心。我可以透過呼吸和放鬆，更穩當地安定我的保護系統，進而使自己能更舒服的活動。我開始注意到某些會引發我疼痛的習慣、姿勢和動作，並針對它們做了一些改變。相較於死守規則的做法，我發現，帶有彈性和好奇心的活動方式，更能讓我自在地活動肢體。

這一點很重要，因為我活動的方式，也會影響到我看待自己的方式。活動不單單是與肌肉、關節和身體結構有關而已。一旦我的活動受到束縛，我對自己的感知也會受到束縛。因此，同理可證，只要我相信自己能做到，我就有能力做到。能夠自在活動後，我才得以用另一種方式，去跟我的身體、自我和世界相處。我才得以繼續享受我的人生，然後用實際的行動告訴大家：「嗨，這不是什麼大不了的問題，現在的我一切安好。」

我不再是個只在意髖部疼痛的人，我再次成為一個完整的人。在我狀況最糟的那幾年，我常常把我發疼的髖部視為「外人」，但此刻我已經重新把它視為「自己人」。我的髖部，或者說我的身體，不再是吃裡扒外的叛徒。我重拾了對它的信任，選擇相信我的身體，相信我自己。我變得充滿自信，我感受到自己的力量、彈性和適應力，我覺得我找回了自己。

活在當下

接觸自然、好好呼吸和自在活動，全都是幫助自己更活在當下的方法。持續做這些事一段時間後，我不僅變得比較能專注當下、比較有好奇心、比較樂於探索，也變得比較不容易神經質和妄下評斷。然後在一次偶然的機會中，我終於能夠用一種更深遠的方式活在當下：正念冥想。幾年前我就嘗試過正念冥想，但沒得到什麼成果，因為當時我一心只想透過冥想減輕疼痛，而它並未讓我如願。不過這一次，我純粹是因為想要冥想而進行正念冥想，我想把它變成我每日生活中的一個重要工具。充滿儀式感的冥想活動能提升我看事的能力，它能幫助我退一步、遠眺整個局勢，讓我看見疼痛只占了我人生的一小部分。有了更宏觀的視野之後，我就能做出不同的回應，因為我看見我的生活、我這個人和我的人生經歷，還涵蓋了各種多采多姿的事物，不是只有疼痛。

練習冥想的過程也讓我漸漸意識到，過去幾年我對自己有多麼苛刻。為了那股疼痛、為了它的遲遲不見起色，我不曉得苛責過自己多少次。完美主義是我與生俱來的習慣：每次事情無法按照計畫進行，我都會一直抨擊自己。懂得愛自己、照顧自己，還有善待和關愛自己，或許是我需要修習的最大課題。雖然當時我必須做很多練習，還得反覆提醒自己做到這一點，但我很慶幸自己修了這門課，因為它對我的疼痛和人生帶來了很多幫助。當然，要獲得這些幫助並非只靠正念冥想而已，它還必須兼顧許多其他的面向。這些面向與正念冥想相輔相成、環環相扣，各個都是缺一不可的存在。

走過這段路的核心關鍵

我常常被問，這幾年來，對我幫助最大的是什麼。是什麼帶我脫離了折磨人的疼痛，不再因為它無法坐、無法思考、無法正常生活，變得能夠與它和平共處、過上心目中的理想日子？這是一個很難回答的問題，因為它是一個集結各方之力的成果，而非哪一方一支獨秀的功勞。這些事情很難用三言兩語交代清楚，但我會盡可能在有限的篇幅中，列出那些伴我走過這段路的核心關鍵，它們有：

- 感覺得到有人傾聽、有人信任、有人支持，覺得自己有能力改變現狀。
- 感覺得到有人理解，同時也理解了我的疼痛背後有著什麼樣的意義。
- 接納現狀，願意回歸日常，即便仍然必須與疼痛共處。
- 重新與自然和自己建立連結，並透過呼吸和冥想變得更能活在當下。
- 再次與家人和朋友交流，並維持著彼此間的互動。
- 做些樂在其中的活動，例如閱讀、寫作、烹飪、健走、玩雪板、露營、旅行、攝影、看電影，以及花時間陪伴我的孩子。
- 活動時多點自在、少點憂慮，多點彈性、少點規則。
- 透過志工活動、創立非營利組織幫助他人。
- 學會善待和關愛自己與他人，懂得感恩、懂得付出愛，也懂得接受愛。

這就是我在這裡要分享的，它們並非我走過這段路的全部，但它們缺一不可。它們相輔相成，它們環環相扣，它們從四面八方滲透我的每一個細胞。這一切不只影響我甚深，也改變了我的一切。

這不是一條好走的路

當我們與疼痛生活在一起，它會改變我們整個人的狀態。它會改變我們看待周遭環境的方式，也會改變我們與周遭環境之間的關係。為了保護自己，我們會離群索居、畏畏縮縮，我們會時時警戒、神經兮兮，我們會改變想法、信念和活動方式。我們也會切斷與許多人、事、物之間的連結，儘管它們對我們別具意義。

這很折磨人。

不過，這些只不過是冰山一角。與疼痛共處的日子，可不是折磨或煎熬這樣的文字就能言喻的。話雖如此，但疼痛也是一個很棒的老師。它迫使我簡化生活，釐清什麼真的對我意義重大。然後，在我為疼痛挪出空間的同時，我也有了擁抱那些事物的餘裕。我可以看見美、可以歡笑、可以享受愛；我可以朝著自己的人生目標前進，走過人生的喜與悲；我可以從各種廣度、深度，盡情體會身而為人的一切。當然，這一路上，免不了會有一些不如人意和舊疾復發的艱辛時刻。但每當疼痛復發時，我都會提醒自己，或是別人都會提醒我，一直以來我都能夠挺過難關，我知道自己能採取什麼行動，我不見得要自己單打獨鬥。

現在的我有力量、有彈性、有適應力。我是個有能力的人，我能夠度過這個關卡。一路上我都會秉持著這樣的信念，一次又一次地化險為夷。

結語

我會在這裡分享我的故事，是因為我想要讓大家知道，與疼痛生活的日子有多麼艱辛。這樣的日子有多麼黑暗、多麼挫折、多麼痛苦，又會怎樣改變一個人的生活和自我。我想要讓大家知道，走出那些漆黑的地方也要耗費極大的心力。我想要讓大家知道，改變是有可能的，只是它並非一蹴可幾，它需要時間和毅力，需要關愛和勇氣。

如果你是健康相關的專業人員，我希望你在幫助疼痛者的時候，我的故事能提高你的關愛和勇氣，你的善意和耐心。我希望你在疼痛照護這個領域服務的時候，我的故事能給予你希望，讓你看見一個有機會成真的願景。在這條路上，你其實能夠做許多事，幫助疼痛者擁有更好的生活品質。

我也想要讓健康專業人員知道，疼痛者需要在生理、情緒和認知上有安心的感覺，你們可以提供我們安全感。我們需要知道自己有力量、有彈性、有適應力，是個有能力的人。你們可以告訴我們這件事，甚至是讓我們看見這件事。我們需要被聽見、被相信和被理解。你們可以傾聽我們。傾聽就跟你們的指導同等重要。傾聽我們，就如同我們會向你們學習一樣。我們需要被理解，也需要理解很多事情。你們可以幫助我們理解它們。

發掘我們是個怎麼樣的人。在疼痛之前我們是什麼樣子，現在我們是什麼樣子，還有我們想變成什麼樣子。找出什麼對我們有意義，幫助我們投入那些我們重視的事物。將你們的專業與我們的人生融合。利用我們在意的事物和目標，幫助我們繪製出我們前進的路徑，再運用你們的技巧、教育和訓練，幫助我們順著這條路前行。賦予我們好好生活的能力，不論疼痛是否存在。幫助我們培養耐心，鼓勵我們堅持下去。強調我們的力量、彈性、適應力和勇氣。看見我們的努力，慶賀我們的成果，讓我們知道沒有所謂「微不足道」的成果。引導我們重返心目中的理想生活，重拾有價值、有意義和有目標的人生。這一切你們都做得到。

每一個疼痛者的心中，都有著一份冀望，一份有機會成真的冀望。不管他們與疼痛共處多久，不管他們承受了多少限制，在這條路上，他們都有很多的機會、很多的事可做。請將這份希望帶給每一個受你幫助的人。做一個有說服力的人，這樣他們才會確信這件事。疼痛是有希望改變的，生活也是，而你們可以是助他們一臂之力、使這份希望成真的推手。

前進的路有很多條，每條路都有無限的可能性，願你為我們指路，讓我們看見該往何處前行。

第二章

瑜伽和疼痛的研究近況

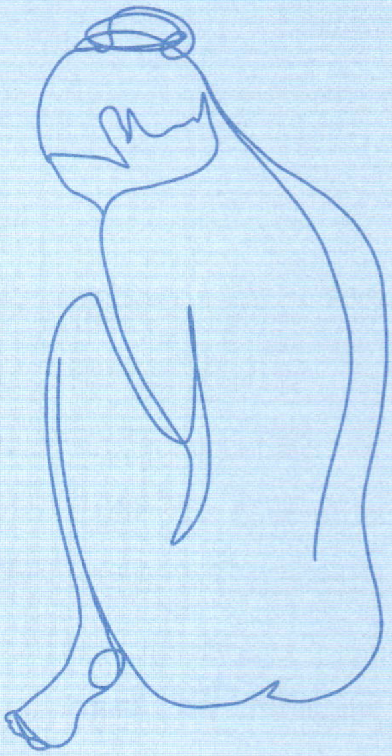

博士、C-IAYT 認證瑜伽療癒師
史蒂芬妮·穆納茲（Steffany Moonaz）

背景

為什麼研究對瑜伽療法很重要

有時候大家會認為，現代的科學研究和瑜伽這類古老的練習毫無瓜葛。畢竟，瑜伽已經有數千年的歷史。有些人則可能覺得，它的學說源自神諭，超出了科學方法的審核範疇。不過，「成為一個見證自身經歷和周遭環境的人」是瑜伽的核心理念。因此，從對世界充滿好奇心這一點來看，瑜伽和科學之間其實有很大的一致性。

在瑜伽療法的應用上，通過實證考驗的臨床實作是優化照護品質的關鍵。除了我們所具備的技巧／知識，以及疼痛者本身的需求／喜好，在擬定照護策略時，我們還應該參照現有的臨床成果，讓自己做出最佳的決策。了解現代科學對瑜伽療法的剖析，不但有助提升我們在這方面的照護成效，也有助我們與其他領域的照護者建立共通的語言，更有助我們向個案、學員和其他人說明和描述我們的工作。最終，等這些研究呈現出的證據累積到一定的程度，學界、醫界和政界才可能正式將瑜伽療法當成一種治療建議、一種治療選擇，或是一種可獲取健保補助的醫療項目，讓那些飽受疼痛折磨、苦尋可行解方的族群，有機會在瑜伽的協助下，找到一套可長久貫徹的疼痛管理策略。

瑜伽的初衷絕非減輕疼痛。不過，在這個使人的身、心、靈逐漸融合為一的過程中，各個層面都會發生許多變化；減輕疼痛所引發的相關後果，或改善慢性疼痛疾病對生活帶來的後遺症，皆是這些變化的其中一部分。大家一開始會接觸瑜伽，或許都是想改善自身的疼痛，但願意持續修習瑜伽的人，通常都是想改善自己的生活，最終可能也會讓自己的疼痛獲得改善。

瑜伽研究的軌跡

科學是一個反覆堆砌的過程，它往前邁出的每一步，都建立在前人的腳步之上。每一項研究的成果都會為某個主題貢獻一小部分的證據，它們就像是一小塊、一小塊的拼圖，漸漸地拼湊出一幅清晰的畫面。相對於其他領域，瑜伽研究的文獻雖然不多，但正在迅速擴張。事實上，光是在過去這十年中，瑜伽研究的數量和質量都以指數型增長。不過就算是這樣，目前這個領域仍然有許多微妙的問題需要探討，以幫助我們找出執行瑜伽療法的最佳方法。

在西方，早期的瑜伽研究多半是其他領域的研究人員主導，他們的研究計畫沒有任何金援，純粹就是憑藉著一股熱情進行。這類研究的規模必然會比較小，科學嚴謹性往往也比較弱。不過多虧這些前導研究，眾人開始看見了瑜伽療法的可能性，漸漸發現它是一種可行、可接受，也相對安全的介入方式。考量到當時眾人對瑜伽的了解程度，發現這件事就已經算是一件大事了。

小型試驗也有小型試驗的好處，比方說，它在執行層面遭逢的挑戰會比較小，不用投入大量的時間和經費。隨著瑜伽研究的規模越來越大，隨機臨床試驗才開始設置對照組，與控制組相互比較；這樣的研究設計就可以看出瑜伽對某些方面的影響力，例如疼痛強度（pain intensity）、疼痛干擾（pain interference）、疼痛應對（pain coping）等。當這些研究的數量越來越多，研究人員就會將性質相近的研究集結在一起，用系統性回顧和統合分析研究來綜觀它們的成果。如此一來，瑜伽對某方面的整體影響力就會明確呈現出來，這是單看一項研究時，可能無法一眼就看出的。

目前，還沒有什麼證據指出，哪一種瑜伽在什麼時候、對什麼人，以及在什麼條件下最有效。同時，有關瑜伽是如何或為什麼能發揮緩解疼痛的功效，眾人也尚未從諸多推測中找到定論；雖然已有鎖定特定的幾項機制，但相關的證據還相當有限。最後，由於在瑜伽介入方式或進行研究方法這一塊，過去發表的研究文獻不一定會清楚交代，所以後人也難以進一步檢視、重現或比較它們的成果。在瑜伽研究越來越蓬勃發展之際，提升研究報告的清晰度，也可提升瑜伽療癒師參照相關方法，藉以增進臨床照護成效的可能性。

研究設計的多樣化

隨機對照試驗（randomized controlled trial，RCT）常被視為理想的研究設計。隨機對照試驗的許多環節，確實有助降低各組之間的偏差和變異性，盡可能降低它們對後續組間比較的影響。可是，學界起初會發展出隨機對照試驗的研究方法，主要是為了藥物方面的研究，相較於瑜伽活動，藥物研究比較容易做到標準化和盲測的要求。針對瑜伽這類身、心活動所做的研究，需要更有創意的研究設計。務實性研究（pragmatic research）、觀察性研究（observational study）、質性混合研究法（qualitative and mixed methods approaches）和比較效益研究（comparative effectiveness research）等，都有助我們探討在隨機對照試驗中無法回答的其他問題。

本章收錄的研究

本章討論的相關證據，都來自隨機對照試驗、前導研究、質性研究和文獻回顧。雖然相較於一般的系統性文獻回顧，我收錄的研究類型更多元，但我也有涵蓋這類文獻回顧的成果。本章不會鉅細靡遺的討論瑜伽有助緩解疼痛的證據，但它會讓你知道這方面目前有哪些發現。要更精進瑜伽療法的執行方式，也必須多去了解針對瑜伽相關活動和機制做的研究。除此之外，我們還會討論許多相關主題的研究，像是瑜伽動作的止痛功效、冥想和正念活動對疼痛的影響、瑜伽與睡眠狀態和呼吸方式之間的關聯，以及疼痛感的意義和目的等。在我們思考瑜伽和它在疼痛管理中的角色時，這些有趣又重要的研究都應該被我們納入考量。只不過在這一章，瑜伽與疼痛之間的直接性關係，會是我們特別聚焦討論的主題。

瑜伽有助緩解疼痛的證據

頸部疼痛

這方面的文獻雖然不多，但已可明顯看出瑜伽有緩解頸部疼痛的潛力。二〇一七年，一項統合分析研究在統整分析了三篇研究、為數 188 名的慢性頸部疼痛患者後發現，相較於一般照護，瑜伽能在疼痛強度這一塊產生強大、短期且具臨床意義的影響。[1] 事實上，從統計學的 95% 信賴區間來看這幾項研究的成果，就可看出各組之間的平均值有顯著差異；換句話說，就算是保守解讀這些研究的成果，其數據也使人認為，患者的頸部疼痛能大幅改善，與瑜伽有所關聯。其他研究也顯示，瑜伽對與疼痛相關的失能和情緒問題也能產生很大的影響，而且不論是以瑜伽動作為主或以冥想活動為主的介入方式，皆是如此。

不過，這方面的研究大部分都是以哈達瑜伽（Hatha yoga）作為介入方式，此種瑜伽強調身體姿勢和呼吸方式的相互融合，上述統合分析研究中的其中一項研究就是如此。該項研究是一個隨機對照試驗，以 60 名慢性頸部疼痛者分組；一組在接受物理治療後，跟著語音播放的引導做瑜伽式放鬆，另一組則在接受物理治療後，什麼也不做地仰臥休息。[2] 瑜伽組的放鬆也是以仰臥的姿勢進行，他們會聽著聲音播放的指示，感受梵唱在體內產生的共振。歷經為期十天的實驗後，相較於對照組，瑜伽組的頸部疼痛和頸部活動度都顯著改善較多。同時，雖然就整體來看，兩組的介入方式皆有改善受試者的各項狀態，但在與頸部相關的失能和焦慮方面，瑜伽組的改善幅度較為顯著。

因此，二〇一七年那篇小型統合分析研究的作者群做出了這樣的結論：雖然瑜伽動作可以帶來伸展和強化肌肉的好處，但冥想這類專注於身體當下感受和呼吸的瑜伽活動，或許也能夠藉由提升修習者的身體覺知，改變他們的姿勢模式和常處於緊繃狀態的肌肉。至於各種瑜伽練習能對舒緩頸部疼痛做出多少的相對貢獻，還有它們要怎要搭配才能發揮最佳效果，仍有待進一步的研究。

看完了上面討論的那些量化研究，接下來我們要來看看質性研究。這項質性研究是一個隨機對照試驗，以 18 名慢性頸部疼痛者分組，探討艾揚格瑜伽（Iyengar yoga）對慢性頸部疼痛的影響。[3] 研究的介入時間為期九週，介入前、後研究人員都會請受試者根據自己的主觀感受，簡單繪製他們頸部和肩部的線條，並與受試者面談，了解他們在身體感受、情緒狀態和應對技巧等方面的情況，以及這些方面發生的變化。最後研究人員發現，受試者繪製的肩、頸部線條產生了極大的變化；同時，他們的面談內容反映出，受試者有了全新的身體感受，而且他們在整體健康的掌控度、疼痛和失能的包容度、採取積極應對策略，以及參與日常活動等方面，也都出現了正面的轉變。另外，就跟其他研究一樣，這項研究也發現瑜伽降低了受試者對止痛藥物的依賴性。其中一名受試者就說：「例如，現在我知道做這個半前彎式，就能對我發揮猶如止痛藥一般的功效。」（節錄自該研究的第 540 頁）另一名受試者則說：「我覺察到你能改變自己很多。」（節錄自該研究的第 539 頁）總之，這項研究反映出，瑜伽介入能為一個人帶來全面性的變化，包括生理、認知、情緒、行為和社交等層面。

整體看下來，瑜伽有助緩解頸部疼痛的證據雖然不多，但都大有可為。目前看起來瑜伽的身、心練習皆能在這一塊發揮功效，只不過其相對功效和具體機制仍有待探討。另外，上述研究所顯示的好處，都是以練習艾揚格瑜伽動作為基礎，可能無法類推至其他類型的瑜伽練習。

下背部疼痛

在探討瑜伽緩解疼痛的領域，慢性下背部疼痛（cLBP）大概是被研究最多的一種疼痛。雖然這方面的研究已經進入到總結的階段，但此處提出來討論的幾項研究，其研究設計都別具新意，正好可反映出創意性在此研究領域的必要性。首先，我們要看到的是，羅伯特．沙佩爾（Robert Saper）醫師和他的實驗室團隊設計的研究，這項研究完美地進行了一場非劣性試驗（non-inferiority trial），比較了瑜伽、物理治療和疼痛管理衛教手冊（對照組）對低收入、非單一種族的中、重度慢性下背痛者的影響。[4]（瑜伽組受試者每週都會上一堂瑜伽課，因為先前的研究顯示，每週上一次或兩次的課，得到的疼痛和機能改善效果類似。[5]）瑜伽課會教授放鬆、調息、瑜伽哲理和體式等內容，且會播放世界音樂作為授課背景樂。每堂瑜伽課會有 1 ～ 3 位教師，且不論是哪一堂課，每位教師指導的學員都不會超過 4 ～ 5 人。另外，研究人員也會鼓勵瑜伽組和物理治療組，每天做三十分鐘的居家練習。

與比較效益研究不同（這類研究的目的是要證明哪一種介入方式比較有效），非劣性研究的目的是要證明兩種介入方式的功效是否相當。也就是說，在這個條件下，此研究要確認的事情是；相較於物理治療這種常規療法，瑜伽療法是否至少能達到和它一樣的功效（若要確認兩者中，何者功效較優，還必須透過更大的樣本數，取得更有力的統計數據）。**研究結果顯示，在改善疼痛這一塊，瑜伽的功效並未劣於物理治療，且在大多數的次要改善項目，瑜伽也能帶來與物理治療相似的功效**。

另外，相較於對照組，瑜伽組和物理治療組使用止痛藥的機率都比較低，而且成效持續了一年；這段期間兩組的成員有的有持續上課，有的則是只在家做居家練習，但皆有上述成效。研究結果也未顯示，瑜伽和物理治療在不良反應方面有什麼明顯差異，且兩者的大部分不良反應都很輕微，不須做任何處置即可自行排除。值得注意的是，研究後續的追蹤紀錄發現，物理治療組持之以恆的比例比較低。

上面討論的這項非劣性研究，是由一項隨機對照試驗發想而來，該項試驗也將瑜伽、伸展和疼痛管理衛教手冊放在一起比較。[6] 在這項試驗中，瑜伽的成效優於衛教組，但與伸展組相當 —— 伸展組所做的伸展動作，其伸展強度比我們一般在伸展課中做的動作高許多。有超過半數的非對照組受試者，在兩項重要評測指標上（背部相關機能狀態和疼痛困擾程度），改善了至少 50%，而衛教組則是 23%（$p<0.001$）。被分配到瑜伽組的人，絕大多數都有去上至少一堂的瑜伽課，這顯示，慢性下背部疼痛者能接受瑜伽這類活動。另外，以每週至少會安排三天居家練習的條件來看，瑜伽組受試者做居家練習的比例高出伸展組許多，兩組分別是 59% 和 40%。無獨有偶，在向其他人推薦所上課程方面，瑜伽組受試者的意願也比伸展組高，兩組分別是 85% 和 54%。至於在降低藥物使用量方面，其成果與剛剛討論的非劣性研究相似，非對照組受試者降低藥物使用量的機率是對照組的兩倍，且試驗結束後其成效仍有持續一段時間。

另外，羅伯特・沙佩爾團隊從上次試驗[7]中，抽選了 19 位受試者，以半結構式訪談法（semi-structured interview）從質性的層面了解瑜伽對背部疼痛的影響。[8] 受試者表示，瑜伽不僅是個有效的疼痛管理策略，對心情、壓力管理、放鬆和自我照護等方面也都有所幫助。研究人員注意到，瑜伽還能提升受試者對疼痛的包容度，使他們更能活在當下。有些人說，瑜伽降低或消除了他們對止痛藥物的需求，而且他們在面對疼痛、壓力和睡眠方面的問題時，都會把瑜伽的呼吸方式當作一種應對策略。有些人則說，注意到身、心之間的連結，使他們覺得更有能力調節自己的疼痛感；課堂同學和朋友／家人給予的社會支持，也使他們更願意持續上課和居家練習。由此看來，瑜伽雖然不是一個可以藥到病除的治療方式，卻是一個可以長久奉行的疼痛管理策略。

在探討瑜伽對慢性下背部疼痛影響的整體研究文獻中，我們已經可以看見清楚的證據，顯示瑜伽能在這一塊帶來適度的好處，[9] 因為大部分的隨機對照試驗都指出它能夠改善疼痛和失能，而且具備良好的安全度和接受度。[10] 美國醫師協會和美國疼痛協會（American Pain Society）根據最完備的證據所制定的疼痛管理指南也認為，當常規療法無法改善個案的疼痛，就應該考慮用瑜伽幫助他們。[11] 他們的這番主張也顯示，瑜伽在可行度、接受度和有效度方面皆有一定的水準，適用於任何特性和瑜伽程度的疼痛者。若能針對這部分擬定明確且公開的實作步驟，必定可以讓臨床人員更廣泛地利用瑜伽來幫助疼痛者。

關節炎和相關病症

關節炎（arthritis）是一個總稱，涵蓋了超過 100 種的相關病症。在美國，這一大類疾病是導致失能的一大主因。由於關節炎的種類繁多，有時候研究會依據它們的特性去尋找條件相似的病人，或是只針對單一種類的病人進行研究，以提高受試者的專一性。退化性關節炎是最常見的一種關節炎，過去醫界多半認為，它是一種因生物力學（biomechanical）所導致的疾病，但現在我們知道，全身性發炎也是其中一項成因。退化性關節炎最常發生在膝關節，所以有多項研究探討了瑜伽對退化性膝關節炎的影響，近期坎恩（Kan）等人亦針對這個主題的研究做了統整。[12]

在以西安大略大學和麥可馬斯特大學 OA 量表（Western Ontario and McMaster Universities OA Index Scale，WOMAC）作為評測工具的研究中，科拉辛斯基（Kolasinski）等人 [13] 發現，受試者在做了八週的瑜伽體式後，疼痛顯著改善；張（Cheung）等人 [14] 也指出，八週的瑜伽介入讓組間產生了顯著的差異。同時，他們還比較了受試者在做瑜伽四到八週，以及四到二十週這兩段時間的疼痛程度，並發現兩者之間有顯著差異。在以視覺類比量表（visual analog scale，VAS）作為評測工具的研究中，艾比尼澤（Ebnezar）等人 [15] 注意到，在進行以物理治療為主的三個月介入後，相較於輔以治療性鍛鍊活動的組別，輔以綜合性瑜伽活動（包括體式、調息、冥想、講座、諮商、放鬆和輕度的鍛鍊）的組別，其組內和組間的疼痛差異度皆達顯著。南比（Nambi）和沙阿（Shah）在為期八週的試驗中看見，瑜伽體式組的疼痛降低幅度大於對照組，且瑜伽組的改變分數（change scores，隨試驗時間所產生的差異）也顯著優於對照組。[16] 另一項小型隨機對照試驗[17]在改善疼痛這方面，雖然沒看到瑜伽組（體式、調息和冥想）和對照組（居家活動）之間有顯著差異，但有看見瑜伽組有顯著的組內差異，對照組就沒有這個現象。不過，在退化性關節炎這一塊的瑜伽研究，除了艾比尼澤（Ebnezar）等人的研究外，其餘研究的樣本數都相當小，同時還有不良反應狀況不一，以及無法對治療組做到盲測評估的問題。未來若有機會，對此主題進行更大規模和更嚴謹的試驗和統合分析，必能為這一方面的應用加分不少。

相對於退化性關節炎，類風溼性關節炎這種因自體免疫異常所導致的病症，就是以全身性發炎為主要病徵。一項系統性回顧研究[18]就針對以瑜伽治療類風濕性關節和脊椎關節炎的文獻，統整了相關研究成果。他們發現瑜伽似乎能有效降低疼痛和發炎，同時還能提升生活品質。博許（Bosch）等人[19]則指出，相較於對照組，9 位停經的類風溼性關節炎病人，在做了十週的哈達瑜伽後，其失能分數、疼痛感知和憂鬱程度皆有改善。另一項樣本數大許多（每組有 40 位受試者）的隨機對照試驗[20]，進行了為期七週的介入計畫（每天做瑜伽和改變生活習慣）後發現，瑜伽組的疼痛和發炎指標雙雙呈現顯著改善。

伊凡斯（Evans）等人則是以患有類風溼性關節炎的年輕病人為試驗對象，雖然樣本數比較小，但他們注意到，相較於對照組，做了六週艾揚格瑜伽的組別，其在因疼痛引發的失能、對慢性疼痛的包容度和對疼痛的自我效能（self-efficacy）等方面，都得到顯著較好的改善；不過，在疾病活動（disease activity）程度和疼痛指數方面，就沒有看到顯著地改變。[21] 近年的一項前導研究，在為期八週的瑜伽計畫中，把疼痛當作次要指標；結果發現，瑜伽組的疼痛和睡眠都有改善[22]，但組間並無顯著差異。雖然這些小型研究的成果不太適用於一般大眾，可是有研究發現，瑜伽這類的身、心活動有助活化身體的副交感神經，[23] 也就是說，瑜伽可能會降低壓力對類風溼性關節炎這類疾病的影響力。也有研究顯示，從事瑜伽活動釋放的腦內啡（endorphin）可以改善病人的疼痛感受和生活品質。[24]

沃德（Ward）等人針對以瑜伽治療各種肌肉骨骼病症的研究，統整了相關文獻。[25] 他們總共統整了 17 項研究，囊括了類風溼性關節炎、退化性關節炎、慢性下背部疼痛和纖維肌痛症等疾病（在本章稍後的小節，我們會再進一步討論纖維肌痛症這項疾病），並在 8 項試驗方法嚴謹的研究中看見，瑜伽可改善退化性關節炎、類風溼性關節炎和輕、中度慢性下背痛病人的疼痛。

一篇以多項優質研究為基礎，進行的統合分析研究則表示，瑜伽在改善機能和疼痛方面皆有發揮正面的影響力。在那些探討瑜伽對疼痛影響的研究中，所有的研究人員都贊同瑜伽這種介入方式，且其中只有一篇研究發現，瑜伽組和對照組之間未達到統計上的差異。[26] 還有一點值得一提，在為期 24 週的試驗中，研究人員發現做 12 週瑜伽時，慢性下背痛病人的疼痛並未顯著改善，但是當他們做了 24 週瑜伽後，就得到了顯著的改善，這意味著做瑜伽的「劑量」或許很重要。[27] 最新的研究證據也顯示，對各種肌肉骨骼病症來說，瑜伽是個安全又值得一試的介入方式，有機會改善這類病人的疼痛和機能。不過，需要注意的是，各研究所採取的瑜伽介入方式差異非常大，不論是在種類、持續時間和執行頻率等方面皆是如此，而且許多研究並未指出受試者是否有出現任何不良反應。除此之外，即便是嚴謹度比較高的研究，其對介入方式的敘述多半也沒有詳細到足以讓其他人重現成果，這個現象正好呼應了我們前面提過的事情：瑜伽研究仍需要提升報告的清晰度，以更透明的方式詳述介入方式。

我們在回顧關節炎和類風溼性關節炎的文獻時，並未發現瑜伽有加劇病況或關節疼痛的情形，反倒是看到某些文獻指出，瑜伽能改善疾病活動指數，包括降低關節的疼痛和腫脹等。陸續也有許多研究顯示，瑜伽能從各個層面（例如疼痛、機能、情緒、能量和自我效能等）改善這類疾病的症狀。[28] 克拉默（Cramer）等人針對以瑜伽治療風濕性疾病（纖維肌痛症、退化性關節炎、類風溼性關節炎和腕隧道症候群）的研究，統整的文獻回顧就指出，瑜伽與改善纖維肌痛症、退化性關節炎和類風溼性關節炎患者的疼痛和失能有關，雖然那些研究的試驗方法嚴謹度普遍不佳。[29] 其他的文獻回顧也發現，瑜伽對腕隧道症候群有作用。[30]

我們在約翰霍普金斯大學（Johns Hopkins University）做的隨機對照試驗 [31] 則發現，相較於對照組，做了八週瑜伽（體式、調息、放鬆、冥想、唱頌、哲理）的類風溼性關節炎或退化性關節炎病人，不僅疼痛顯著改善，其身體狀態（柔軟度和活動度）、心理狀態（憂鬱程度、正面情緒），以及與健康相關的各方面生活品質（身形、整體健康、活力、心理健康）也有所改善。九個月後，根據病人自述結果（Patient-reported outcomes，PROs）再次評估，發現大部分人都有持續保有這些成果。尤其是在減緩疼痛的部分，試驗剛結束時，瑜伽組的疼痛減緩了 25%，而在九個月後，他們還是有如此明顯的感受。雖然依順性（adherence）常被視為這類研究的難題，但在這項研究中，大部分瑜伽組受試者的瑜伽課出席率都有達 75%（即至少有出席 16 堂課中的 12 堂），且有 79% 的受試者完整參與了整個研究的介入。那些中途退出研究的受試者也不是因為疾病的問題，而是與少數族裔的日常生活有關，行程時間安排衝突是最常見的原因。

後來美國國家衛生研究院（National Institutes of Health，NIH）的國家關節炎、肌肉骨骼疾病和皮膚疾病研究所（National Institute of Arthritis and Musculoskeletal and Skin Diseases，NIAMS）從社區健康診所（Community Health Clinic）找了一小群對現行治療方式沒有反應的關節炎病人，用上述研究的瑜伽介入方式對他們進行了一場可行性前導研究（feasibility pilot）。[32] 這項研究很有可看性，因為在上述討論的這個受試者非單一種族的研究中，少數族裔是可用來預測受試者退出率的唯一一項重要指標。

在該項研究中我們看到同樣的結果，第一堂課開始之前是受試者退出率最高的時間點，而上過第一堂瑜伽課的受試者，大部分都有完整參與整個研究的介入。另外，研究人員在後續追蹤中發現，介入結束的三個月內，所有完整參與研究的受試者都有持續練習瑜伽。儘管這只是一項可行性前導研究，但以「第二版健康促進生活型態量表」（Health-Promoting Lifestyle Profile II，HPLP-II）評估其成果發現，在統計上此介入方式可顯著改善受試者與健康相關的行為。除此之外，研究人員也發現，它可以改善幾項可反映身體素質的指標（例如平衡感、功能性前伸和臂／肩／手的失能程度等），以及自我效能。由於該研究所使用的疼痛評估方式（PROMIS-29，病人自述結果測量資訊系統）在此處尚無法反映出重要的臨床意義，所以研究人員並未統計分析在各時間點做的評估；不過，我們還是可以從這些評估中看見，受試者的疼痛干擾和疼痛強度皆有朝我們期望的方向變化，同時他們的睡眠障礙和對自我社會角色的滿意度也有改善。日後研究人員勢必會再針對相關的疼痛指標做更大規模的隨機對照試驗，以確認這些初步發現的可信度。

上面這項可行性研究是以混合研究法（mixed-method）進行，且研究人員有針對其質性資料做個別的分析研究。[33]試驗期間，研究人員會請受試者每天記錄自己的狀態；試驗結束時，他們則會逐一訪談每一位受試者。另外，研究人員在訪談受試者時，或是在課堂上和課堂以外的時間與受試者相處時，都會記錄下在受試者身上觀察到的資料。訪談期間，有 94% 的受試者在言談間表現出，他們把瑜伽當成照顧關節炎症狀的一種方法。大部分的受試者都很滿意瑜伽課的內容，且認為課程應該採雙語教學，也願意將瑜伽推薦給患有關節炎的朋友。受試者的日誌記錄也顯示，瑜伽練習可以改善他們在心理／情緒（感恩、平靜、壓力、放鬆）和生理（柔軟度、疼痛、睡眠、能量）的狀態。瑜伽輔具、書面指導資料和家人的支持，則可以提升他們居家練習的意願。就跟其他研究一樣，會阻礙受試者練習瑜伽的因素，除了有時間和空間不足外，還有生病、缺乏動力和關節炎復發等。交通問題則是受試者上瑜伽課時，需要克服的一大挑戰，例如距離、導航，還有搭乘大眾運輸工具的費用等。故未來在設計這類研究時，應該把這些因素都納入考量，好讓瑜伽成為更好入門、更適合各種族群的疼痛管理方式。

雖然用瑜伽治療各類關節炎的臨床試驗越來越多，但這些研究的規模多半都很小，研究方法的嚴謹度可能也有不少的進步空間。大部分研究都表示，受試者在完成瑜伽療程後，疼痛有得到改善，而且不論做瑜伽的頻率和持續時間為何，皆是如此。不過，這當中亦有不少研究表示，他們只看見組內差異，沒看見組間差異。造成這種結果的原因有很多，例如未排除某些與研究相關的非特異性影響、組間的基準值不同，或採取的評估方式不足以偵測出組間的差異等。未來此領域的研究人員還需要針對不斷出爐的相關結果，定期的進行統合分析，以統整出更加完備的數據。但就現階段來看，對各種族群的各類關節炎患者而言，瑜伽似乎是一種可行且具接受度的介入方式。目前的研究成果也顯示，在保持活動力和管理壓力方面，瑜伽似乎是個相對安全的選擇，而這兩方面皆有助控制各類關節炎的病況。

神經性疼痛

雖然纖維肌痛症常被歸類在肌肉骨骼病症，或是剛剛所討論的關節炎，但現在醫界已經知道，它與下行的疼痛路徑（descending pain pathways）異常有關，所以它也算是一種神經性病症。一項統合分析研究，針對用動態冥想活動（氣功、太極和瑜伽）治療纖維肌痛症的試驗，統整了一篇系統性回顧，[34] 發現在這類療法中，只有瑜伽有顯著改變受試者的疼痛、疲勞、憂鬱，以及各項與生活品質有關的健康指標。不過這篇系統性回顧所收錄的瑜伽試驗，在試驗結束後都未對受試者做後續的追蹤，所以我們無法得知瑜伽對此類疾病的長期效益。另外，相較於常規的藥物治療，所有動態冥想活動療法的試驗都顯示，受試者對它們的接受度都很高，也沒有產生任何嚴重的不良反應。

另一項系統性回顧在統整用瑜伽治療頭痛的試驗時發現，[35] 當時只有一項試驗是屬於隨機對照試驗。這項在印度進行的隨機對照試驗，[36] 用體式、調息和洗鼻（kriya）等瑜伽活動打造了一套治療計畫，以為期三個月、每週五天的頻率對受試者執行這項介入。試驗終了，研究人員在頭痛強度、頭痛頻率、止痛藥使用量，以及憂鬱和焦慮分數等方面，皆發現顯著的組間差異。另一項在該篇回顧研究之後發表的隨機對照試驗，則以精神科的門診病患為受試者，探討了勝王瑜伽（Rajyoga）冥想對慢性緊張性頭痛（tension headache）的影響。[37] 該試驗為期兩週，試驗期間研究人員會請冥想組以「做一休一」的方式練習冥想，且冥想日需依照特定的指示在早、晚各做 20 分鐘的冥想。試驗成果顯示，冥想組除了頭痛強度、頻率和持續時間（皆以視覺類比量表評估）有顯著改善外，其頭痛指數（頻率 x 強度）、憂鬱和焦慮（以漢密頓量表〔Hamilton scales〕評估）也都有顯著改善。只不過，試驗成果也顯示，對照組的受試者（以類似方式接受常規的精神科照護），在這些方面同樣有得到顯著的改善。然而，就算這兩組受試者的狀態皆有顯著改善，但相較之下，冥想組的改善幅度高許多（改善率為 87% ～ 93%，對照組則是 23% ～ 38%），可是該研究並未提到兩組的後測數據有無組間差異。

用瑜伽治療多發性硬化症的研究，通常會聚焦在疲勞、心情、認知和 / 或體適能等成果，但有些研究也會評估受試者的疼痛變化，以了解瑜伽對這個族群的疼痛管理有無幫助。

一項隨機對照試驗就以 60 位患有多發性硬化症的伊朗婦女為受試者，並分別以六分制和十分制的方式評測其疼痛和生活品質。[38] 此試驗的瑜伽介入法涵蓋了注意力集中、呼吸控制和緩慢運動等活動，以每週兩次，每次 60 ～ 90 分鐘的方式進行。試驗成果顯示，瑜伽組的疼痛和生活品質皆有顯著改善，但對照組就沒有這樣的轉變。不過，該試驗並未提及兩組在前、後測時有無組間差異。值得一提的是，雖然試驗後瑜伽組的疼痛和生活品質皆有顯著改善，但試驗開始之前，該組在這兩方面的基準值都較差，而這樣的基準值，可能會導致研究人員無法從試驗後的統計分析看出瑜伽組和對照組之間的組間差異。

另一項為期四個月，以阿南達瑜伽（Ananda yoga）作為介入方式的單臂研究（single-arm study），[39] 雖然是以受試者的生理機能作為主要評測指標，但是它也有用 SF-36 健康狀態問卷（Health Status Questionnaire）和疼痛影響量表（Pain Effects Scale，PES），評測 22 位完成整個試驗的受試者生活品質（會受疼痛影響的層面）和疼痛程度。健康品質量表的心理健康評測結果顯示，受試者的心理健康在介入前、後有顯著變化，不過他們的生理機能（包括疼痛）卻沒有顯著差異。另外，研究人員還在其他生活品質指標的評測結果中看見，受試者在這方面的數值皆有改善，但他們並未在疼痛影響量表的評測結果中看見這樣的轉變。

「慢性疲勞症候群」是一種原因不明的全身性慢性疾病，世界衛生組織（World Health Organization，WHO）將它歸類為神經性病症。慢性疼痛就是慢性疲勞症候群的其中一個症狀，而且它所帶來的疼痛似乎是源自神經系統的長期失調，會影響到身體的各個系統。[40] 二〇一四年，一項隨機對照試驗以 30 名患有慢性疲勞症候群的病人（他們都曾接受過此症的常規照護，但皆未因此受惠）為受試者，並將他們分成每組 15 人的對照組和瑜伽組。[41] 雖然該試驗的首要評測指標是疲勞和活力程度，但研究人員也有用 SF-8 健康狀態問卷評測受試者的組內疼痛變化，並發現瑜伽組在這方面得到了顯著的改善。該研究也有敘述一些質性發現，不過並未詳細交代收集和分析這些資料的方法。研究人員指出，有 5 位受試者表示，練習瑜伽的時候，他們能感受到身上的疼痛緩解了，其中有 2 位受試者還同時患有纖維肌痛症；有的受試者則提到「練習瑜伽的過程，他們能夠擺脫疼痛的束縛，感覺到疼痛的強度下降了」（節錄自該研究的第 6 頁）；還有 7 位受試者提到，練習瑜伽的時候，他們能感受到緊繃的肌肉變得比較放鬆。

迄今，能證明瑜伽有助改善神經性疼痛的證據還相當有限。再者，這方面的研究往往都會把疼痛當作次要成果指標。也就是說，此類病症的研究很可能不會特別講究評測疼痛的工具，過去的許多這類試驗就是選用了不利於反映疼痛相關成果的評測方式。除此之外，有時候這類研究不會比較對照組和介入組之間的組間差異，或是沒在兩者之間發現顯著差異。介入方式的部分，有好幾項研究是只採取瑜伽的冥想活動，但也有其他研究同時囊括了瑜伽體式，至於這些介入方式之間是否存在著什麼相對差異，尚有待釐清。儘管目前我們仍無法斷言瑜伽活動有助改善這類病症所引發的疼痛，但我們已經從現有的研究成果看到一些可能性。此領域極具深入探討的價值，因為至今仍有部分神經性病症，欠缺有效的疼痛管理策略。

腹部疼痛

一篇系統性回顧研究，[42] 針對以瑜伽治療腸躁症的文獻，統整了相關研究成果。它提到，以每週兩次的頻率、做六週的艾揚格瑜伽，[43] 與疼痛程度最高的「劇痛」的顯著改善有所關聯，而且這樣的成果在試驗結束後持續了兩個月；不過，試驗結束時，研究人員並未在瑜伽組和對照組（接受常規照護）之間看見顯著的組間差異。這項由伊凡斯（Evans）等人執行的研究，是以疼痛指數量表（numeric rating scale，NRS）評測受試者的疼痛程度；試驗結束時，他們發現有 44% 的青少年疼痛程度降低了 1 ～ 1.73 分，在腹部疼痛方面，疼痛程度至少降低到 1.74 分的比例，更達到 46%，反映出此介入在臨床上具有實質意義。

某項把瑜伽和走路放在一起比較的前導研究 [44] 也指出，以每週兩次的頻率、做八週的艾揚格瑜伽後，受試者的腹部疼痛、內臟敏感度（visceral sensitivity）和身體症狀強度皆有改善。另一項研究，以 12 週的哈達瑜伽（包括體式、調息、專注力、放鬆）介入，亦發現其有改善腸躁症症狀和提升此類病患生活品質的潛力（不過該研究並未比較組間的差異，因為組間的基準值不同）。[45] 最後，這篇系統性回顧研究的作者群做出了這樣的結論：在腸躁症這一塊，瑜伽似乎是一種有潛力又安全的介入方式，但礙於各研究的異質性（heterogeneity），他們無法從中理出一套實際應用上的建議。不過，他們倒也不反對腸躁症患者嘗試這種介入方式，更認為，患者若嘗試後，有感覺到自己的健康、生活品質，以及與腸躁症相關的共病症獲得改善，大可持續貫徹這樣的介入方式。

子宮內膜異位症也是造成腹部疼痛的原因之一，一項隨機對照試驗就以質性研究的方式，訪談了 15 位婦女在做了八週瑜伽後（每週兩次）的感受，藉此評估瑜伽的影響力。[46] 這幾位受試者全都表示，瑜伽緩解了她們骨盆腔的疼痛感；後來，此試驗的第一作者在另一項隨機對照試驗中，也發現了與前者相呼應的量性數據（此試驗共有 40 位受試者）。[47] 值得一提的是，這兩項研究的所有受試者訪談和研究數據分析，皆是由第一作者執行，再經由第二作者交叉驗證。受訪者表示，瑜伽能讓她們感受到身、心之間的連結，這對疼痛管理很有幫助。更進一步指出，調息（呼吸）技巧是幫助她們控制疼痛的關鍵，因為有覺察的呼吸能促進她們內省，進而發揮緩解疼痛的效果；而且這一點在她們意識到疼痛可能增加時，特別有效，因為她們可以利用調息技巧預防疼痛加劇。受試者也注意到，她們的止痛和精神用藥，不論是在用量和服藥頻率方面皆有降低。另外，能夠分享彼此的故事和經歷，也有助她們重整對自身病況的信念，並在團體之中獲得更多的社會支持。

目前針對管理腹部疼痛這個主題，探討和評估瑜伽功效的研究還很少。不過即便這方面的研究還欠缺強而有力的證據，但或許還是可以把瑜伽當作一種輔助療法，將其與現有的疼痛管理和疾病治療策略結合在一起。除了現在比較常被探討的哈達瑜伽，未來這方面的研究大概也會朝調息、社會支持和信念重整的方向，進一步探討瑜伽在腹部疼痛管理這一塊的幫助。

特定族群

年長者和軍人（現役軍人和退役軍人皆是）是特別容易有疼痛問題，還有缺乏疼痛管理策略的族群。[48] 由於瑜伽相當能迎合這個特定族群的獨特需求，日後醫界將它正式納為輔助性照護的選項的機率越來越高。有兩篇文獻回顧文章，就分別針對用瑜伽照護年長者 [49] 和軍人 [50] 的研究報告做了一番論述，以下摘要即統整自這兩篇文獻的發現。

布魯克塔爾（Bruckenthal）等人針對年長者的文獻回顧指出，以瑜伽和其他身心活動照護中、老年人疼痛的比例約為 6% ～ 9%，因此這類活動可說是最常見的整合性健康照護策略之一（僅次於營養補充和整脊／整骨）。[51] 有 73% 的年長者會利用輔助性和整合性療法來管理疼痛或引發疼痛的病症，而身心療法正是他們最常採用的選項。雖然有些人認為，瑜伽有助改善年長者持續性疼痛的證據仍然有限，但已有越來越多證據顯示，瑜伽能改變與慢性疼痛有關的大腦區塊。再者，已有數項小型研究發現，那些長期受中風、關節疼痛和退化性關節炎所苦的年長者，在上過瑜伽課後，疼痛感皆有降低。[52] 遺憾的是，只有 33% 的醫病討論會談到輔助性和整合性療法，由醫方提出的比例更只占 25%。[53] 瑜伽這類活動或許特別適合年長者，因為它除了能提升他們的自我效能，團體上課的特性，也能夠增進他們的社會參與感和社會支持。

至於軍人族群方面，米勒（Miller）等人在國家健康訪談調查（National Health Interview Survey）的資料中看到，有 65% 的退役軍人有疼痛問題，其中還有近 10% 的人受劇痛所苦。[54] 另外，其他研究也指出，有 44% 的現役軍人有慢性疼痛。[55] 雖然鴉片類藥物是管理慢性疼痛的常見用藥，但它恐怕無法一直對疼痛者發揮同樣的效力，而且常遭濫用。一項研究就指出，有 15% ～ 20% 的現役軍人濫用鴉片類藥物，[56] 且用藥量在二〇〇二年至二〇〇五年變為兩倍，二〇〇五年至二〇〇八年變為三倍。大部分以疼痛退役軍人為研究對象，探討瑜伽對他們有何影響的研究，都因為採單臂試驗（只有單一組別，無對照組），使研究成果的可看性大打折扣。[57] 儘管如此，這些研究成果確實指出，瑜伽有改善疼痛的潛力，值得以更嚴謹的試驗設計進一步研究。

某項以隨機對照試驗進行，探討瑜伽對退役軍人下背痛影響的研究發現，相較對照組，瑜伽組的疼痛強度不僅在試驗結束時降低了，效果還持續了六個月。[58] 這方面的研究非常重要，因為有半數的退役軍人都有背痛問題。[59] 其實，要改善軍人族群的慢性疼痛，要比一般族群複雜，因為他們多半都會同時患有創傷後壓力症候群。近期的一篇文獻回顧就發現，[60] 目前並沒有研究只以現役軍人為族群來探討瑜伽的止痛功效，並建議未來這方面的研究若能同時針對慢性疼痛和創傷後壓力症候群，設計更為縝密、涵蓋創傷知情（trauma-informed）概念的瑜伽介入方式，或許能對軍人族群帶來更大的幫助，因為它們不只常常同時發生，彼此的病況也會相互影響。

總結

二〇一二年，一項優秀的統合分析研究，囊括了以瑜伽管理各族群疼痛的量化研究（隨機對照試驗），做了全面性地統整。[61] 該作者群指出，慢性疼痛不單純是一種生理問題，它還涉及了心理和社會層面的問題；同時，心理和社會因素也會對慢性疼痛造成影響。在他們的統整中可以看到，所有的研究都表示，瑜伽對疼痛者有正面的影響。那些以視覺類比量表評測疼痛的研究，皆有發現顯著的組間差異。

在疼痛類型方面，相較於其他會伴隨疼痛的病症，瑜伽對下背痛和類風濕性關節炎的疼痛管理效果比較好。他們用來檢視各研究是否存在發表性誤差（pulication bias）的漏斗圖（funnel plot），也無呈現不對稱性，排除了這方面的疑慮。於是，他們做出了這樣的結論：表示瑜伽對疼痛強度／頻率有強烈影響的研究有四個，中度影響的有六個，微弱影響的有兩個；表示瑜伽對與疼痛相關的失能有強烈影響的研究有五個，中度影響的有四個，微弱影響的有三個。不過就算影響有強有弱，相較於對照組的介入方式，所有的研究都還是比較支持瑜伽介入帶來的成效。整體來看，瑜伽對疼痛者最大的潛在效益似乎是改善疼痛（標準差為 -0.74，95% 信賴區間落在 -0.97 ～ -0.42），其次則是與疼痛相關的失能和情緒。另外，與大部分運動介入法的狀況一樣，試驗的時間拉長，受試者的依順性似乎也會隨之下滑。

再加上本章收錄的其他後續文獻，可以看出瑜伽似乎總是與減緩疼痛有關，並且會對慢性疼痛者在意的某些面向帶來幫助，例如失能、情緒和生活品質等。最重要的是，照目前的研究成果來看，瑜伽並不會使慢性疼痛者的疼痛加劇。光是這一點就非常值得重視，更何況，瑜伽還可能為這些族群帶來其他的好處，例如提升體適能和減輕壓力等。就算現有的證據或許還不足以斷言，瑜伽確實有減緩疼痛的功效，但我們至少可以對瑜伽的安全性更放心，因為它並不會加劇疼痛。因此，只要是正確地從事瑜伽活動，並不需要刻意避免這種介入方式。

還有一點必須要強調：缺乏證據，不等於沒有證據。的確，對某些疼痛病症來說，由於其針對這方面的研究還非常少，或是尚未發現強而有力的成果，所以能提出的證據還相當有限。然而，只要有人持續耕耘該研究領域，還是有機會發現相關的大、小證據，證明瑜伽確實能減輕疼痛，或是為該病症的患者帶來其他的好處。

整體趨勢和限制

截至今日，絕大多數的瑜伽研究（不管是聚焦在疼痛，或是其他面向）都屬於小型的前導研究，且不見得都是以隨機對照試驗進行。儘管如此，隨著這些研究漸漸累積到一定的數量，也開始有人針對這類主題作了一些系統性回顧和統合分析研究；這類研究，有助我們更了解現有證據的概況。可惜的是，這類研究不見得能全面，或如實反映出瑜伽研究的現狀，因為系統性回顧研究往往都只會採納隨機對照試驗，而統合分析研究則只會採納具備常見評測指標和有力證據的研究。已經有研究人員做了一些大型且嚴謹的試驗，並從中看到大有可為的發現，尤其是在改善疼痛和生活品質這方面。不過，大部分的隨機對照試驗，都是把瑜伽組與接受常規照護，或未做任何介入的對照組放在一起比較；這樣的介入條件不但難以達到盲測評估的要求，成果還很容易受到組間的非特異性因素影響。

基本上，安全性、可行性和接受度是前導研究的主要評估面向。就整體來看，現有的文獻都認為，不論是將瑜伽應用在哪一個特定族群身上，它在這三方面都有達標。不過，目前我們仍無法斷言瑜伽完全安全無虞，一方面是仍有少數的研究指出它會帶來些微的不良反應，一方面是有太多研究完全沒提及這一塊的資訊。另外，從受試者的參與率和質性資料來看，我們則可以發現，各臨床族群對瑜伽的接受度普遍不錯。

未來方向

日後，為了使現有的證據更具說服力，學界勢必要為疼痛病症執行更大型和嚴謹的隨機對照試驗。至於系統性回顧和統合分析研究，前者必須同時採納對照和非對照試驗的研究，後者則必須採納更廣泛、多元的研究成果，才能更全面、如實的反應瑜伽研究的現況。除此之外，所有的瑜伽臨床試驗都必須交代不良反應這一塊，告知受試者有無不良反應；或者說，在正確執行瑜伽介入的情況下，受試者有無不良反應。同時，在進行試驗時，應該考慮設置活性對照組（active control group），以降低非特異性因素對成果的影響，還有避免瑜伽特有功效無法與其他自我照護方式相互比較的情況發生。務實性研究可以釐清瑜伽在現實世界中可發揮的實際功效，這一點對慢性疼痛者的日常應用非常有幫助。

由於不論是哪一種病痛，它對病人造成的疼痛和失能程度，一定會受到種族和社會經濟差異的影響，因此，未來在改善疼痛和機能的研究領域，必然會以多元的樣本去探討非藥物自我照護策略的功效。最後，比較各類瑜伽活動之間的功效，也有助我們透過三大層面（知識和經驗、個案的喜好／需求和最可取的證據），去調整瑜伽療法的實作方式，將之調整到最佳狀態。

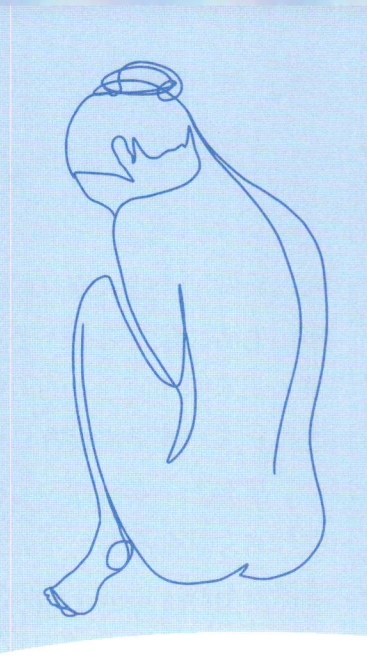

第三章

當代疼痛管理的單一（多元）主張和多元（單一）理論

物理治療師、博士、瑜伽療癒師
馬修．J．泰勒（Matthew J. Taylor）

這個亂七八糟的章節標題是怎麼一回事？事實上，本章原本的標題用字並不精準，因為它以單數的形式敘述「主張」（state）和「理論」（theory）；而「管理」（management）一詞或許也會令人質疑，這樣的詞彙是否能恰如其分地表達出，我們這些照護者與疼痛之間的關係？更重要的是，原先的那個標題恰好也點出了疼痛康復專家今日面臨的主要挑戰：就算我們盡了最大的努力，融會了中、西醫學的學問，我們都無法用單一的主張或理論去解釋人類對疼痛的感受，因此，幫助疼痛者的方式肯定也不會只有一種。再者，就目前的情況來看，我們幾乎不可能對疼痛理出一套單一的主張或理論，更遑論對疼痛「控制／管理」提出什麼明確又具體的框架了。可是，這一切都無傷大雅。

為什麼無傷大雅？過去我們是如何在強大的科技和爆炸的資訊中，得到這些多元主張和理論的？這些多元的主張和理論是會使我們綁手綁腳，或是如虎添翼？在這樣的多元性中，我們能看出未來看待和照護疼痛的方式會朝什麼樣的方向發展嗎？

我知道，在看完上一章，探索了我們目前對瑜伽和疼痛的「認識」後，又來思考這些問題不是一件容易的事情。但是，了解這些問題後，也可以讓我們更貼近第一章的內容，了解疼痛者的實際感受。因此，在本章，我們不但會討論上述問題，替本書的後續內容奠定更堅實的基礎，順利的話，隨著疼痛相關知識和疼痛管理方式的不斷演進，未來我們也能夠更輕易地調整對它們的固有認知。我們會先從疼痛的簡史和現況談起，再綜觀今日我們面臨的一些挑戰，最後再討論在這個持續演進的領域，瑜伽有機會扮演什麼樣的角色。好消息是，我認為現在我們正站在一道令人雀躍的門檻前，所以，此刻就讓我們先探討一下自己所處的位置，再一起思考要怎樣跨出下一步，才能越過這道門檻，迎向願景無限的未來。

過去我們是如何在強大的科技和爆炸的資訊中，得到這些多元主張和理論的？

走在這條探索疼痛和照護疼痛者的路上，為了更清楚我們身處這條漫漫長路的哪一個位置，我們必須先將視角拉廣一些，從人類的演進史切入。礙於篇幅，本章的內容不可能詳細交代所有歷史的脈絡。幸好，即便如此，我們還是可以藉由這些內容，知曉自己所處的位置。疼痛科學和理論的演進軌跡，可說是一面鏡子，因為它同步映照出人類意識（consciousness）的演進軌跡。就如同我們對於疼痛的解讀會隨著時間不斷演變，我們的意識也會隨著時間不斷演變。在這數千年的光陰中，它們不但不停隨著人類的演進發展，也如皮亞傑（Piaget）[1] 所提出的認知發展論那般，在我們每一個人的成長過程中留下了不同的軌跡。這些軌跡就像是一道道反映了人類各個面向的光譜，而非只刻意描繪了一些固有的現實，或是某些穩固的狀態。看了表 3.1 的整理後，你就會更清楚這句話的意涵。當然，有了這些軌跡作為橋樑，我們就可以很輕易地把瑜伽和傳統復健觀念連結在一起。

對那些剛接觸瑜伽的人來說，這段了解疼痛理論的過程，就像是一場透過生活經驗探索意念的旅程。因此，表 3.1 不僅闡明了，我們的意識狀態會如何反映到疼痛理論中，也會讓我們了解到，瑜伽為何可以自然而然地將兩者銜接在一起。理解構築和引領我們執行復健工作的假設和信念，無疑是精進臨床實作技巧的關鍵之一。接下來我們就先看看人類意識發展的大致軌跡，再進一步看到與它相疊的疼痛科學演進軌跡。

人類意識的發展是一個連綿不斷的過程，所以各論述之間也有諸多重疊之處。表 3.1 彙整了最常見的幾種哲學論述，囊括了神祕主義（mysticism）、理性主義（rationalism）／化約主義（reductionism）／唯物主義（materialism）、後現代主義（postmodernism）／建構主義（constructivism），以及整合主義（integralism）[2]；這些哲學思維反映出的人類意識的特性，可以讓我們看見人類意識的發展脈絡。時值今日，我們還是可以看見不少醫療保健人員依循著這樣的脈絡，來來回回的調整自己照護病患的方式；多數時候他們都沒意識到自己的這番舉動，不過有時候，他們還是會為了符合病患或受眾的需求刻意地在這方面做調整。在表 3.1 中，除了會列出每一種哲學思維反映出的人類意識特性，還會在其下方的欄位，列出一到兩項那些思維對於疼痛的看法。

請注意，後現代主義和整合主義都是很推崇「跳脫框架、多方思考」的哲學思維，所以他們的主張和理論都呈現多元並進的狀態。那些哲理也會探討「『我們』是誰？」這件事，且認為定義出每個人在各種狀態下扮演的角色相當重要，而在西方醫療體制之下，「我們」所扮演的角色就是復健專家。在看到有關瑜伽的討論時，我們也會看到許多因文化差異而對瑜伽產生的誤解，甚至可能把它視為一種「假醫學之名，行統戰之實」的文化洗腦工具。

另外，我們對「科學」（science）一詞的預設立場，把它與今日所說的「科學方法」（scientific method）畫上等號，也是一個大問題。科學的英文「science」源於拉丁文的「scientia」，scientia 在拉丁文代表「知識」一詞，意指「用於處理大量論據的學問或研究」或是「系統化陳列在一起、顯現出某種基本規律的真相」。[3] 由此可知，這種對科學一詞的偏見，會侷限我們洞察和欣賞其他科學的眼界，尤其是在看待那些非源於歐洲的科學時，我們更容易受到這方面的影響。[4] 後面幾個比較近代的哲學思維，就有特別關注這個重要的議題。假如你對這些議題比較陌生，歡迎你去閱讀加內里（Ganeri）撰寫的文章，[5] 當然，表 3.1 的內容也可以幫助你理解，這些哲學思維會如何影響我們看待現實的方式。

就像我們對人類意識的探討一般，在人類歷史的發展中，我們也不斷試圖釐清疼痛是怎麼一回事，並找出緩解它的辦法。目前學界已經提出了好幾項假設性的框架，從生理學的角度去解釋疼痛，下文我也會針對這部分做概述。話雖如此，但在這些理論中，尚無任何一套理論完整闡述了疼痛的各個面向。概述這些理論時，為了讓你更清楚這段探討疼痛的歷程，我會從頭按照各理論提出的時序介紹它們，幫助你「一窺」這道軌跡。你閱讀的每一項摘要，都代表著構築這道軌跡的某種思維。因此，在了解這些理論的同時，也請你盡可能以後現代主義的角度去思考：

表 3.1 各哲學思維反映出的人類意識特性和對疼痛的看法

哲學思維	神祕主義	理性主義／化約主義／唯物主義	後現代主義／建構主義	整合主義
人類意念的特性	奇特多變；非嚴謹的實驗可檢視；赤子之心；未受啟蒙。	受到啟蒙；講求系統性的方法；可預測性（現實是可經由分析片面的證據，得到單一的結果）；具客觀性；二分法（答案非黑即白）。	現實是由各種元素所構築；講求系統性的方法；在構築現實的過程中，被觀察者／觀察者都扮演重要角色；矛盾（答案不是非黑即白，接受灰色地帶）。	關係是一切的根基；「萬物環環相扣」；涵蓋前面幾種主義的思維，但對它們的排序／重視程度並非一視同仁。
對疼痛的看法	與靈魂、魔藥、精神狀態、符咒，以及眾神的懲罰有關。	提出特異性理論、強度理論和疼痛模式理論（請見第 66 頁）。	提出動態系統理論、複合理論、混沌理論，認為疼痛是一種分布全身、自成一格、具突發性的具體感受。	提出完備的生物 - 心理 - 社會 - 精神模式，同時考量到個體、群體、社會結構和環境對疼痛感受的影響力。

「這些理論是否有哪些方面與當代最新理論的某個部分相呼應，或者是，它們是否有與當時人類意識的狀態相呼應？」一路看下來，你或許會很驚訝的發現，這些理論的界線會隨著人類意識的演變，從「理性主義」的涇渭分明，漸漸發展成「整合主義」的交織融合。這也是我希望你能看見的轉變。

我知道，有些治療疼痛的理論已經如「信仰」般，成為我們腦中根深蒂固的信念之一，使得我們很難去挑戰和質疑它們。不過，現在我們也知道，疼痛這種感受會因人而異，甚至還常常會因「文化」而異，所以我希望大家能敞開心胸去看待其他的理論，不要死守著自己對於疼痛的既有想法。看著這些理論的演進，我們也會意識到，不僅僅是疼痛和受苦的感覺很主觀，研究人員看待疼痛的信念同樣很主觀。因此，雖然回顧這段探討疼痛的歷史軌跡不是一件輕鬆的事，但這件事卻非常必要，因為它能讓我們了解自己知道（相信？）些什麼真理，而這些真理在過去、現在和未來又會如何隨著研究改變。

疼痛理論的發展簡史

- 傳統中醫首次談論到疼痛一詞，是在距今三千多年前的古代醫書《黃帝內經》。[6] 這本經典之作表示，疼痛是陰陽失衡所致。陰盛生「寒」，寒會傷「形」（即現在所知的組織損傷），導致腫脹；陽盛生「熱」，熱會傷「氣」（即在人體經脈中流通的能量，在中醫理論裡，人體有十二條經脈），導致疼痛（節錄自該文獻的第 343 頁）。或許，我們也可以把這套說法，視為最早討論到傷害性疼痛（nociceptive pain）和發炎性疼痛（inflammatory pain）的先驅？從這段文字的敘述，我們可以明確看到疼痛是一種涉及多個層面的系統性感受，因為它不只與局部組織受損有關，還與複雜的能量和信息流動息息相關。
- 在印度，西元前 6 世紀左右的《鷓鴣氏奧義書》（*Taittiriya Upanishad*）提到了五層鞘（panca maya kosha）模式，表示人是由相互交織的五個層次組成（這些層面分別與我們的身體、呼吸、情緒、思想和精神有關），一旦它們失衡，就會導致人體不適。[7] 早期的《古奧義書》（*Upanishads*，古老的瑜伽文本）則表示，對瑜伽修習者來說，不斷在誕生、生存和死亡之間輪迴，就是人類的唯一苦痛（duhkha）（節錄自該文獻的第 174 頁）。[8] 另外，耆那教（Jainism）則表示，人類的所有苦難幾乎都源於物質（節錄自該文獻的第 203 頁），並且要秉持著「勿以惡小而為之，勿以善小而不為」的態度做人處世，避免苦痛散布（節錄自《瑜伽觀點綱要》【暫譯，*Yoga Drishti Samuccaya*】#150 的第 206 頁）。到了西元前 200 年，《薄伽梵歌》（*Bhagavad Gita*）才明確表示，心性不定是招致苦痛的主因，而導致心性不定的根源則是欲望。
- 佛教四聖諦的第一聖諦（First Noble Truth）—— 苦諦，即表示「人生是苦」。佛教、印度教和耆那教的教義其實都有這樣的觀念：「由於萬物皆無常，無法帶給我們永恆的快樂，所以悲、苦乃人生必經之事。」[9]《解釋疼痛》（暫譯，*Explain Pain*）的作者亦有對此做相關的探討。[10]

- 世界各地的原住民，多半都有著歷史悠久的巫術，且對疼痛都有著奇異的解釋。以美國原住民為例，有些巫醫認為人的疼痛全都窩藏在頭部，所以他們會用煙斗「吸出」病人腦袋裡的疼痛。顯見當時眾人對疼痛的了解還相當虛無？
- 在西方國家，西元前 8 世紀左右，古希臘詩人荷馬（Homer）寫的史詩著作《伊利亞特》（*The Iliad*）和《奧德賽》（*The Odyssey*）首次描述了疼痛，說疼痛是「神射出的箭」。亞里斯多德（Aristotle，西元前 384 ～ 322 年）則主張，疼痛是邪靈所致，而且神會在我們受傷時進入體內。[11]
- 疼痛的英文 pain 源自拉丁文的 poena，有「懲罰」或「刑罰」之意。希臘人以 Poine 稱呼他們的復仇女神，就是因為祂會為觸怒眾神的凡人帶來苦痛；羅馬人則是用 Poena 意指精神上的懲罰。過去的許多文化和社會對疼痛都有各自的一套看法，且多與神靈、能量場，或星月等元素有關。也因此，他們治療疼痛或預防疼痛的方法，往往也都與儀式、犧牲和獻祭有關。欲了解這方面的資訊，可參閱《解釋疼痛》一書探討疼痛寓意的章節。[12]
- 首次提出痛是一種獨立感受，有別於觸覺或溫覺的人，是著名的穆斯林哲學家暨醫師阿維森納（Avicenna，西元 980 ～ 1037 年）。他是在其著作《醫學經典與醫學詩集》（暫譯，*Canon of Medicine and Poem of Medicine*）提出這番理論。[13] 在此之後，眾人一直把肝臟或心臟當作掌管疼痛的「頭頭」，不認為大腦對此有任何直接性的影響力。一直到文藝復興時期（14 ～ 17 世紀），現代人體解剖學的創始人安德雷亞斯・維薩留斯（Andreas Vesalius）透過解剖大體探討人體的構造，大家才開始把疼痛與大腦搭上線[14]。
- 到了 17 世紀，法國的勒內・笛卡兒（René Descartes）和英國的托馬斯・威利斯（Thomas Willis）又更深入地描繪了大腦的機能。被譽為「現代哲學之父」的作家笛卡兒，針對疼痛提出了一張相當知名的假說圖，該圖呈現出疼痛訊息會透過周邊神經和脊髓，傳送到大腦腔室和松果體，而該處受到刺激後，就會產生我們所感受到的痛覺。至於發現「威利氏環」（circle of Willis）的大腦解剖學先驅托馬斯・威利斯（Thomas Willis），則在他一六六四年的著作《大腦解剖學》（暫譯，*Cerebri Anatome*）提出一套強而有力的證據，證明大腦（涵蓋大腦皮層）在疼痛感受中扮演著舉足輕重的角色，且至今這個主題仍持續被眾人探討。[15]

有許多重要的發現都是在這個時期提出，而以下幾項更為近代的主流疼痛理論，也都是以此為基礎發展而來。請注意，在這個階段，理性主義和化約主義之所以會推崇將人體拆解成許多部分去分析它們的機能，是因為這樣他們才有辦法對人體的全貌有所了解。以下這幾項理論，都是整理自非營利組織「物理治療百科」（Physiopedia）[16] 和學者（Chen）分別於二〇一八年和二〇一一年發表的文獻。

- 18 世紀中期的特異性理論（specificity theory），把疼痛歸因於「傷害覺受器」（nociceptor）這種特化的感覺器官。當這些受器受到近乎或達到某一個閾值的刺激，它們的活性就會隨之提升；而且這些特別的周邊輸入神經元（peripheral afferent neuron）會與脊髓和腦幹中的投射神經元（projection neuron），建立特定的連結。這個理論主張，特定的疼痛接受器會將接收到的信號，傳送到大腦中負責產生痛覺的「疼痛中心」。也就是說，這個理論認為，疼痛是一種自成一格的感受——特化的周邊傷害覺受器受到會造成損傷的刺激後，透過神經纖維將這些信號傳送到大腦的特定區塊。一旦這些疼痛信號進入疼痛中心，我們就會感受到疼痛。因此，只要找出這些連結之間的特異性，我們就可以預測出單一的具體結果。
- 18 世紀後期的強度理論（intensity theory），最早是由西元前 4 世紀的柏拉圖（Plato）提出的概念，在此之後歷經多次修編。該理論認為，周邊感覺器官的閾值沒有高低之分，它們只會透過輸入纖維將接收到的刺激，轉換成相對應強度的電位信號；例如輕壓肌膚這類無害的刺激，就只會轉換成某種強度的電位信號，但具有傷害力的刺激，就會轉換成更大強度的電位信號。因此，這項理論推斷，這些周邊感覺器官必定存在著某個臨界閾值（subthreshold），一旦刺激超乎這個臨界點，它轉換出的信號強度就會使我們感到疼痛。也就是說，刺激低於這個臨界點就代表無害，高於則代表有害（疼痛）。這套線性思考的理論，也將疼痛視為一種可預測的結果。

- 一八九五年提出的史氏理論（strong's theory）較少被記載在歷史上，但它卻是早期理論中，用多元角度探討疼痛的先鋒。該理論主張，除了具傷害性的刺激會使我們感到疼痛，不悅的心理感受也會觸發這種感覺。
- 一九二〇年代提出的疼痛模式理論（pattern theory）認為，感覺器官會產生各種程度不一的反應。也就是說，輸入神經元在受到不同強度的刺激時，產生的反應也會有所不同。除此之外，位處身體的不同部位的感覺器官，產生反應的方式和位置也會有許多模式。中樞投射神經元（central projection neuron）會根據內建的模式，監控和編碼刺激的性質和位置。當這些刺激經由不同的路徑傳送到神經系統，就會產生非疼痛或疼痛的感受。在早期的理論中，這套理論以一種更為複雜的多元角度去探討疼痛。
- 一九四〇年代由哈迪（Hardy）、沃夫（Wolff）和古德爾（Goodell）等人提出的疼痛第四理論（The Fourth Theory of Pain）主張疼痛由兩個部分組成，分別是：對疼痛的感知，以及對疼痛的反應。他們表示，我們對疼痛的反應是一個相當複雜的過程，而且它不只與我們的生理狀態有關，也與我們的心理狀態有關。簡單來說，就是我們的認知、過往經驗、文化和各種心理因素，通通都會影響我們對疼痛的感知。這番理論與五十年前史氏理論（見上文）恰好相互呼應。到了這個時期，眾人顯然已經跳脫了理性主義那般的線性思維。
- 一九六五年梅爾札克（Melzack）和沃爾（Wall）提出的門閥控制理論（gate control theory）主張，疼痛刺激由管徑較小、傳導速度較慢的神經纖維送進脊髓背角（dorsal horn）後，會活化 T 細胞，再由 T 細胞將脊髓發出的電位信號上傳至大腦。然而，這些神經纖維傳送到脊髓背角的刺激，不見得都可以上傳至大腦的中樞神經系統。由於匯入脊髓背角的神經纖維不只一種，且其管徑有大有小，所以一般來說，若同時有數種神經纖維將刺激送入脊髓，大條神經纖維通常會排擠掉小條神經纖維的傳訊機會，使小條神經纖維的刺激無法上傳至大腦。在這種情況下，大條神經纖維就扮演著「門閥」般的角色，主宰了疼痛刺激能否上傳中樞神經系統的大權。只不過有的時候，這道門閥也會不敵大量小條神經纖維挾帶的刺激，使這些疼痛刺激順利上傳大腦，這個時候我們就會感到疼痛。拜這套理論之賜，20 世紀末和 21 世紀初學界挖掘出了更多有關疼痛的祕密。我甚至記得，自己在一九八三年參加羅納德・梅爾札克（Ronald Melzack）主持的研討會時，他還親口說到，這套理論是如何隱沒在那些鋪天蓋地的新發現之中。

- 一九九〇年～二〇一三年梅爾札克又提出了神經矩陣理論（neuromatrix theory），試圖將近代研究發現的所有疼痛理論和概念統整在一起，以更全面的角度探討疼痛。一九七七年學者恩格爾（Engel）首次提出了同時考量到「生物 - 心理 - 社會 - 精神模式」層面的疼痛理論，[17] 而神經矩陣理論亦延續其理念，並以更宏觀的視角闡述了許多會影響疼痛感受的複雜關係。
- 今天，隨著學者陸續以科學的方法揭露生物系統和行為背後的祕密，我們不僅清楚看見其背後的複雜性，更觀察到各領域之間的疆界漸漸模糊、不再涇渭分明。我們對於每一種疼痛的了解也更加詳細，以慢性下背痛為例，現在光是有關它的預後因素（prognostic factor），學界就可列出 200 多項。[18] 不過，對臨床人員來說，爆量又立場分歧的資訊也會使他們更難理出一套明確的實務準則。[19] 相關理論和用語的龐雜是現代疼痛科學的一大特色，諸如突現（emergence）、突現性（emergent properties）、自我組織（self-organizing）、分布式網絡（distributed networks）、延展認知（extended cognition）和體現認知（embodied cognition）等，皆是此領域常提到的語彙。這一切相互交織出的複雜關係，與稍早我們提到的《鶡鴟氏奧義書》的核心理念不謀而合，其認為所有的病痛和不適都是人體各個層面的能量失衡所致。看到這裡，你是否也對神祕主義和後現代主義 / 整合主義之間的呼應感到驚奇？

即便這段概述只簡短地交代了人們探討疼痛的軌跡，但我們仍可從中看見各時代對疼痛理論和管理抱持著什麼樣的主張。整體看下來，我們似乎應該將慢性疼痛視為一種由數項動態因素（dynamic factor）相互影響所導致的後果，這些因素涉及了基因、生物醫學、心理、行為和環境等層面。遺憾的是，縱使是在 21 世紀初的今日，我們仍可以看到醫界主流以錯誤地眼光看待疼痛和管理疼痛的方式，認為疼痛只是一種由信號傳遞系統主宰的感受——開啟這套信號傳遞系統，我們就會感到疼痛；等損傷的組織修復了、治癒了或切除了，這套系統就會被關閉，疼痛也就會隨之消失。我們剛剛才看完人類探討疼痛的軌跡，肯定會十分不解當今的醫界怎麼會以這樣的眼光看待和處置疼痛。其實，今日我們在臨床上面臨的許多困境，都是由這個問題和許多其他的因素造成，接下來，我們就要一起來檢視這些令人進退兩難的挑戰。

今日的我們面臨了哪些挑戰？

看到表 3.1 的內容，你大概就能理解，今日的疼痛復健專家在幫助疼痛者的過程中，會面臨哪些挑戰。理想來說，此刻我們所採納的所有理論和實踐，應該都要符合該表最右欄的概念；但，任誰都看得出來，這兩方面的現況皆與該欄的概念不同。因此，現在我們就要簡要地檢視一下，這種落差所造成的五項不足之處，幫助身處疼痛照護產業的自己，重新定位執行相關業務的方向，盡可能為疼痛復健領域開創出一片更美好的未來。

1. 健康照護和瑜伽從業人員無法跳脫局部／修復模式的束縛

儘管疼痛科學推崇整合性的照護方式，但不論是在教學上或實務上，絕大多數的健康照護者還是深受「局部／修復模式」（parts/fixing model）的影響。同樣的，絕大多數提供輔助性和替代性療法的從業人員，包括瑜伽方面的專家，也都有著相同的狀況，即便這樣的行事風格與整合性照護的思維方式根本背道而馳。現在整個疼痛照護的大環境就是：只要我們說得出某個部位或疾病的名稱，就會有疼痛復健專家設計出一套專門治療該病痛的瑜伽影片或工作坊。我們的作為會反映我們所處世界的主流觀點，而「修復」問題和「消滅」疼痛，以及教導大家「與它共處」，就反映了這個世界推崇的一部分觀點。由此可知，不論是疼痛照護者或是疼痛者，對於疼痛或疼痛管理的方式，仍存在著兩種截然不同的觀點；這樣的情況也顯示出，疼痛復健領域要走到以整合性照護為主流的境界，使疼痛者的身、心、靈同時得到照顧，尚有一段路要努力。

當然，我們每一個人都很想幫助疼痛者回復到完好如初的模樣，但是我們的醫療制度和臨床環境，卻讓疼痛管理尷尬地變成了一門「跨科別」（interdisciplinary）

的照護服務，[20] 無法向保險公司請領相關理賠。跨科別照護並不等於「整合」（integral）照護，因為它代表的是每一個「科別」以各自的角度提供照護。再者，這樣的照護方式常會讓患者陷入一種「鬼打牆」的窘境：他們會不斷在各科之間徘徊，努力消化每一個科別提出的看法，努力實踐這些相互矛盾的照護策略，努力支付一筆又一筆的醫療費用，但是，他們的整體狀態卻只能在原地踏步。諷刺的是，即便是某些受過疼痛科學薰陶的專業照護人員，在臨床實務上也會忘了疼痛的複雜性和突現性，落入馬爾夫利特（Malfliet）等人這類欠缺整體性考量、以「大腦為中心」的治療模式。[21] 這個問題也是下一個小節要討論的主題。

2. 疼痛照護者雖然有接收到疼痛科學的最新信息，卻仍以理性主義的線性思維照護疼痛者

知道疼痛科學的最新資訊和數據，不代表就能拋開理性主義的思維，改以後現代主義或整合主義的眼光處置疼痛。對那些以大腦為中心的唯物理論者而言，這些資訊就只是讓他們理論更加「完備」的素材；他們會把免疫、內分泌或循環等系統都納為處置的目標，使各科醫生能以各自的專長找出對付每個問題的「工具」，將那些問題「各個擊破」。馬爾夫利特（Malfliet）等人就曾運用操作制約模式（operant conditioning model）治療疼痛者，想藉著這套有助改變神經行為模式的方法，改善他們的疼痛。[22]

簡單來說，操作制約模式就是利用正面或負面的刺激，改變受試者對某件事的反應。然而，那些疼痛者身上錯綜複雜的問題，卻沒有因為這個有點沒溫度又苛刻的治療方式好轉。這樣的結果並不難理解，疼痛者就好比有著受虐或受創童年的人，若直接以不成熟又過於簡化問題的制約手段幫助他們，只會招致反效果，加劇他們的創傷。其實，不論是在照護者和疼痛者方面，要改變雙方處置和看待疼痛的方式，需要的是轉化式學習（transformational learning）[23]。轉化式學習會給予照護者和受照護者一個安全的環境，讓他們有辦法安心地去探究自己所接收到的最新資訊和信念，然後讓他們在依舊安全的環境中，有機會透過親身的體驗去印證這些事實，徹底改變自己對疼痛的看法和採取的行動。

轉化式學習和制約模式最大的差異在於，它不只能讓人「接收」到新的資訊，更能讓收訊者經由實際的感受和行動去反思這些資訊、重整自身的既有觀念，進而

打從心底地「接納」它們，並運用它們達成自己的人生目標。換句話說，倘若我們能善用轉化式學習這樣的教育方式，就有機會讓大家採納的疼痛理論和實務，逐步與表 3.1 最右欄的概念趨於一致。如此一來，我們對疼痛和疼痛者都會有不同的看法，擬定出的疼痛管理策略也會有所不同。另外，瑜伽活動本身就是以轉化式學習的模式運作，所以它與這段觀念重整的過程不會有任何牴觸。所有瑜伽活動帶給我們的新觀念和技巧，都有助我們反思自我、重新整頓自己的人生觀念，後續幾章，我們會進一步討論這個部分。

3. 疼痛復健和瑜伽專業人員的認證和培訓課程，未涵蓋疼痛科學的最新發現

這兩大領域的培訓課程內容，與這門新興科學之間，會存在著如此巨大的差距，是許多複雜的原因使然。備課時間的限制、以考取證照為目標的教學方式、授課者個人的偏好、研究經費的需求，或是各專業之間的較勁，都占了其中的一部分原因。埃爾蓋利德（Elgelid）就有針對這些會限制疼痛復健領域發展的原因，做了比較深入的探討，24 不過我們（作者群）還是有注意到，現在已經有一些疼痛復健和瑜伽專業人員的協會和培訓課程，會即時更新疼痛科學的最新發現。

4. 國家無法針對疼痛管理和鴉片類藥物濫用，編制合宜的政策和經費

哲學思維不只會影響個人的行事作風，還會影響組織、機構和政府。[25] 這一點從現今的醫療體制就可略窺一二，因為至今醫界還是以治療疾病的方式來管理疼痛。這樣的做法會過度簡化疼痛的成因，侷限我們的眼界，使我們無法從更多元的角度探究這個複雜的現象，為它提出更有效的管理對策。一個有廣度的完整觀點，會將造成這場疼痛危機的結構、政策和社會因素都納入考量。舉凡醫療照護的便利性、食物的品質和營養、大環境的整體狀態、勞動狀態、行銷和開發藥物的成本、發展社區資源和自我管理策略所需的經費等，皆是常常未受到相關大型組織關切的面向。一個有著穩固、周全觀點的國家會格外重視疼痛管理這一塊，並為它撥給適當的經費，因為從公共衛生的角度來看，此舉可以大幅減輕社會為此付出的成本。

完善的疼痛管理政策會針對已知會提升慢性疼痛風險的「生活條件」，提出相對應的解決方案、預防慢性疼痛的發生；而且這些方案還會同時考量到疼痛者的經濟負擔，讓他們能以親民的價格及早接受適當的醫療照護，才不會錯過改善疼痛的黃金時機。

不過，從美國醫療照護研究及品質機構（Agency for Healthcare Research and Quality）近日做的一項回顧性報告就可看出，這個位處美國公衛組織最高位，專門提供政策制定者相關資訊的機構，仍是以「頭痛醫頭，腳痛醫腳」這種線性思維去蒐集處置這個複雜問題的研究資料。請注意，這種處理問題的方式就是表 3.1 所說的理性主義思維：所有的事情都以「一個蘿蔔，一個坑」的方式解決。可是，這樣的方式卻會造成四個弊病：

- 鎖定錯誤的方法。
- 討論錯誤的問題。
- 無法讓當局編制出一套有助化解這場危機的整合性政策。
- 仍奢望以「藥到病除」的方式，一口氣解決這個牽涉到諸多層面的複雜問題。

你有感受到，這樣一個思考格局不夠大的政府機構，會為由它守護的民眾帶來多大的傷害嗎？

5. 造成各專業、文化和信念之間的較勁和對立

在後現代主義出現之前，人類的意識都處在只容得下一種聲音的狀態（這是因為後現代主義推崇「跳脫框架、多方思考」的哲學思維，所以自此之後的主張和理論都呈現多元並進的狀態）。不過要一直到整合主義出現後，人類的意識才真正走到兼容並蓄的境界、能夠體現多元性的價值，而非如後現代主義那般「只是空泛的允許不同的聲音存在，對所有的理論都一視同仁」。在做抉擇、制定政策和擬訂實務方針時，若能以整合主義的思維去做考量，就可以顧及各個層面，得到一個面面俱到的結果。只不過這並不是一件容易的事，因為會以這種思維處理問題的人很少，再者，即便是那些少數者，在面對疼痛時，也常常會不自覺地在其他思維之間搖擺，難以真正安於現況（例如他們會想，「雖然我可以和這個突現性的疼痛和平

共處，但是我還是一輩子無法擺脫這個椎間盤突出的問題」）。

如同稍早所說，由於人類意識的發展是一個連綿不斷的過程，各哲學思維之間多有重疊之處，所以只要我們的感受或文化觀念稍有變化，就可能對同一件事產生截然不同的看法。以冥想為例，早期那些打頭陣研究冥想活動對人體影響的研究人員，就常被其他人無視或藐視，因為他們覺得這些先驅者只是在浪費時間，使自己的專業蒙羞。但現在看來，我們可以知道如果沒有他們昔日的付出，神經科學就不會如今日這般蓬勃發展，我們也不可能出版這本書。「忌傲慢」（自我膨脹、目中無人）是古希臘人遵從的誡律之一。不論是在個人或專業方面，我們是否也能效仿古希臘人，拋開傲慢、以不帶任何成見的態度，去守護和探索那些超乎我們原有觀點的疼痛理論和管理策略？要將整個大環境轉變成兼容並蓄的氛圍，說不定是我們必須克服的最大挑戰，但若放下我們的傲慢，就能換得各種觀點自由發展的空間，這樣的交易絕對划算。

多元的主張和理論是會使我們綁手綁腳，或是如虎添翼？

當我們跨越此刻所面臨的門檻，改以整合主義的思維去看待疼痛後，又該如何去蕪存菁，用嚴謹地態度持續發展這些多元的理論和實務呢？如果把這些主張和理論喻為一粒粒的麥穀，上述的那些挑戰就猶如打穀的條件，能夠一層一層脫除當中的無用之物。然而，最終我們要找到和栽培的麥粒應該呈現出什麼樣的面貌？若是用一句話來簡答，我會說：這件事誰也說不準，但它們絕對與我們的個人實務經驗息息相關。以下，我就要以比較長的篇幅，來好好來回答這道問題。

首先，我必須重申，根據表 3.1 的定義，從純粹理性主義的觀點，轉換成後現代主義，甚至是整合主義的觀點，並不代表完全鄙視或捨棄理性主義，而是理性主義的觀點確實需要多一份彈性，去包容那些很難以二分法說明的突現狀況。[26] 想要以科學為基礎，更深入探究整合主義對生命看法的讀者，應該去參閱卡普拉（Capra）和路易絲（Luisi）的著作。[27] 然後你應該會毫不意外地發現，我們的個體和群體意識的演進方向，與創造力這項人格特質有所關連，因為它可以賦予我們包容多元主張和理論的能力，使我們看見不同聲音的框架和長處。弗蘭克・巴倫

（Frank Barron）就曾針對創造力這項人格特質，做了一項對後世影響深遠的研究[28]，並在這項研究的報告中寫道，富有創造力的人通常具備下列特徵：

- 懂得獨立思考，不會隨波逐流。
- 容許灰色地帶，不執著絕對性。
- 偏好用多元的角度看事情，不會用二分法的方式，把所有的事情都簡化成非黑即白。
- 所有的舉止都會兼顧到兩性的特質和立場，不會大男人主義。
- 傾向包容萬物的不對稱性和無限可能，不會固守於對稱性和特定的可能性。

那麼，這些出現在創意者身上的特徵能靠後天的努力養成嗎？當然可以，而且我還要告訴你，只要繼續閱讀這本書的其他章節，你就能在精進瑜伽能力之餘，同步強化自己的這些能力，成為一個更有創造力的人。[29] 不論是在專業領域或社會眼光方面，要打破和改變整個大環境的氛圍，我們每一個人的所作所為都有著至關重要的貢獻。[30]

從這個角度來看，接納多元的主張和理論似乎會使我們如虎添翼，因為在臨床實務上，這有助我們持續修正自己照護疼痛的方式。創造力是處理疼痛和鴉片類藥物濫用這類複雜問題的必備條件。從古到今，人類歷史都還沒有記載解決這類問題的相關信息，而我們創造出新的可能性的關鍵，則取決於我們有沒有意識到自己的意念正處於這段軌跡的哪個位置。知道我們的意念常在哪些思維之間搖擺，有助我們察覺到自己和他人在專業或信念上的某種成見或偏執，並提醒自己，以開放的心胸去互相交流彼此的看法。

《解釋疼痛》一書就有特別強調，要以整合主義這種新思維去看待事情有多麼不容易，[31] 同時表示，不管是在學習或是教授疼痛科學，這一點都十分重要，尤其是在理解疼痛的突現性方面。或許此刻正是你停下腳步檢視自己的好時機，現在就拿出紙筆，反思／寫下那些可以幫助你找出自己正處在表 3.1 哪個位置的事情。比方說，你上一次是以怎樣的思維看診或教學？一天當中，你絕大多數的時候都處在哪種思維？若是把時間拉長來看，你會希望自己主要以哪種思維待人處事？請認真地去做這件事情。倘若你連自己現在身處何方都搞不清楚，又要怎麼朝你想要去的地方前進？這不就跟我們幫助患者重建肢體的「動作控制」（motor control）的過程一樣嗎？假如病人搞不清楚自己肢體的活動能力處在哪個位置，也無法正確地感受到它在不同時間點的活動狀態，他們又要怎麼學習新的動作控制策略，並活用策略中的技巧？

對探索意識狀態的新手而言，我想或許舉個例子能幫助他們更理解這個概念。提出認知發展論的兒童心理學家皮亞傑（Piaget），針對 7 ～ 11 歲的兒童做的「守恆實驗」就是一個常被拿來討論的例子。這一系列的實驗發現，兒童的思維要從前運思期（preoprational stage）發展成為具體運思期（concrete operational stage），建立他們的守恆觀念（conservation）是關鍵。

以其中的容積守恆實驗為例，該實驗把裝在高、瘦水杯中的水原封不動的倒入矮、胖水杯時，一開始年紀較小、思維尚處在前運思期的兒童就無法理解兩者體積其實一樣（守恆）。[32] 有趣的是，一旦這些孩子的思維進入具體運思期，他們就會極力否認自己曾經說過這樣的話，而且即便你給他們看之前錄下的影片，即便他們在影片中明明就聲稱兩者的體積不一樣，他們還是會強烈表示自己不可能不懂這個道理。我們前面討論的意識軌跡也常常以這般不可思議的情形發生變化，而我個人對此的看法是，在這段思維轉化的過程中，我們勢必要給自己一點時間和空間，耐著性子地去梳理各種思維之間的不同之處，才有辦法一點一點地將自己的意識提升到不同的境界。

很多時候，當你靜下心去探究新、舊思維的理念後，就會發現兩者有著很緊密的關係。譬如，梅爾札克（Melzack）在一九九〇年到二〇一三年提出的神經矩陣理論，就與八五〇年喀什米爾濕婆教（Kashmiri Shaivism period）提倡的瑜伽感官能力（indriyas）觀念有所重疊。因此在提升自我意識時，千萬要記住，舊思維是帶動新思維發展的基礎，而新思維其實就是以全新的視角去闡述舊有的思維。[33] 了解一下著名精神學家暨哲學家羅傑．渥許（Rpger Walsh）[34] 對智慧的定義，對我們由非黑即白的理性思維跨入多元包容的整合思維也很有幫助。智慧一直是眾人探索的對象，而渥許對這門悠久學問亦有深入的研究。二〇一五年，渥許發表了一篇研究，表示智慧是「對自己生活中現存的核心問題有準確、深刻的見地和理解，同時能以圓滑、寬厚的方式回應這些問題」（節錄自該研究的第 282 頁）。

若智慧的定義是如此，那麼身處疼痛復健界、對各自專業領域有著深入了解的我們，是否也能在不創造出更多苦痛的前提下，發揮「團結力量大」的精神，一起解決疼痛復健界現存的難題？這個問題最終會帶我們去討論到本章標題所提到的「管理」一詞，它是機械化、工業化時代遺留下的概念。我們用「管理」一詞來表達處理疼痛的方法時，背後其實隱含著「疼痛可以受人控制」的意思，可是很遺憾地，在現實中，這件事通常是朝另一種方向發展；至少就疼痛者的角度來說，他們多半會覺得疼痛管理帶來的結局就是「學習忍受疼痛」。採取整合思維的另一項好處，就是有助調整醫病關係，它能提醒我們以病患為重，如此一來我們才能看見他們真正的需求，並針對他們的處境提出圓滑又寬厚的疼痛管理對策。

一旦我們能落實「生物 - 心理 - 社會 - 精神模式」，「以病患為本、重視醫病雙方照護關係」的原則，以整體性和突現性的角度去考量疼痛，並以充滿創造力的思維為疼痛者擬定復健策略，我們就能為疼痛者找到很多新的可能性。在本章的最後，我們就會聊到那些「可能性」。[35]

在這樣的多元性中，能看出疼痛復健的未來會朝什麼樣的方向發展？未來瑜伽又會發揮什麼樣的價值？

我撰寫這一章的目的，就是希望能讓你放下成見，興致勃勃地去閱讀其他作者所寫的篇章。現在我們已經對疼痛照護的歷史有所了解，知道在這個新世代存在著哪些挑戰，也找到自己看待和處理疼痛的方式落在什麼位置。在這裡，我想再分享一些小觀念，它們能幫助我們進入整合性疼痛科學的世界。畢竟，要讓自己融入新的理論，並一直以全面的角度去思考眼前的問題並不容易，即使是這個領域最經驗豐富的專家，也無法輕易做到。因此，請你將這些觀念謹記在心，它們能在你需要的時候幫你一把。不要急著迴避這個新世界，給自己一個機會去接納這個世界的觀點，因為它有望減輕未來你要承受的苦痛（此即《帕坦伽利瑜伽經》〔*Patanjali Yoga Sutra*〕在第二章的 2.16 小節所談論的哲理）！[36]

我們要如何把瑜伽帶入疼痛復健？你很幸運，因為這本書的作者群會傾囊相授他們的畢生所學。在這條路上我們會經歷哪些狀況？我們或許會需要某種輔助，因為用整體性和突現性的角度去看待疼痛時，我們會發現各種充滿不確定性的狀況，但這並沒有什麼不好，因為它同樣蘊藏著無限的可能性。

我發現，將幾個簡單的格言（在瑜伽稱之為「經文」）謹記在心，對保持宏觀的視角，和充滿創意的行動非常有幫助。如果想要了解這些格言背後更深層的意涵，可以參閱斯圖亞特・考夫曼（Stuart A. Kauffman）的著作。[37] 考夫曼醫師是美國理論生物學家、複合系統（complex system）研究者，在賓州大學擔任生物化學和生物物理學教授時，曾獲頒俗稱「天才獎」的麥克阿瑟獎（MacArthur “Genius” Fellow）。這些以他著作為基礎的格言，能讓我們每一個人都受惠。

身為一個要以整合性疼痛科學去闖蕩這個領域的治療師，記住以下八點對你的臨床實務會很有幫助。

- 不存在一定有效的治療方案，因為未來無法預測。
- 我們無法預測複合系統中會產生什麼新的可能性，同時，這些可能性雖能賦予未來無限可能，卻無法保證或預測它接下來會造就什麼樣的可能性。
- 在了解人類的行為和疼痛經歷等生命現象時，你必須明白考夫曼所說的的因果（causul）和賦能（enable）觀念之間有何區別。因果是推崇理性主義的線性思維，認為所有的事情都能預測；然而，賦能卻是推崇整合主義的宏觀思維，能包容各種突現性的新事實，卻不會硬是將它們冠上因果關係。
- 比起強將既有的治療方式套用在病人身上，與病人一起找出更多新的可能性才是比較人性化的治療方式（呼應瑜伽中所說的「不傷害」〔ahimsa/non-violence〕」的精神）。
- 在臨床實務上，我們能否敞開心胸去看見和接納新的可能性，與我們個人和群體意念的演進方向息息相關，因為要跳脫舊有框架，並以智慧的方式去照護疼痛者，必然少不了眾人的集思廣益。[38]
- 雖然健康照護和疼痛照護的臨床實務，就跟經濟結構的複雜性一樣難以捉摸，但我們還是要保有熱忱，持續在這個領域貢獻一己之力。
- 在這個多元開放的複雜世代，若我們一直固執己見，用「膚淺」和「不精準」的眼光去看待問題，又以「不圓滑」、「不寬厚」的方式去回應這些問題，是非常不智的舉動。
- 以「我不知道」、「兩者都有可能」或「沒錯，另外…」等話作為開頭，並接著表示「所以讓我們來看看，我們可以發現什麼樣的可能性…」的答覆，十分符合整合思維的概念，因為處理苦痛的方式相當多元，是一門學無止盡的學問。

瑜伽雖然是一門古老的智慧，卻非常適合這個世代，因為它本身就是一門探究人體感受的學問，可以在這方面做到最深入的探討。當然，廣受現代人歡迎的瑜伽，也絕對不是一個已經定型、停止成長的身心活動，即便是現在，它還是隨著時代的推進在持續地演進。閱讀這本書的時候，你會發現，你不僅會看見處理苦痛的許多可能性，也會看見你的許多可能性。別忘了，智慧的出發點就是「自己」。但願在這個視角比較寬廣的整合思維之中，此刻的你至少能窺見我們在這個領域的另一番可能性。只要你願意持續研讀這本書，就必定能夠看到更多新的可能性，並以更好的方式去緩解苦痛。

結語

最後我必須強調，早在一九七七年，就已經有學者提出了同時考量到「生物 - 心理 - 社會 - 精神模式」層面的疼痛理論，並表示：

這套同時考量到「生物 - 心理 - 社會 - 精神模式」的理論，為健康照護的研究、教學和臨床實務提供了一個立體的架構。至於它是否有用，仍有待時間去驗證。在一個自由發展的大環境下，最終的結果會呈現怎樣的面貌，將取決於那些願意嘗試新路徑的勇者，以及願意給予他們必要支持的智者。[39]

對致力於疼痛復健領域的人而言，這可是最振奮人心的一個消息。很快你就會了解到，瑜伽能帶來多少不可思議的全新可能性。接下來的幾個章節，除了會介紹瑜伽療法的歷史，還會告訴你瑜伽和疼痛科學之間的相容性，以及這方面還有哪些部分需要進一步探討。如果我們把這些章節看作是理解這門龐大學問的基礎框架，並找到自己在這之中所扮演的角色，就能夠更有效地發揮所長，以充滿「智慧」的方式去包容疼痛的各種突現性，給予那些受疼痛所苦的人最完善的照護。相信在這個過程中，你一定也能充分體會到「助人為快樂之本」的樂趣！

第四章

瑜伽和瑜伽療法

物理治療師、瑜伽療癒師
尼爾．皮爾森（Neil Pearson）、
雪莉．普羅斯柯（Shelly Prosko）、
瑪麗莎．蘇利文（Marlysa Sullivan）

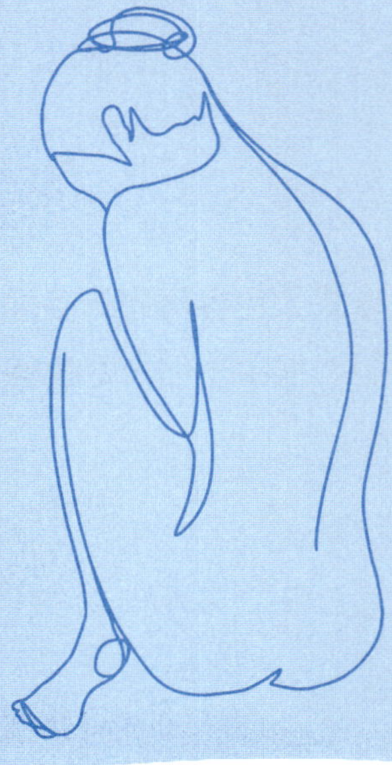

瑜伽是什麼？

瑜伽是種不斷改進的實用哲學，目的在於協助人們發掘苦痛的原因，以及減少苦痛。這種傳統智慧涵蓋了哲學觀、世界觀，以及系統的實踐方法論。若要了解瑜伽，就勢必要探尋瑜伽發展的歷史背景，其中也包含了瑜伽必要知識、哲學及實踐的經典。

這些經典奠定了後人對瑜伽的解讀，瑜伽可以是「合一」、「平靜」或「從苦痛中解放」的狀態，瑜伽也能指藉由一系列練習接近這些狀態。[1]

表格 4.1 提供了主要經典對瑜伽的定義。第一條定義來自《卡達奧義書》（*Katha Upanishad*），推測於西元前三世紀寫成。[2] 接下來為《薄伽梵歌》（*Bhagavad Gita*）與《摩訶婆羅多》（*Mahabharata*）的定義，皆包含於表格 4.1。以上文獻據傳於西元 1 ～ 3 世紀間完成。[3] 最後是《帕坦伽利瑜伽經》（*Patanjali Yoga Sutras*）給出的定義，約於西元 4 世紀確定下來。[4] 有時我們會擷取同一節文字的不同譯本，這是為了點明瑜伽的廣泛意義，這些定義將會運用於本章乃至全書。

這些定義和翻譯，彰顯了瑜伽具有多樣且細膩差異的理解方式。我們必須知道，瑜伽並非一成不變的意識形態、哲學或實踐，而是多面向的體驗過程，個體會經歷各種狀態，例如：靜止、合一、平靜、心意平衡、疼痛與苦難遠離、憐憫浮

表 4.1 瑜伽定義

《卡達奧義書》	3.11：「他們說瑜伽是個體進入合一狀態下的完全靜定，合一後不會再分離，若個體未確立這種狀態，合一之感將會失而復得、得而復失。」[5]
《薄伽梵歌》	2.48：「要穩定地處於瑜伽中」[6] 或「這樣的心智平衡便是瑜伽」。[7] 2.50：「瑜伽是所有行動中的技能。」[8] 6.23：「要知道所謂的瑜伽是與苦痛的接觸（samyoga）分離（viyoga）……」[9] 「我們以瑜伽為名稱呼這種排除苦痛（duhkha）* 的行為；應抱持著決心與平和的心態練習瑜伽。」[10] 「既然他知道戒律（yoga）** 意為解除苦痛的連結，他就應該堅定的執行戒律，不要因絕望而麻木他的理智。」[11]
《摩訶婆羅多》	「關於瑜伽的論述皆有證據……要求純粹、憐憫和奉行戒律……一個人能藉由瑜伽擺脫過激的情感、妄想、感情、慾望及憤怒，並獲得解脫；瑜伽授予我們打破這些連結的力量。」[12]
《帕坦伽利瑜伽經》	1.2 – 4：「瑜伽是心念變化的停止。如此一來，覺知者便能還其真實面目。否則，我們便會認同於那些心念的轉化。」[13]

*「duhkha」（達卡）在此版本中譯為「苦痛」，關於此詞彙我們將提供更多說明。
**「yoga」在此版本中譯為「戒律」。

現、從幻想或憤怒等負面狀態中解放、思緒不再紊亂、擺脫心念對自己真實本質的錯誤認知、能夠妥善面對人生。

在所有這些可能的理解中，存在著一個普遍的認知，那便是瑜伽從創立以來，就一直是種協助人們減輕苦痛，或從苦痛中解脫的哲學與實踐。若要達到此境界，瑜伽也提供了系統的練習方法。透過這種練習，個體能夠體驗到一種深層的連結或者相互合一的狀態，進而培養出平靜及慈悲等特質。

了解苦痛

既然瑜伽能協助個體減輕苦痛，那麼何謂苦痛？

這些經文常用「達卡」（duhkha）這個字來表示苦痛。「達卡」的定義如下：

- 痛苦；不滿[14]
- 不滿；不適、不愉快、艱困、疼痛、哀傷、苦痛[15]
- 苦痛；疼痛[16]

有位老師在課堂上拆解了這個詞，並給出了另一種解釋。她將其形容為一個錯放、不平衡或脫離車軸的輪子。達卡可以是當事物不協調或不和諧時產生的不適或苦痛。

瑜伽之道：法則與正行

如果達卡是不和諧帶來的不適或苦痛，那麼我們該如何理解何謂和諧，又要怎麼減輕苦痛呢？

「法則」（dharma）這個詞能幫助我們釐清和諧的概念。法則是另一個複雜而微妙的用語，可理解為支撐或維持其周遭個體與環境的事物。[17]法則能使個體與周邊環境受益，是一種能實施「行動技能」（上述瑜伽定義的其中一種）的生活方式。行動技能與法則都能夠幫助我們減輕達卡（苦痛、不協調）。

此外，瑜伽的一項定義即是透過合一與連結，引出平靜等狀態。這種平靜加上與個人、環境的連結能提供個體洞察力，以區分遵循法則（為了改善個人與環境）的行為，與延續達卡（不協調或苦痛）的行為。因此，佛法提供了總體框架，可以應用瑜伽練習和哲學來促進生活中的正確行為，從而減輕苦痛。

探索法則也是在探索個人的思緒、情緒、習慣如何支持他們與周遭環境達成和諧。這種探索同樣會幫助我們了解帶來達卡的身心靈與環境，並揭開它們之間的關係。

法則能幫助人們確定與身心和環境建立聯繫和互動的方式，以培養凝聚力和平靜等狀態。因此，若要將瑜伽做為建立生活方式的實用哲學來了解，這項概念就極為重要。最終，個人學會培養自身、他人與環境的關係，除了對自己有益，還能帶來更大的好處。

正如那句成語所說，殊途同歸，也有許多道路與練習能夠通往瑜伽。每條路都能促進適切且嫻熟的行動，以改善和維持自身與周遭的環境，從而減輕苦痛。本章將會簡短介紹這些路徑與練習，後續也會提供更詳盡的說明，不過最好的實例還是持戒（yamas）與精進（niyamas）。這些律儀能引導人們探究與法相符的正行，以支持個人及其周遭的人朝向減輕苦痛的方向前進。瑜伽的每項練習或途徑都會幫助人們認識並引出平靜、合一、連結等特質，以此減輕苦痛。

由此看來，瑜伽可以看作是生活哲學的實際應用，而非與世隔絕的沉思。瑜伽的實現需要透過與「法則」（dharma）相符的正確行為。當個體理解這一點時，他們的痛苦得以減輕，並達到統一或平靜的狀態。

苦痛的緣由

數論派（Samkhya）提出了奠定瑜伽傳統的哲學，其思想在《薄伽梵歌》、《摩訶婆羅多》及《帕坦伽利瑜伽經》皆有出現。18 數論派說明我們曾經歷的兩個層面。其一是不斷變化的，包括持續產生波動的身心與環境，稱作「原質」（prakriti），其特質涵蓋：

- 身體經歷持續變化，例如年齡、不斷變動的身體系統、疾病、疼痛或缺陷。
- 承載著思緒、情緒、信念和習慣的心智不斷產生波動。
- 環境持續造成生命與情境的變化。

持續變化的原質和我們經驗中不變的層面有所區隔。

神我（purusha）的定義是觀察者，觀察的是身心與環境的波動。這個不變的觀察者會經歷並感知身心與環境產生的一切，但仍會與它們保有距離。

在數論派哲學與瑜伽中，如果我們將自身誤認為身心與環境的波動，也就是原質時，就會導致苦痛、不和諧和錯位。一旦我們記得自己是正在經歷原質，並非是這些變動的經驗時，就得以減輕苦痛。身分的重新定位與不變的神我都能幫助人們認識到內在堅定不移的平靜、連結與合一。[19]

原質可以分解成三個主要成分，並從中生出許多身心靈與環境的可變要素，稱為「三質性」（gunas）。據說原質（身心與環境）的一切都由三質性以不同比例組成。三質性的定義如下。[20]

- **變性（Raja guna）**：活動的要素，從中產生一系列的動力、創造力、躁動、焦慮或憤怒。
- **惰性（Tama guna）**：靜止的要素，從中產生一系列的形體、質量、惰性、遲鈍、阻力。
- **悅性（Sattva guna）**：明晰的要素，從中產生一系列的明亮、輕盈等。

雖然悅性給予的特質大多都是正面的，但個體依然可能會對這些快樂的特質「上癮」，形成脫離現實的不健康情況。

瑜伽療法為何？

瑜伽專業或醫療人員都能在療癒性的環境中使用瑜伽（瑜伽練習與哲學）來協助人們，可稱此為瑜伽療法或瑜伽療癒。然而，一九八九年創立的國際瑜伽療癒師協會（International Association of Yoga Therapists）[21] 已正式定義了瑜伽療法，也製定了瑜伽療癒的實施準則及認可的培訓計畫，以訓練人們使用瑜伽療法。國際瑜伽療癒師協會對此給出了定義：「**瑜伽療法是透過應用瑜伽的教學與練習，從而提升個人賦權，逐步改善健康福祉的過程。**」[22]

泰勒（Taylor）詳細解析了此定義，以讓人了解的更透徹。他強調「過程」、「賦權」、「逐步改善」、「應用」等關鍵詞。[23] 整體來說，瑜伽療法並沒有規範一套「修復」方法來幫助身陷痛苦的患者，重要的是「過程」。這個過程會促進個體的覺知與好奇心，他們會因此更願意改變信念以及習慣，以更符合自身價值、目標及前面介紹過的法則來減輕苦痛。的確，瑜伽療法能為疼痛的人們提供一個賦予能力的過程，但**瑜伽療癒師並非「治療者」，而是負責促進人們自我療癒，啟動人們體內的反應來讓身處疼痛的人「逐步改善」健康福祉**，或是蘇利文在十五章將會提到的幸福（eudaimonia）。

瑜伽療癒師會考慮以下眾多途徑和理論模型，辨別如何適當地利用瑜伽練習和哲學，以提供疼痛者一個安全的區間，讓他們能完全體現自身體驗、開始改變，並轉化疼痛。最終他們得以更輕鬆、堅韌地生活，也更能體驗到長久的喜悅。瑜伽療法是一種轉化性的方法，而不像現代醫學那樣只處理病癥。麥可・李將在十一章討論這個議題。

瑜伽之道

瑜伽不只有一條途徑或一種樣貌。古老的梵文經典《奧義書》（*Upanishads*）就討論了印度教的中心思想與哲學，也提及了許多種類的瑜伽，每一種都是為了協助瑜伽練習者們自我解放、減少苦痛，以及探尋「梵我」（atman），也就是靈魂的意義。以下將介紹七種瑜伽：智慧瑜伽（Jnana yoga）、奉愛瑜伽（Bhakti yoga）、行動瑜伽（Karma yoga）、哈達瑜伽（Hatha yoga）、勝王瑜伽（Raja yoga）、克里亞瑜伽（Kriya yoga）與譚崔瑜伽（Tantra yoga）。

智慧瑜伽（Jnana yoga）

Jnana 在梵文中是知識之意，而智慧瑜伽既是透過知識實現自我的途徑，也是自我實現的結果，有別於智力或演繹推理。透過聆聽、沉思、冥想、探詢與好奇，心靈會習慣探尋心智之外的真實，這就是智慧瑜伽。一旦領悟了真實，就將獲得智慧。

智慧瑜伽需要我們不相信任何事物，至少不要相信任何概念、教義或思想。這並不是要我們漠視事實，而是要質疑自身信念。在智慧瑜伽中，確定性並不像求知或探究欲那麼重要。不過，要完全不對某樣事物抱有信念極度困難，清空腦中先入為主與未經探索的概念也一樣。這也和大多醫療專業人員接受的訓練不一致。在醫療領域，應該要確切知道每件事。

智慧瑜伽涵蓋更多的是直覺、靈光一現的，而非演繹邏輯與線性思考。由此看來，智慧瑜伽更像是藝術創作、音樂或科學發現的某些層面，全都與邏輯衝突。我們會突然看到某樣未注意過的事物，或創造出某種先前未考慮過的東西。對大多數人來說，直覺都是在長時間思考特定問題後浮現的。智慧瑜伽的情況可能會是「我在世上的目的是什麼？」而科學家可能某日會問自己：「如何接上斷掉的脊髓？」

練習智慧瑜伽時，必須清楚的感知到自己心中的邏輯思考是限縮的。可能會花上不少時間與經驗才能明白，不是只有思考和討論才能讓我們深刻了解事物，並得到有意義的答案。我們的生命，尤其是疼痛，比邏輯掌管的事物要複雜又難以預測得多，我們很清楚這點。練習智慧瑜伽的人也因此選擇完全投入這個領域。

智慧瑜伽中包含四大支柱：對減少苦痛的深切渴望、洞察、超然以及六聖德。六聖德又包括有能力保持冷靜、能控制對外部刺激的反應、拋棄所有與自身法則不相關的事物、不屈不撓的面對苦痛、對自身所選的道路抱以信念，以及全神貫注。

奉愛瑜伽（Bhakti yoga）

Bhakti 在梵文中意為服侍、敬愛、愛與奉獻。就和其他類型的瑜伽一樣，奉愛瑜伽既是途徑本身，也是途徑的終點。練習奉愛瑜伽將藉由愛尋得解放，從而成為愛本身。

奉愛瑜伽修習者是將自己選擇的形式奉獻於神聖。奉獻是其中的精髓，沒有奉獻就無法練習奉愛瑜伽。奉獻的對象可以是一個人、神靈、生命中的目標，抑或是原則。很多人都曾聽聞過奉愛慶典，在那裡能體驗奉獻的眾多形式，其中占大宗的是吟唱與音樂。

奉愛瑜伽涵蓋關愛、持咒（japa、冥想梵咒 [mantra] 或反覆誦念聖者之名）、吟唱、感念奇蹟、靈感、平靜，以及承認人生意義。只要奉獻足夠強大，奉愛瑜伽就能帶領我們跨越信念，更跨越苦痛。有些人形容奉愛瑜伽為一種表達方式，表達無法言喻的快樂。

練習奉愛瑜伽時亦需要高度集中。個體的所有能量都要專注在同一方向，無論是主動專注還是被動拉向那個方向，其目的是讓人擺脫對身心、思想和自我的認同。雖然現代人非常重視這些元素，認為能藉由它們有效增長知識，不過它們也可能阻礙我們減輕苦痛。

行動瑜伽（Karma yoga）

練習行動瑜伽不應期待行動帶來回報，重要的是付出。

人們通常會將業（karma）與因果聯想起來，但在行動瑜伽中幾近相反。我們行動不是為了得到什麼或守住什麼，而是因為那個行動是正確的，並且能幫助他人。和奉愛瑜伽相似，行動瑜伽也包含了奉獻，只是奉獻的對象為他人、世界和整個宇宙。

練習行動瑜伽時是無私的。這些行動讓我們更可能覺知到我們對行動「成果」的依賴，同時也淨化了我們的心靈，讓心靜下來。既已無私，自我自然會消失，苦痛也會減少，我們將發現「梵我」的真義。

哈達瑜伽（Hatha yoga）

在梵文中，哈（ha）意為太陽，而達（tha）意為月亮。哈達就是人體內的陰陽和諧，也就是身心間的和諧。哈達瑜伽的主要目標即是平衡這兩者。

哈達瑜伽可以說是勝王瑜伽的前置練習。若是沒有練習哈達瑜伽，對大多數人來說，勝王瑜伽就會變得困難。哈達瑜伽涵蓋體位（asana）、調息（pranayama）、手印（mudras）、鎖印（bandhas），與其他旨在淨化身體的潔淨法（shatkarmas）。使用梵咒與手印意在引發生理、心理和心靈上的變化，這些變化相較只使用體位與調息要來得更深。

哈達瑜伽需要包含這些要素是為了健康，也是為勝王或其他瑜伽做準備。據說，哈達瑜伽能增強對疾病與感染的抵抗力、加強生理和心理的耐力、促進身心靈活性與心靈平靜，也能保持體內器官、肌肉、神經的完美狀態與協調，並維持大腦與脊神經對它們的控制。哈達瑜伽的訓練可以讓個體在靈性練習中不受身體的阻礙。

勝王瑜伽（Raja yoga）

勝王瑜伽是有如王者般的修行途徑，有時稱作「經典瑜伽」，有時稱作「帕坦伽利」瑜伽。這是一條自省的路途。人們透過勝王瑜伽的八支（eight limbs）試圖探索心智不同領域，包括潛意識、意識、無意識，和其他更深遠的層次。藉由嚴謹的練習，我們就更能注意到意識與存在的許多不同層面，並和這些層面保持接觸。

勝王瑜伽的八支有：持戒、精進、體位、調息、收攝感官（pratyahara）、專注（dharana）、禪那（dhyana）、三摩地（samadhi）。以下將一一介紹這八支，並配合實例說明八支為何對疼痛照護有效：

1. 持戒——包括五項道德考量，這些考量會引領我們與外界的互動。

- **不傷害——仁慈（ahimsa）**

疼痛的患者和療癒師都可以對自身抱持著仁慈與關愛，即使我們犯了錯或做了不滿意的事，都不必自責，也不需對自己使用傷害性的言語和語氣。在第一章中，貝爾頓就根據她自己轉化疼痛的經驗，說明了對自己和他人保持仁慈與關懷，抱有善意與憐憫，以及愛與被愛的重要。雪莉也將在第十四章詳細介紹關愛和仁慈的要素，以及疼痛照護的好處。

- **誠實——不論對自己或他人，或在行動上和思想上保持真實（satya）**

身為療癒師，我們可以引導病患探索他們對現實的看法，或是他們眼中當下的真實。舉例來說，也許某人不願承認他正經歷痛苦。如果他否定並無視疼痛，不坦然地告訴自己「確實很痛」，就會對減輕疼痛的過程造成影響。療癒師一項很重要的工作就是想辦法引導人們探索並發現自己身上的真實，而不是將自身信念加諸於人。

- **不偷盜——包括任何物質、想法或時間（asteya）**

身為療癒師，和有著疼痛經歷或故事的人們共處時，我們常會感到不適。這可能會影響到療癒過程。我們需要做到的是承認並允許患者完全擁有這段經歷。藉由單純聆聽，提供他們足夠的空間，而不是直接介入去「修復」疼痛。這就是不偷盜，也就是不要從他人那裡搶奪或偷走他們的經歷。

- **不縱慾 —— 貞潔與忠誠；部分人們實行禁慾（brahmacharya）**

也常有人將這解讀成不要揮霍所有能量，或是要充分利用我們的能量以及我們自身。不縱慾可以視為在「不會太多」與「不會太少」之間剛好取得平衡的「中庸之道」。一個例子是在恢復運動時使用適當的力道，因為過多力道反而會產生更多阻力，變得更僵硬；但過少力道可能又無法達成目標所需的動作與穩定度。身為療癒師，我們必須確保讓患者在疼痛照護中能主動前行，同時不讓他們覺得自己缺少支持、壓力過大。我們也得提供適量支持，不對他們過度呵護，導致患者成為被動的角色。這樣的觀點也可以應用在給患者的居家訓練上。適度非常關鍵。

- **不貪婪 —— 不執著也不囤積想法、信念、事物，並清楚我們擁有的已經足夠**

作為療癒師很重要的一點是保持開放的態度，願意挑戰我們對於疼痛的理解，以及對人性的認知，如此才能敞開心胸，幫助疼痛患者增加改善方法的選擇。有時我們也不清楚為什麼某個練習在特定的情況下有用，所以當新資訊出現時，我們若還執著於舊信念，未免就太傲慢了。正在經歷疼痛的人，也可以不要拿自己和過去自己認為「更好」、「更有效率」、「對社會貢獻更多」的時期做比較。執著於這些想法，會助長自己是破碎的、不完整的或「不夠好」的信念，導致改變之路受到阻礙。

2. 精進 —— 看待與對待自己的五個要點。

- **潔淨 —— 簡化並淨化身心（saucha）**

任何人若是思想、身體或行為上不純淨，都可能會影響到自身追尋健康福祉的進程，包括苦於疼痛的人，以及協助他們的人。根據自己的價值觀和法則（dharma）做出選擇也有助於這個過程，不放任多餘且無益的想法或行為占據我們的思緒。此外，療癒師可以學習培養純淨的覺知，並多加了解如何簡化幫助疼痛患者的過程。我們不需要把事情變得更複雜，這反而很可能幫不上那些我們想協助的人。不管是人類還是疼痛都相當複雜，然而，簡單和複雜可以同時存在。

- **知足 —— 接納（santosha）**

不接受現實可能是苦痛的其中一個來源。如果我們能帶著同情心引導疼痛的人們，讓他們經歷並了解，接受現實意味著的自由，他們就得以邁向改變，也更有機會去轉化疼痛的經驗。身為療癒師，我們能接受自己的定位是引導者而非「治癒者」或全能的救世主。我們也可以接受無法給出所有答案的事實。同樣的，有時我們也無法用自己希望或想像的方法來幫助患者。

- **自律 —— 意志力與紀律（tapas）**

  若要獲取覺察和自我調節的技能，或是要帶來改變，努力就不可或缺。在這個過程中，苦於疼痛的患者也需要根據情況堅持不懈地投入努力。療癒師也有責任培養自律，付出努力，努力的了解疼痛與患者、努力應對脆弱、努力適應不確定性，並且彈性調整自己的心態，像是學習、挑戰自身信念，甚至可以是改變自己的語言與思考模式。我們需要自律和努力才能達成這些目標。

- **自我研讀 —— 從生命經驗中學習，並探索制約反應（svadhyaya）**

  對患者來說，若希望深入了解所有造成他們疼痛的習慣和制約反應，練習自省和自我探詢就相當重要。因此，這將支持創造預期改變所需的洞察力和內在動力。舉例來說，療癒師會在患者常常感到疼痛加劇的動作中，引導他們探索自身的想法、情緒與反應。療癒師在此過程會利用一系列方法和激勵性的問題來協助他們。

- **敬神 —— 放手、臣服與信任（ishvara pranidhana）**

  如果我們了解並接受自己無法掌控一切，我們就能輕鬆地放手臣服，同時信任這個過程，也信任身體在適應與茁壯上與生俱來的天賦。這項律儀能突顯出人的靈性。療癒師了解患者的潛在信仰相當重要。舉例來說，「患者是否相信有個更高層次的存在，與他們相連或支持著他們」，知道這項資訊的話，就能有效調整療癒互動中自己的言語或方法。

持戒與精進可以藉由不同方法融入疼痛照護的過程。不僅僅是疼痛患者，療癒師也應一同觀察並練習持戒與精進。它們可以引導患者的目標、我們的用語，以及選擇讓患者實行的具體練習、方法或探索。

3. 體位

瑜伽的動作在不同類型的瑜伽中也有所不同。在某些瑜伽中，體位主要用來保持身體健康，以便有承受坐姿冥想的能力。其他有些瑜伽需要維持長時間的體位，例如陰瑜伽（Yin Yoga），有些需要更多流動的動作，例如流動瑜伽（Vinyasa Yoga）。在艾揚格瑜伽（Iyengar Yoga）與阿斯坦加瑜伽（Ashtanga yoga）中，練習體位法時保持身體正位（alignment）相當關鍵，因為這樣才能得到體位法和瑜伽本身帶來的好處，並遠離傷害。相反，昆達里尼瑜伽（Kundalini Yoga）較少關注正位，他們更注重能量（prana），而非身體的解剖結構。

在瑜伽療法中，體位可用於恢復運動的自如、靈活、力量、平衡和敏捷。除此之外，體位也對情緒心理、身體覺知、身體形象、自我效能有著同等重要的影響。尼爾將於第七章概括動作在疼痛照護中的重要性，也會說明如何將動作用於「疼痛教育」，幫助患者深入了解疼痛經驗。

4. 調息

調息練習需要有意識的控制呼吸，以此影響生命能量，也就是氣。在瑜伽療法中，我們會重覆使用這些方法改善呼吸系統、自律神經系統、中樞神經系統、免疫系統以及運動系統。這裡的「能量」與傳統中醫所說的氣類似。要想維持健康，順暢不受阻的能量就不可或缺。在瑜伽哲學中，人體內有七萬兩千條氣脈，不過現有解剖學中並不存在這個說法。有可能這七萬兩千條氣脈尚未發現，有可能它們不以實體形式存在。能量可能不需要特定通道就能流動。在第八章中，雪莉將繼續介紹調息這個概念，並討論疼痛與呼吸間的關係，以及調息在疼痛照護中可扮演的角色。

5. 收攝感官

增強對於內在身體、呼吸、思想及情緒的覺知。如果沒有特別留意的話，我們通常關注的都是外在刺激，很少會留意到內在的感覺或其他過程。最近，常有人討論這種內在感知，稱作內感受（interoception），或認為這是覺知到了一般不在意識中進行的生理歷程。腦神經科學家認為大腦中的島葉皮質（insula cortex）與內感受有關係。[24] 島葉不僅會接收生理資訊，還會從參與情緒反應過程的大腦區域中接收輸入。這點和收攝感官的概念一致，因為練習收攝感官需要關注的不只是身體，同時還有思想和情緒。

收攝感官練習與正念冥想的練習頗為相似。不過在瑜伽中，收攝感官是專門為冥想做準備的技巧。在體位中練習收攝感官，最終也在生活中練習收攝感官。另一個不同是，正念冥想源於佛教信仰與哲學，而非瑜伽。收攝感官對疼痛照護極有價值，可以用來評估並應對疼痛。縱貫全書，我們會探討培養疼痛患者和療癒師覺知的重要。魯賓斯坦將於第九章帶領我們深入收攝感官，探討這個與疼痛相關的練習如何幫助人們緩解疼痛。

6. 專注

培養專注和集中力。專注練習的目的是要讓人們做好冥想準備。如果不能有效專注集中，冥想就不會成功。專注技巧可以分成幾類，其一為集中在單一內在流程，像是呼吸；其二集中的對象層面更廣，如不斷變化的思想或感覺；其三是外在刺激，例如專注於蠟燭火苗上。受疼痛所苦的人可能很難專注、集中、保持注意力，甚至連學習都有困難。如同尼爾在第五章所言，疼痛持續時，大腦以及神經系統會產生變化，可能是這些變化導致能力表現下降。專注練習能給疼痛患者帶來巨大的幫助，經由練習加強覺知與自我調節，以此改善疼痛經驗。專注在疼痛照護中占有重要的一席之地，我們會在後續章節繼續討論。

7. 禪那

冥想從外在事物與心智轉向內在本質，再到不受邏輯思考束縛的感知過程。我們在練習收攝感官時練的是身心正念，練習專注時是集中在微妙的事物上，而練習禪那時則是不費力氣的專注，並從身心之外學習、獲得智慧。[25]

冥想通常會減低壓力反應，促進放鬆並帶給我們平和與喜悅感。冥想能讓我們在面對挑戰與不幸接踵而來時，得以適應並維持平靜。換句話說，冥想會幫助我們變得更有復原力。我們可以體會到，這對疼痛患者及療癒師的健康和長壽都有益處。也許冥想會有立即效果，不過我們想要的長期效果只能透過持續練習得來。禪那不只是技巧，更是一種生活方式。

8. 三摩地

這八支中的最後一支是種智慧、理解與幸福的境界，在這個境界中，人與萬物相連並合而為一。本書將會持續運用到這個主題。在十四、十五章中，雪莉與蘇利文分別利用了科學討論這些概念，也論述疼痛照護中，合一、連結、價值感與完整感的重要。

克里亞瑜伽（Kriya yoga）

克里亞瑜伽涉及到我們的思想、言語和行為，進行有意識且自主的行為。克里亞瑜伽藉由系統化方法來關注感知活動與感知者之間的關係，在這種方法中，人們透過脊椎及相關的能量中樞區域或神經叢，來周轉能量或重要的生命力、梵咒或聲音，以及幻輪（yantra）或心中圖像。

克里亞瑜伽讓人從意識層面邁向自我實現：從提升覺知開始，包括管理個人身心以及能量掌控的覺知，以此釐清思緒、提升行動的熱情、實現和平的自我發現，再到「自我掌握」，最終達到更高的目標，也就是臣服於自己作為精神形式（Spirit）的真實本性，在人類的體驗中生活。

克里亞瑜伽有著悠久的神祕歷史，僅由上師（guru）口頭傳承給弟子（學生）。練習階段會層層遞進，也只有在上師認為學生準備好進階時，才會教導下一部分。

譚崔瑜伽（Tantra yoga）

譚崔學說詳細闡述了瑜伽與數論派的哲學和練習。譚崔同時指一系列稱為「密續」（the tantras）的文本，以及文本中教導的知識。[26] 瓦里斯（Wallis）用以下話語解釋了譚崔的含義：「譚崔傳播（tan）拯救（tra）的智慧。」[27] 譚崔學說涵蓋了非二元論、精微的身體、經驗實踐與認知實踐的差別等主題。其中，精微的身體在學說與實踐中都有得到強調。透過冥想、儀式、調息和體位，得以啟動並操縱這些稱作脈輪（cakras）或結（granthis）的能量中心。對這些能量中心進行鍛鍊，可以釋放生命能量（prana）的流動，從而實現從痛苦中解脫。這種對個人為中心的觀點，常被形容是「宏觀世界」中的「微觀世界」。

五層鞘模型（Panca maya kosha model）

在瑜伽中，五層鞘的描述類似生物 - 心理 - 社會觀點（以及精神觀點）。梵文中 panca 意為五，maya 意為形體，kosha 則是鞘的意思。每個人都由五個層面或五種形體組成，每層都緊密和其他層相連，就像劍插進劍鞘那樣。表格 4.2 會說明更多細節。

表 4.2 五層鞘模型

層鞘	層面	功能
身體層（annamaya）	物質	身體系統
能量層（pranamaya）	能量	生命力
心智層（manomaya）	低階心智	自動歷程，例如思想與情緒
智慧層（vijnanamaya）	高階心智	後設認知
喜悅層（anandamaya）	和平喜悅	連結感與人生目的

身體層，或者物質層，是我們經驗的第一層。這一層鞘包含身體的物質組成，也涵蓋身體需求，例如飢餓或排泄。

能量層，是我們身體中的能量面向。感覺遲緩、肌肉緊繃、疲憊不堪都和能量層有關。

心智層即為心智體，這一層鞘關係到我們的需求、慾望、野心。心智層涵蓋的是以上相關的自動歷程，不包含審慎思考或行動。和這一層鞘相關的還有焦躁、憂鬱，以及覺察到自身的自動思考、習慣、滿足需求和慾望、厭惡與貪婪。

智慧層是高階心智，也就是心智中能有意識思考自我其他層面的部分。

喜悅層是幸福的體驗，這種幸福源於個體心靈與宇宙心靈的融合。這一層鞘包含個人的自我靈性、目的感、意義，更涵蓋了與自身、他人或更偉大存在的連結，這會在十五章進一步討論。

不論是在評估上，還是層鞘練習或哲學的應用上，以上每一層鞘或層面都在瑜伽療法中占有重要地位。要謹記，這些層鞘不是分開的，也不能看作是和彼此相互關聯的幾個層面，而是合而為一的。就像所有模型一樣，這個模型也是要讓我們更容易了解瑜伽而存在的。瑜伽療法關注整體論（holism），認同每個人都是經過整合的整體。療法若要影響其中一個層面，就勢必要一同影響其餘所有層面。這種觀點能帶來治療上的優勢，例如清楚知道我們可以透過任何存在的層面，來影響另一層面。這個模型在疼痛照護中尤其有價值，因為我們知道疼痛是種複雜的生物心理社會現象，同時人類也是複雜的、會和環境互動的有機體。瑜伽療法可利用五層鞘模型作為生物 - 心理 - 社會與精神的架構，用更整合的方法幫助疼痛患者，如同我們在整本書中完整描繪的那樣。

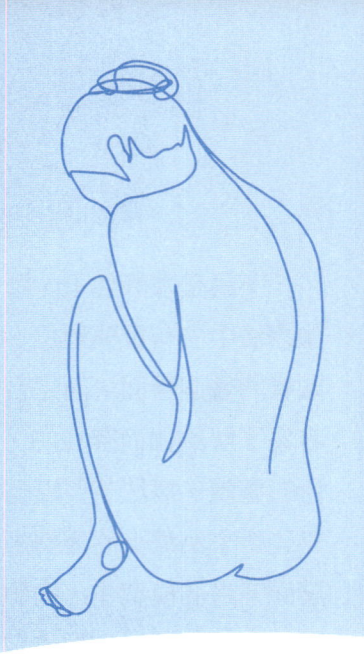

第五章

疼痛生物學與敏感化

物理治療師、瑜伽療癒師
尼爾．皮爾森（Neil Pearson）

疼痛生理學

要幫助飽受疼痛困擾的患者，了解疼痛相關的生理機制是必備基礎。疼痛持續時，這項知識能夠讓患者抱持好轉的希望，也讓我們更能同理患者，並持續革新療程與技術。若缺乏這樣的知識，我們永遠會覺得無法改善疼痛，也會將疼痛視為身心症狀的一部分，這樣一來，在疼痛管理中，自我照護的重要性將永遠比不上藥物以及侵入性療法。

本章節會描述經歷疼痛的生理學過程，從周邊神經元、發炎反應和神經病變性疼痛，到脊髓背角（dorsal horn）、抑制神經元、微膠細胞、神經傳導物質以及上行／下行調節，最後抵達腦部。本章也會一併討論感官知覺、警覺網路，以及其他與疼痛高度相關生理系統的互動。

本章討論的是我們人類經驗的一個面向。疼痛非常複雜，最好從各種角度來切入理解。

疼痛生理學概述

我們所體會的疼痛能夠透過許多不同的方式與觀點理解。以下是廣大科學研究領域中一部分的簡要概述，旨在描述疼痛有多真實與具體，解釋疼痛持續的原因和原理，以及瑜伽能如何幫助正在經歷疼痛的人。這些資訊的用途是帶給你希望，這份希望再由你傳達給患者。疼痛如同所有人類經驗一樣，都會不斷改變，但我們擁有足夠的韌性。

儘管我們即將更深入探討身體系統、細胞，以及化學，還是要記得疼痛、疼痛生物學，以及疼痛管理仍有許多未解之謎。一般對疼痛生理學的理解，是以生物觀點探索疼痛這件事。而拓展我們的視野，改從五層鞘的角度來剖析這一切，能夠更了解疼痛生理學不僅是人體生物學的研究，更是對患者本人的研究。

另一層討論疼痛時需要加以考量的是故事。故事讓我們學到知識，同時接受不那麼精確的部分，也保留解釋性演變的空間。故事可能會不完整、錯誤百出、過度精簡、充滿爭議。但如果本章的故事和比喻能夠幫助你更有效、更有同理心的幫助飽受疼痛困擾的人們，那我的故事就圓滿了。

閱讀本章時請想著以下幾點：

- 疼痛是大腦的產物（巴特勒與莫斯利）。
- 疼痛是複雜又麻煩的人類經驗，就像愛情一樣（皮爾森）。
- 疼痛是不愉快的感官與情緒體驗，與實際或潛在的組織損傷相關（國際疼痛研究協會）。

疼痛是一種意識體驗，與廣泛的生理變化有關，包含腦部活動。我們通常認為疼痛是周邊傷害覺神經元受到充分刺激所引起的反應，進而經由脊髓傳遞電化學訊息到大腦，啟動大腦網路，讓我們意識到疼痛。疼痛相當複雜。如果只說疼痛和腦部活動改變有關，可能有過度簡化之嫌。沒有周邊傷害覺神經訊號輸入的情況下，仍可能發生疼痛。疼痛受到有機體各方面的影響，無法篤定疼痛會在神經刺激腦細胞網路多久後發生，也無法準確得知位置與成因。也就是說，我們的理解並不精確，疼痛並非等閒之疾。不過可以結合疼痛生理學和實際的疼痛經驗，來進一步增加我們對疼痛的理解。我們會從這裡開始。

想到疼痛，我們都同意疼痛發生時，我們通常會尋找組織損害。如果受了傷卻沒有感覺到疼痛，那就奇怪了。當患者回報的疼痛狀況不符合觀察到的組織傷害，我們會質疑患者的報告內容和給出這種描述的動機。若經歷外傷與疼痛的患者說，他們大幅降低疼痛感的方式是自我管理技巧，而非藥物，通常很難取信於人。就算有這麼多不同的意見，我們也很少思考他人對疼痛的看法是什麼。一旦這麼做，我們堅信的概念可能會牴觸疼痛生物學，甚至和我們自己的疼痛經驗也有所出入。

疼痛牽涉的生理反應和解剖構造同等複雜，不僅限於周邊神經元、發炎反應與神經病變性疼痛、脊髓背角、抑制神經元、微膠細胞、巨噬細胞、神經傳導物質、上行與下行神經調節、腦部、特定腦區與網路、感官知覺、情緒、內感受、認知、動作與壓力反應。疼痛機制和有機體的數種生理系統互動，並影響社會、文化、職業、社群與人際關係。個體之間也會產生共同的疼痛經驗，以及受到同樣的疼痛生理學影響，但是不同的時空和背景，也會讓個體之間的疼痛經驗出現巨大差異。

既然本章有關疼痛生理學，我們需要先解釋相關的解剖構造。那麼，要從哪裡開始好呢？如果一開始就討論腦部，可能會過度鼓勵以腦部中心觀點探討疼痛與疼痛管理，或是「由上而下」的認知與情緒反應，以及將腦部視為唯一調節系統，進而鼓勵嘗試改變腦部的干預手段。

若從引起疼痛的周邊痛覺神經與組織說起，恐有直接將疼痛與組織健康連結之虞；治療方法可能會注重於修復組織，單獨依靠「由下而上」的解決方案。如果從自律神經系統下手，又可能會將疼痛管理的重點都集中在壓力管理和喚起副交感神經反應上。就連討論疼痛這件事，都分成由上而下，和由下而上，而且自律神經系統和中樞神經系統的影響同等重要，就算兩者不互相干擾也一樣。這些概念都有可能妨礙我們拓展對疼痛的理解，抑制疼痛管理領域內的有效創新。因此，在處理疼痛解剖學和生理學之前，我們還是繼續討論疼痛一陣子吧。

急性疼痛與慢性疼痛

疼痛持續時所感受到的許多變化，在急性疼痛時也會發生。

你是否曾注意過：

- 受傷之後立刻輕觸傷處附近沒有受傷的皮膚，感覺有多痛？這是「觸覺異常痛」（Tactile allodynia）。
- 受傷後立刻引起身體形象改變，且持續好幾天？卡通裡面就生動呈現了這種情況，即被石頭砸中頭或腳以後引起急性疼痛，進而產生「扭曲的身體意識與身體形象」。
- 曬傷後沖熱水澡有多痛？這是熱過敏反應或觸覺痛現象。
- 在急性傷害的疼痛影響下，多少清晰思考的能力、專注力或放鬆過度緊繃肌肉的能力被剝奪了？這是因為認知能力下降影響自主反應。
- 牙疼或頭痛會改變我們易怒的程度，面對疼痛時，我們工作時可以發揮多大效率？是否有意願與人交流？這是疼痛對情緒穩定度與社交的影響。

人類的生活經驗與生理狀態相關。因此，分析疼痛經驗的現象其實是與生理學相關的。急性疼痛期間的生理變化有可能被視為彈性變化（elastic changes），意思是更容易回復正常。另一方面來說，疼痛持續時，相關的生理與結構變化則稱為可塑變化（plastic changes），需要更多能量與時間復原。

「在疼痛發生的前三個月開始慢性疼痛管理，而非等到三個月後、確認成為慢性疼痛後才開始」，擁有這個概念非常重要。早期的彈性變化若持續發生，超過預期時間範圍，或沒有像平常一樣緩解，如能採用針對這個生理學現象進行的療法，可能會更具效果。

彈性變化和可塑變化牽涉生物、心理與社會層面，不像經常被描述的一樣，僅限於神經生理層面。急性疼痛期間，我們可能會感到憤怒、滿心恐懼，或與朋友變得疏離，但這些狀況緩解得相對較快。若以上情況持續，則可能是急性疼痛發展成慢性疼痛的臨床徵兆。

近來的研究指出，疼痛持續時，免疫系統的生理變化可能和神經系統的生理變化一樣影響甚大。對於自律神經系統在慢性疼痛中所占據的關鍵角色，多重迷走神經理論[1]給出了一個說得通的解釋。腦部掃描研究則證明，慢性疼痛患者腦部的結構與活動會有所改變。疼痛會改變一切，急性和慢性皆然。也許我們該考慮更早開始「慢性疼痛治療」，早期（預防性）的處置和使用不同療法處理急性和慢性疼痛一樣重要。

疼痛的種類

除了以受傷後持續的時間討論疼痛，利用國際疼痛研究協會（the International Association for the Study of Pain, IASP）的分類指標[2]來定義疼痛，也會有幫助。

- **傷害覺疼痛：**「由非神經組織的實際或潛在損傷所引起，並是由傷害覺受器的激活造成」。
- **神經病變型疼痛：**「體感神經系統受損或病變引起」。
- **周邊神經疼痛：**「同樣由傷害覺變化所引起，差別在於沒有明顯已發生或潛在的組織傷害刺激傷害覺受器的跡象，也沒有體感系統病變、損傷的跡象導致疼痛。」傷害覺是神經對有害刺激的反應之一。
- **敏感化：**「傷害覺神經元對正常刺激輸入反應增加，或／以及對平常未達閾值的刺激做出反應。」

前兩種類型的疼痛如果和非神經組織損傷（傷害覺）或神經組織損傷（神經病變型疼痛）有關，則代表典型或正常的疼痛相關生理反應流程，如下所述。

敏感化和周邊神經疼痛則代表非典型的傷害覺或疼痛相關反應。疼痛持續時，會造成生理上的變化。常見的變化如下所述。隨著我們越來越理解疼痛有多複雜，在進一步討論疼痛生理學之前，我們要先思考這些定義代表了哪些有效的疼痛管理方法。

傷害覺疼痛可透過以下方式減輕：

- 減少組織損傷，並恢復組織生理功能。
- 減少潛在損傷對非神經組織的物理與化學影響。
- 減少傷害覺受器活化。
- 阻擋或改變傷害覺受器的訊號，不讓其傳遞到脊髓或腦部。

神經病變型疼痛可透過以下方式減輕：

- 減少體感神經系統損傷。
- 降低疾病活動。
- 減少與損傷相關的傷害覺受器活化。
- 減少與損傷相關的傷害覺受器敏感度。
- 阻擋或改變傷害覺受器的訊號，不讓其傳遞到脊髓或腦部。

周邊神經疼痛可透過以下方式減輕：

- 將傷害覺流程恢復為體內平衡狀態。

敏感化可透過以下方式減輕：

- 減少傷害覺神經元對有害刺激的反應。
- 讓傷害覺神經元的反應回歸正常，使其不再把對組織沒有危害的刺激視為威脅。

此外，特別有兩個生理變化的定義和描述與敏感化相關，也必須列入考慮。

觸覺痛[3]是對通常無害的刺激也產生疼痛反應的現象。我們常在急性挫傷時體驗到觸覺痛。受傷後立即觸摸患處附近的皮膚時，即使輕輕觸碰也會感到疼痛。根據我們患者的描述，他們冰敷患處反而更痛。觀察那些肩膀有周邊神經痛的患者，在握力測試時是否表情扭曲，又或是在做某些動作時喊痛，即使那些動作就解剖學上來說增加的負重，並不會對他們的身體組織造成危險。

持續發生觸覺痛和熱敏感現象，是周邊神經疼痛的跡象。機械性痛覺敏感也是。這些症狀背後的神經生理學不僅限於周邊傷害覺受器，甚至包含脊髓背角、神經下行調節，以及腦部的變化。幸好，神經矩陣理論模型指出，我們有許多方法改善觸覺痛，例如改變組織接受的刺激、下行調節、壓力，以及腦部的生理機制與活動。

痛覺過敏[4]是在通常無害的刺激下感受到比正常更強烈疼痛的現象。比起在實驗上，這個術語在臨床上更重要。大多數患者表示，他們對本來不應該引起疼痛的事物感到疼痛，而不是對先前已經引發過疼痛的事物感到更多的疼痛。在臨床上，我們的目標是減少觸覺痛，而不是減少痛覺過敏。

身體內外的一切，以及我們所有的認知與情緒反應不只影響中樞神經系統，也會影響自律神經系統。了解這層關係才能知曉生物 - 心理 - 社會疼痛觀的生理學本質。任何因素都有可能影響疼痛和傷害覺。正如報告疼痛的患者所言，疼痛會改變所有事情。相對來說，所有事情都會使疼痛產生變化。考量到疼痛如此複雜，最好先從我們對周邊神經元的理解開始談起。

傷害覺是神經對有害刺激的編碼。

傷害覺神經元是體感神經系統的周邊或中樞神經元，能夠對有害刺激進行編碼。

傷害覺刺激通常是可能造成危險的冷熱溫度、機械性拉力或壓力，以及特定化學物質，例如破裂細胞釋放出的物質（像是腺苷三磷酸，也就是 ATP），還有發炎反應產生的某些化學物質（緩激肽、組織胺）。但我們也都體驗過巨大噪音或心碎，甚至是強光帶來的疼痛感。這些經驗顯示，本應無害的刺激有多常被視為危險[5]。

周邊傷害覺神經元則會對傷害刺激做出反應。大家普遍認為，激發這類神經元的反應所需的刺激閾值相對較高。無法控制的疼痛[6]、原因不明的疼痛[7]、發炎反應化學物質[8]、過去經驗[9]、恐懼[10]、引發的戰鬥或逃跑反應[11]，甚至對疼痛的預期[12]，都有可能降低周邊傷害覺神經元的反應閾值。

周邊傷害覺神經元隨時都在改變[13]，就像所有神經元一樣。我們也可以說這些神經元頻繁更新，不停升級元件，並進行生理變化，以適應反應神經元和有機體內外的環境。

周邊傷害覺受器分為：A-delta 神經纖維（A delta fibers），髓鞘厚度較薄，傳導速度約為每秒 5 ～ 20 公尺；A-delta 神經纖維（A beta fibers），包有髓鞘，傳導

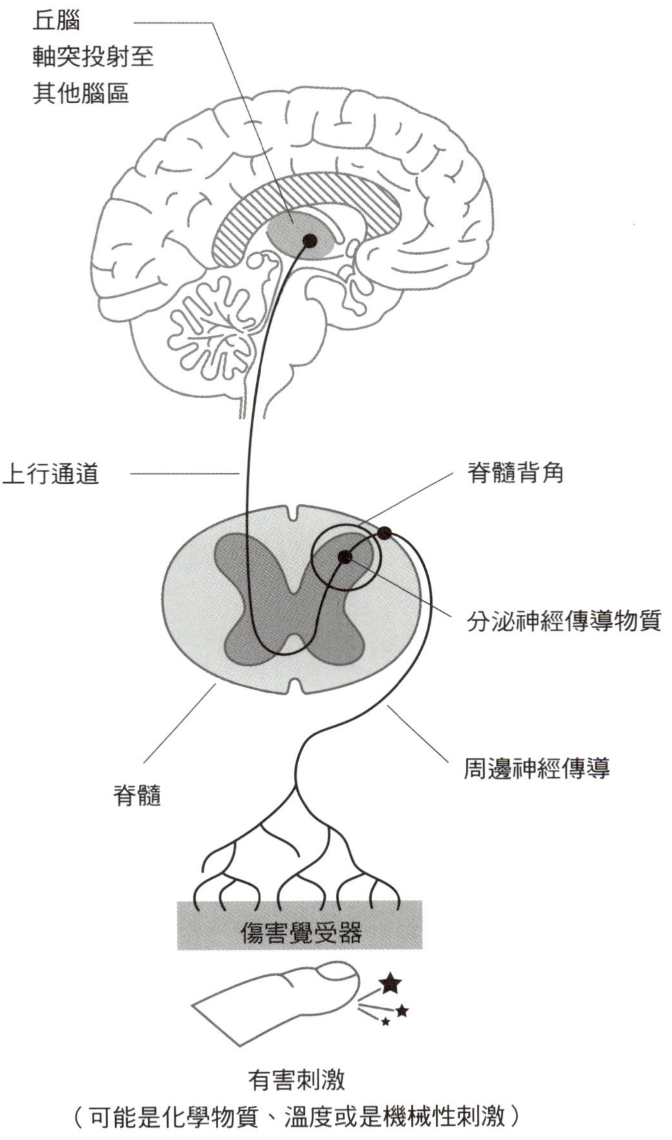

圖 5.1 疼痛引發、衝動傳導和感官知覺是一個接力系統，顯示瑜伽療法針對的多個目標

速度為每秒 5 ～ 30 公尺；C 神經纖維（C fibers）則沒有髓鞘包覆，傳導速度僅每秒 1 公尺。

注意這裡的傳導速度差異僅適用於周邊神經元，和脊髓或腦部通路不同。因此，我不太認同急性傷害後突如其來的尖銳痛楚，還有之後擴散開來的鈍痛感是周邊神經元的訊息傳遞速度差異導致。周邊神經元的長度會不會影響這樣的解釋呢？這個結論的前提又會不會是 C 神經纖維和 A-delta 神經纖維訊號輸入大腦的流程一模一樣？

- 固定部位的疼痛和 A-delta 神經纖維刺激相關，代表這項資訊是在皮質區域處理的，該區域有身體各部位的精細「地圖」。
- 就像所有周邊神經元一樣，傷害覺受器的刺激閾值和訊號傳輸時間，都會相對應的改變。疼痛持續時，傷害覺受器的刺激閾值會降低，訊號傳遞速度也會加快。這個變化和痛覺過敏相關（但並不能單以痛覺過敏解釋所有現象），若疼痛在有害刺激（例如做一下會造成疼痛的動作）移除後沒有立即減緩，也屬於這一類。
- 有些 C 神經纖維被歸類為沈默傷害覺受器[14]。這些 C 神經纖維通常不會對有害的機械性刺激產生反應，而是在受傷後、發炎反應和強烈疼痛時才參與反應過程。沈默傷害覺受器的成因可能是長時間未活動，導致神經元內部發生「廢用性」變化。但是傷害覺受器似乎隨時能對傷害覺刺激做出反應，就算長時間都沒有發生疼痛或明顯的傷害覺也一樣。
- C 神經纖維和神經性發炎有關[15]。組織受傷時，C 神經纖維傳送傷害覺訊號至脊髓背角，這個過程也會從神經纖維末端釋放 P 物質和抑鈣基因相關胜肽（CGRP）進入受傷組織，顯然無論引發疼痛與否，都會開始發炎反應。但是神經源性的發炎會隨疼痛減緩。某些類風濕性關節炎患者，在未被腦中風影響的那側身體，關節腫脹較嚴重。如果疼痛能夠影響神經源性發炎，那麼我們可以預期慢性疼痛療法中，可能有改善持續輸入傷害覺訊號的部分。

脊髓、背角和傷害覺通路

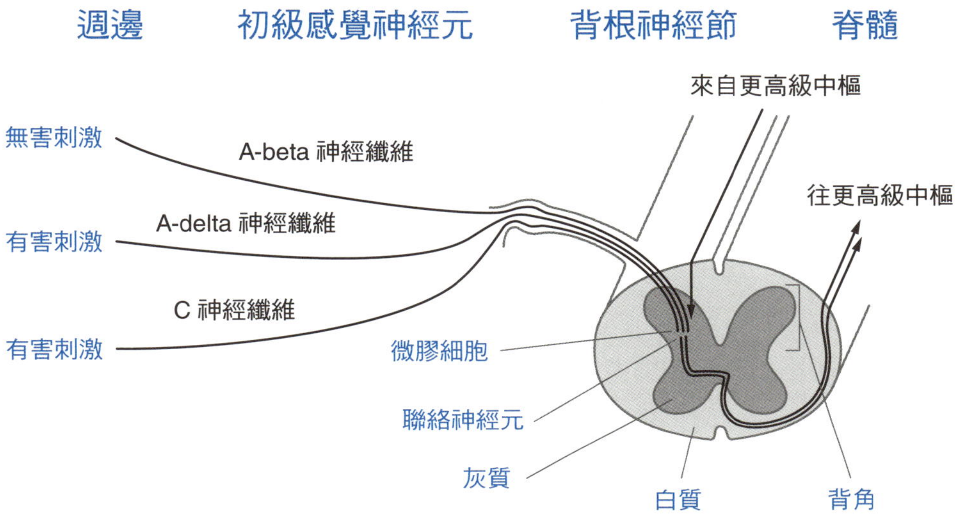

圖 5.2 在背角中，周邊傷害覺器、A-beta 神經纖維、聯絡神經元、微膠細胞和下行通路全部都會交互影響，包含各自的神經活動以及往上傳達的傷害覺訊號

不同組織，如皮膚、肌肉、內臟的周邊傷害覺受器最終從背角進入脊髓。脊髓背角由感覺（輸入）神經元的組織組成，具備感覺功能，但近年的研究證實，這個部位比我們想得更複雜[16]。這種組織結構部分解釋了當傷害覺輸入來自內臟、肌肉或皮膚時，難以定位其組織來源的原因。

- **傷害覺 A 神經纖維：**主要傳到背角第 I、II 和 V 區。
- **C 神經纖維：**主要傳到背角第 I 和 II 區，來自內臟的則傳到第 IV 和 V 區。

來自周邊神經元的興奮訊號調節

➔ 一般情況下我們認為，在背角處，來自皮膚的 A-beta 神經刺激會抑制傷害覺訊號（按住或搓揉疼痛區域）。但是疼痛持續時，平常無害的 A-beta 刺激輸入會被偵測為有害刺激，也就是觸覺痛。這有部分是因為脊髓背角內部產生了變化，像是失去抑制作用或是 A-beta 神經元的表型改變，進而往突觸後端分泌 P 物質和 CGRP [17]。

- 來自更高級腦部中樞的下行神經元輸入脊髓背角和周邊神經元。這些輸入訊號可能具有興奮或抑制作用。腦部有多種神經通路和化學反應可以促進或抑制脊髓的訊號傳輸，進而調節傷害覺傳導以及痛覺。
- 聯絡神經元：I 到 III 區內多數的神經元都是聯絡神經元 [18]，這些神經元在脊髓階段調節感官訊息。聯絡神經元訊號可能具有興奮或抑制作用。近年的研究顯示，多數的聯絡神經元對傷害覺訊號輸入有興奮作用，至少在老鼠研究中出現這樣的結果 [19]。多次意料之外的發現，顯示從脊髓進行傷害覺訊號輸入的下行抑制可能具有強而有力的效果。因此，疼痛管理或許需要專注在加強控制聯絡神經元和傷害覺受器的下行抑制、減少來自身體的傷害覺輸入，以及改變腦部的傷害覺反應。

神經傳導物質

神經傳導物質是與神經傳導過程相關的體內分子，負責在突觸傳達神經元間的訊息，或傳達神經元和其他細胞之間的訊息，如肌肉細胞。神經元之間用來溝通的神經傳導物質，會從突觸前的軸突釋放到突觸間隙，傳導物質在此處與突觸後神經元上特定的受體（離子通道）結合。這可能興奮或抑制突觸後神經元，取決於神經傳導物質和突觸後受體的種類。研究顯示，持續的傷害覺刺激可能增加釋放進入突觸的神經傳導物質，以及增加突觸後具有刺激作用的離子通道 [20]。這個改變類似長期增強效果，在各種類型的學習都能觀察到。

周邊傷害覺受器主要釋放的興奮性神經傳導物質是麩胺酸和 P 物質，聯絡神經元和下行神經元釋放的抑制性神經傳導物質則為甘胺酸（Glycine）和 gamma- 胺基丁酸（gamma-aminobutyric acid, GABA）[21]。

聯絡神經元也會釋放興奮性神經傳導物質 CGRP、膽囊收縮素和 P 物質 [22]。以上每一種神經傳導物質、聯絡神經元活動，以及傷害覺訊號都會被生物的許多因素影響。例如預期疼痛會增加、神經損傷和焦慮都會增加膽囊收縮素分泌 [23]，拮抗外源性鴉片類藥物。

與下行抑制相關的神經傳導物質

- **血清素**：對傷害覺同時具有興奮與抑制作用，也牽涉疼痛控制和持續疼痛[24]。
- **正腎上腺素**：抑制突觸前 P 物質釋放，也與交感神經系統和動作執行準備過程有關[25]。
- **GABA**：透過 GABA 受體抑制傷害覺，也是中央神經系統主要的抑制性神經傳導物質[26]。
- **甘胺酸**：一種經常在慢性疼痛狀態時濃度下降的抑制性神經傳導物質[27]。
- **內生性類鴉片**：腦內啡（endorphins）、強啡肽（dynorphins）、腦啡胜肽（enkephalins）、內嗎啡（endomorphins）[28]。

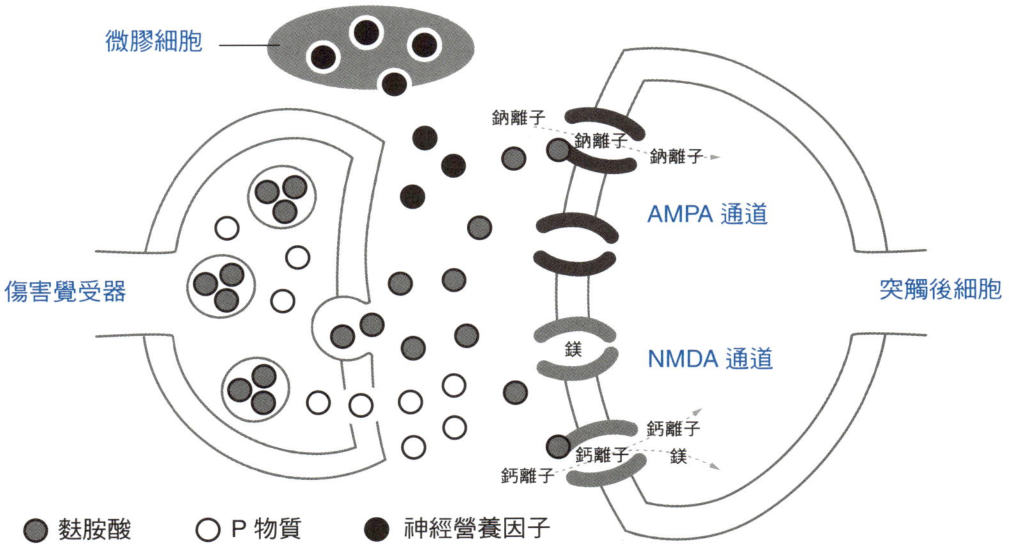

圖 5.3 突觸傳導簡圖

突觸前後的細胞根據訊號傳遞方向、系統以及位置不停改變外形，本圖重點標示出過程中最常見的離子通道、神經傳導物質和細胞

脊髓神經通路

脊髓並不只是一組在腦部和周邊負責被動傳輸訊號的線路。相反的，傷害覺訊號也會經由脊髓處理 [29]。

研究顯示從腦部至脊髓的下行抑制和下行興奮通路 [30]。在此之中，根據抑制與興奮訊號相對數量的不同，下行訊號會頻繁影響上行的傷害覺訊號傳導。更多下行調節的詳細解說請見「腦部與疼痛」段落。

總共有四個上行路徑將傷害覺訊號輸入腦部。每個路徑都會被各自神經元所傳導的下行興奮與抑制訊號平衡所影響。

- **脊髓丘腦束：**處理與傳導傷害覺、溫度與輕微觸碰等刺激，主要發源於 I 和 V 區，也見於 II、IV、VI、VIII 和 X 區。此通路上行至對側丘腦，並投射至特定與疼痛相關的額葉區域。
- **脊髓中腦束：**訊號輸入源自於 I、IV、V 和 VI 區，並傳到中腦的不同區域，包含中腦導水管周圍灰質，在此處刺激下行抑制（止痛）通路。部分路徑連接到臂旁核，投射至杏仁核，這顯示疼痛具有情緒方面的影響。
- **脊髓網狀束：**多數發源於 VII 和 VIII 區，有些神經纖維連接到橋腦與延腦。此通路主要的功能為影響自律中樞、內源性疼痛調節和疼痛的動機與情感觀點。
- **背側脊髓神經柱：**這條神經通路與位置感覺、辨別兩點刺激，以及內臟傷害覺訊息有關。

微膠細胞

有 70％的中央神經系統細胞都由膠狀細胞組成，包含星型膠質細胞、寡突膠質細胞和微膠細胞 [31]。寡突膠質細胞和許旺細胞類似，包覆神經元形成髓鞘。微膠細胞和星型膠質細胞則屬於免疫系統，能夠在脊髓和腦部內興奮或抑制傷害覺訊號 [32]。研究顯示神經損傷會讓巨噬細胞增加分泌促進發炎的化學物質，其他因素，如壓力和身體活動量減少也會造成此現象[33]。增加身體活動量不僅能減少促進發炎的化學物質，也會導致一些巨噬細胞出現表型變化，使其具備抗發炎能力[34]。了解微膠細胞，還有促進發炎與抗發炎化學物質平衡在影響傷害覺與疼痛所扮演的角色，能夠提供可行的理論，我們進而能夠以該理論為基礎，革新治療方法與醫學干預的方式。

腦部與疼痛

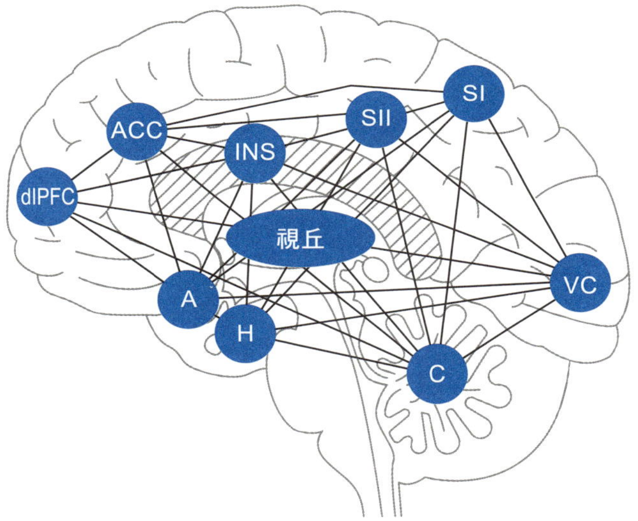

圖 5.4 疼痛、慢性疼痛與警覺「網路」
這些都和許多腦部區域的整體活動有關，包含背外側前額葉皮質（dorsolateral prefrontal cortex, dlPFC）、前扣帶迴（anterior cingulate cortex, ACC）、島葉皮質（insular cortex, INS）、杏仁核（amygdala, A）、海馬迴（hippocampus, H）、視丘、初級和次級感覺運動皮質（primary (SI) and secondary (SII) sensory- motor cortices），有時也包含小腦（cerebellum, aC）和視覺皮質（visual cortex, VC）。

傷害覺訊號會傳進腦部的許多區域。科學尚未能告訴我們，傷害覺訊號究竟在腦路的哪個確切區域被轉化成疼痛的感覺，相關機制也還不明瞭。但是以疼痛生物學和實際疼痛經驗的角度來看，以下的敘述能夠說明一部分傷害覺與疼痛的關聯。

經由上行通路傳送的傷害覺訊號，會興奮腦部的細胞與神經網路。

接著，腦部會詮釋這些傷害覺訊號，這個過程通常是無意識進行的。每個腦部區域和與其相關的網路再透過感官辨識、認知評價和情緒動機等觀點，根據各自的特定功能觀點回應訊號。傷害覺訊號輸入與隨之而來的神經網路內活動，似乎都與警醒度、其他當下的訊號輸入，以及神經網路活動相關。過去經驗、當下的優先任務以及對未來的預測也都有所影響。

在特定情況下，疼痛（有意識的體驗）和其他自主的生物、心理、社會反應一起產生。疼痛立刻變成另一個待分析的輸入訊號，這個循環因此得以繼續進行。

感受到疼痛的人能夠從各方面有意識、有目的的分析疼痛，包含警醒度、感官、認知評估和情緒，也能有目的地探索傷害覺刺激和疼痛之間的關聯。

換句話說，自主反應和人類意識現在都在對疼痛做出反應。

可以想見，有效的疼痛管理可能透過以下方式影響疼痛：

- 改變上行至腦部的訊號，不論訊號是否與傷害覺有關（例如，透過皮膚、關節與肌肉讓大腦充滿無害的感覺訊號，減少有害機械性刺激與發炎訊號，以及和緩的身體活動）。
- 改變參與感覺辨識、情緒、認知與警醒度訊號分析的大腦歷程（例如自我調節、認知態度和重新定義疼痛）。
- 從不同觀點回顧過去經歷以及預測未來（例如正念與覺察練習）。
- 重新建構疼痛的概念（例如對疼痛的知識）。
- 改變任何其他從身體系統輸入大腦的訊號（例如呼吸技巧、身體動作、鎮靜交感神經活動和消化系統）。
- 意識、目的、正念和冥想練習（例如專注、開放的覺知，以及「花時間思考對疼痛的看法」）。

現今對這個機制的理解是，經驗和腦部反應與神經網路相關，許多神經網路也互有交集。以疼痛來說，這個理論支持腦內並沒有疼痛中樞。與製造疼痛有關的腦部網路並沒有和其他網路分開。正是因為腦部網路之間有交集，所以與特定動作、記憶、氣味、景象、溫度或天氣相關的神經網路也會與疼痛相關。儘管和神經網路的複雜度與整合功能的敘述大相徑庭，以下的部分會專注在關鍵腦區，這些腦區位於與疼痛、慢性疼痛與疼痛管理相關的網路之中。

視丘：具備許多傷害覺功能。視丘是資訊運送至皮質區的轉運站，這些皮質區透過投射至初級和次級體感皮質、邊緣系統，參與疼痛的感覺、評估和動機反應。

視丘也對疼痛的下行調節十分重要[35]。視丘的活動除了受傷害覺訊號輸入影響，也會受到周邊發炎反應影響，使得對傷害覺輸入的激活閾值降低。

初級感覺皮質（S1）：主要參與傷害覺訊號詮釋的感覺識別部分。在對應感覺皮質內表徵最精細的皮膚區域，定位組織傷害、辨識傷害的種類也會最為精確，來自皮膚的訊號比來自任何皮下組織的訊號更能被準確識別。

次級感覺皮質（S2）：接收來自視丘的傷害與非傷害覺訊號，但是身體各部位在此皮質的表徵並不精細。從次級感覺皮質投射至邊緣系統的神經束和疼痛事件中的認知、學習與記憶相關。此區域在傷害覺與疼痛反應中所扮演的角色尚不明確。

運動皮質：參與疼痛調節、感覺運動整合，以及控制自主和意象運動。證據顯示，傷害覺閾值提高和運動皮質刺激相關，也會在感官辨識和情緒方面產生鎮痛效果[36]。考慮到有許多與疼痛共處的人回報維持日常活動與運動的好處，手術刺激人類運動皮質會促進 GABA 和類鴉片物質相關反應，也非常合理[37]。

前扣帶迴：邊緣系統的主要構造之一，與傷害覺的情緒動機評估有關[38]。在疼痛中扮演的角色與注意力、情緒、迴避行為和安慰劑鎮痛效應相關，所以疼痛會引起我們的注意。

島葉皮質：和體內感覺與傷害覺有關[39]。參與身體覺知，而且會受到冥想練習，比如正念技巧影響。取決於投射至島葉的不同神經纖維，島葉皮質可能也會包含在一些網路之中，透過這些網路，認知能夠從感覺與情緒方面調節疼痛。持續疼痛也與身體覺知改變有關[40]。有些患者會覺得疼痛的身體區域腫脹、跟平常的大小不同，或是「那個部位除了痛以外，就像不存在一樣」。甚至在皮膚感覺沒有受損，也沒有觸覺痛的狀況下，還是有人回報難以「感受」到疼痛以外的細微身體感覺。這可能是因為島葉或島葉相關的神經網路活動改變了，體內感覺也跟著產生變化。從治療觀點來看，研究顯示練習冥想的人島葉皮質厚度增加[41]，部分患者也回報進行正念練習以及覺察細微的非疼痛身體感覺，對減緩疼痛有幫助。

杏仁核：從情緒方面參與評估感覺訊號的流程，也參與情緒學習與記憶。並透過中腦導水管周圍灰質（PAG）和頭腹內側延腦（RVM）參與恐懼制約以及下行促進傷害覺訊號輸入[42]。

海馬迴：海馬迴在學習、調節杏仁核，以及空間與時間覺知（分辨過去、現在、未來）之中扮演重要角色。許多人相信，海馬迴與杏仁核之間是互補關係，這個概念對疼痛患者相當重要。杏仁核更活躍的時候，像是壓力很大，或是正在經歷強烈疼痛，此時海馬迴就會比較不活躍，進而影響學習新資訊與自我疼痛管理技巧的能力。因此，受疼痛困擾的人學習時經常需要重複更多次，也需要更多練習才能學會新運動或自我管理技巧。海馬迴也在辨識過去、現在，和未來時扮演重要角色。同樣地，壓力很大或是正在經歷疼痛的時候，一直以負面心態想著過去和未來，可能和杏仁核變得活躍有關。另一方面來說，如果正在經歷疼痛的人積極練習覺察技巧（目前最常見的是正念練習），有可能增強時間辨別的能力（也就是分辨過去、現在與未來）。專注於當下，不僅能減少負面思考和後悔的感覺，也能減少杏仁核活動。考慮到覺察練習和疼痛患者的症狀減緩有關，這個現象相當有可能利用生理學解釋。

中腦導水管周圍灰質（PAG）和頭腹內側延腦（RVM）：下行調節中，被研究比較多的就是這兩個區塊。PAG 發揮相當強的抗傷害覺效果[43]。這個構造接受來自皮質區塊、杏仁核和脊髓中腦路徑的訊號輸入。PAG 也會讓 RVM 變活躍，RVM 被認為是下行抑制傷害覺常見的中繼站。此構造也接收從視丘、臂旁核和橋腦藍斑核來的訊號。許多人相信，疼痛可以因為體內平衡或遇到更優先的需求而停止，例如抱起需要安撫的孫兒時，老人家的關節炎和手腕疼痛消失了。在這個機制中，PAG-RVM 區域是關鍵的一部分。亦有證據顯示，這個機制會優先抑制 C 型神經纖維訊號輸入，減少傷害覺的情緒層面影響，同時也不會干擾感覺辨識層面的功能[44]。

小腦：這個腦部區域和協調以及自動化動作控制有關。此區可能在疼痛發生時變得活躍，這是腦部帶個體遠離危險的一部分反應。研究也顯示，小腦在疼痛的情緒層面影響也扮演重要角色，暗示腦部會整合身心反應[45]。

前額葉：背外側前額葉皮質（dlPFC）及前外側前額葉皮質參與控制疼痛和其

他生理現象的反應。dlPFC 也與安慰劑效應有關[46]。實驗上來說，無法控制疼痛的經驗與上述的前額葉皮質區域活動減少有關[47]。這可能是習得無助和情境產生外控觀點在神經上有所對應。研究顯示，慢性下背痛痊癒的患者，他們的這些額葉區域會再次變得活躍[48]。在瑜伽之類的練習中，自我管理、疼痛舒緩和生活品質恢復，可能和遠離習得無助，以及轉化為內控觀點有關。

多數上述的改變稱為神經可塑性變化，也就是隨著學習，神經系統產生化學、生理和結構上的改變。生物上的改變包含神經傳導物質製造、微膠細胞運作、離子通道、興奮閾值、訊號傳輸速度、神經芽生長、軸突凋亡、接受域改變、大腦內部血流變化，以及皮質的連結與厚度。與持續疼痛相關的生活體驗變化，可以說是與慢性疼痛及其所有生物心理社會表現的發展與維持，還有恢復與解決有關。疼痛持續時，神經系統（以及人類本身）似乎透過這些「可塑」變化，以某種方式維持疼痛。好消息是，神經系統會逐漸熟練這些方法，我們則需要想辦法創造新的神經可塑性變化，與造成慢性疼痛的可塑性變化抗衡，最終克服慢性疼痛。如同神經矩陣模型所說的（見「神經矩陣模型與疼痛」小節），我們可以利用生命中的每個面向來改善疼痛。

疼痛持續時引起的其他變化

皮質變薄與持續疼痛

研究指出疼痛持續時，皮質的某些區域會變薄，功能性連結也會減少[49]。慢性疼痛消失後，先前的功能就會恢復，皮質也會回歸正常[50]。

持續疼痛、憂鬱症與大腦

研究顯示疼痛持續時，fMRI 觀測到的腦部變化與憂鬱症患者出現的臨床變化類似。這個現象符合臨床上的觀察，憂鬱症患者報告疼痛與憂鬱同時出現，慢性疼痛患者也出現憂鬱傾向。但是在認為 fMRI 的結果證實慢性疼痛導致憂鬱症之前，我們必須小心潛在的驗證性偏誤。腦部網路重疊的範圍相當廣，而 fMRI 的觀測程度有限。舉例來說，拉格蘭等人（Legrain et al.）[51] 的研究顯示，來自身體有害物理刺激與實驗中的社會排斥引起的疼痛，感受到這些疼痛時有反應的腦部區域大量重疊。實驗結果的解釋是，以上兩種刺激都屬於警覺經驗，也都引起多模式反應，參與偵測、注意力導向和應對警覺事件。fMRI 影像看起來類似的原因，是因為儀器無法辨別物理刺激和社會排斥引起的生理疼痛。由此可知，即使 fMRI 無法做到，人還是可以分辨這兩者的不同。此外，患者的疼痛可能是由身體傷害或心靈創傷引起，研究結果也告訴我們，不應該以完全相同的方式評估和治療這些疼痛患者，而是要考慮不同領域之間評估與治療的異同。

荷爾蒙與疼痛

目前為止的研究對荷爾蒙和疼痛間的相互作用尚無定論 [52]。考慮到疼痛對個人廣泛的影響，所有腺體和荷爾蒙都有可能與持續疼痛互相影響。迄今，性荷爾蒙以及甲狀腺獲得最多的關注。研究發現，某些男性慢性疼痛患者血液中睪固酮濃度較低，這些患者對睪固酮替代療法反應良好，疼痛大幅降低，也減少疼痛帶來的不便。

某些女性慢性疼痛患者則報告，她們的疼痛波動有時和其他更年期的症狀有關，有些則報告關節痛與更年期相關。研究指出，雌激素波動是原因之一 [53]。然而，考量到不同研究的結果，每個患者都需要個人化的評估與治療計劃，處理荷爾蒙與疼痛之間的相互作用。嚴重的持續疼痛會改變血液中的荷爾蒙濃度，當中包含皮質醇，進而使疼痛加劇，引起更多副作用，例如骨質疏鬆症和關節軟骨病變。情緒管理、運動與營養攝取，都會大幅影響皮質醇濃度。運動也會透過許多反應與系統影響疼痛，但近期研究指出，胸椎運動皮質會連結到腎上腺 [54]。此一發現讓作者不禁思考，胸椎活動是否能透過直接的神經連結增進健康，並提升身心韌性。

自律神經系統

- 自律神經系統包含交感神經和副交感神經系統，負責監測與控制平常自動的生理反應。

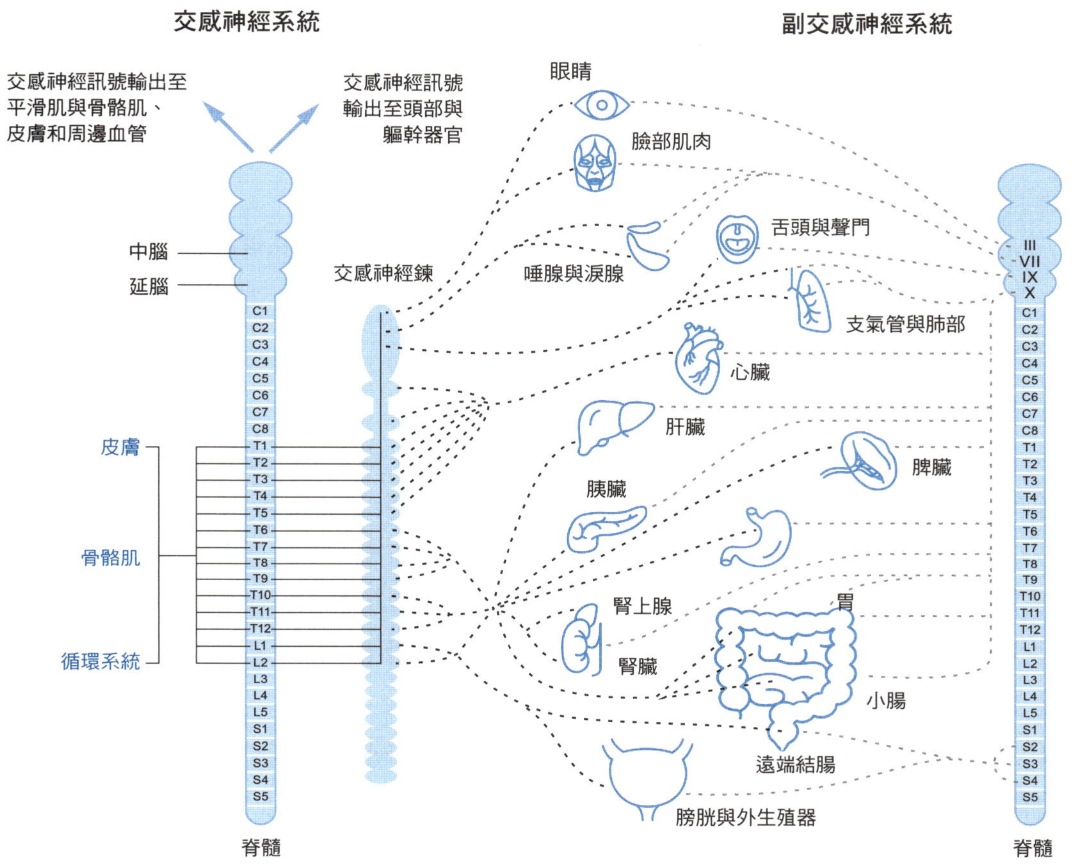

圖 5.5 自律神經系統可以分為交感神經與副交感神經兩個部分，以及皮膚系統（皮膚）和腸道系統（內臟）。

- 自律神經系統包含腸道系統，在某些個體中，消化與排泄有強烈的雙向作用。
- 自律神經系統在功能上與中樞神經系統的功能相互整合。C 類神經纖維傳送訊息到兩個系統，兩個系統也會互相影響。
- 自律神經系統接受來自許多部位的訊息，這些部位比我們在教科書上的示意圖看到得還要多。舉例來說，皮膚的重要性經常被低估，肌肉也沒有被視為自律神經系統的重要部分，傷害覺沒有呈現出來，大腦對自律神經系統的主要影響則以迷走神經為代表。

- 橫隔膜平時受自律神經控制，但我們也能用意識影響，不過橫隔膜不是唯一這樣的器官。此外，肌肉也不是我們唯一能學會控制，且通常會自動運作的身體部分。
- 自律神經系統並不是照簡單的互相抑制原理運作。交感神經和副交感神經整體活動平衡改變時，也並不是所有有機體的系統和器官活動都會呈現線性相關的增加或減少。

波吉斯（S. Porges[55]）和克雷格（A. D. Craig[56]）的著作正在擴展我們對自律神經系統的理解。雖然到目前為止，我們無法透過研究，將他們的著作與疼痛建立許多直接連結。但克雷格關於內感受的著作，和波吉斯關於迷走神經的著作，兩者都和疼痛的生活經驗，以及我們對疼痛生理學的一些理解一致。舉例來說，波吉斯在他提出的多重迷走神經理論中，描述迷走神經的有髓鞘部分具有保護與安全方面的重要性。

雖然這個描述稍嫌過度簡化，但這個理論暗示未包覆髓鞘的迷走神經，透過使身體靜止不動，參與了保護的作用。交感神經則透過逃跑與戰鬥反應保護身體。而有髓鞘的迷走神經，則是透過參與社交來保護身體。

如果多重迷走神經的某些方面能在慢性疼痛中起作用，該理論提供給疼痛管理的建議，和瑜伽老師口中的引導語類似：放鬆雙眼、放鬆舌頭、放鬆頸部，營造慈悲的感覺。這些感覺都與社交參與和感到安全有關。

需要進一步研究來評估透過自律神經系統進行疼痛管理的有效性，以及與有意識的主動行為相比，改變自主神經功能的相關重要性和雙向影響。舉例來說，在詢問「這個動作安全嗎」之後能減少動作疼痛的個體，相對於認為動作安全，該動作執行起來卻一樣疼痛的個體之間，我們能觀測到自律神經系統和中樞神經系統有什麼生理差異。換句話說，疼痛的認知改變造成的中樞神經系統變化，是否足以改變個人自律神經系統的生理特性，但對其他人則不然？第六章會更詳細討論自律神經系統。

神經矩陣模型與疼痛

以上所有疼痛生理學資訊都能被總結為：

- 疼痛是大腦製造的（當然，第一章強調疼痛是人類的經驗）。
- 疼痛會被所有因素影響，不只有傷害覺神經元、脊髓、其他感覺訊號、想法、情緒、過去經驗、對未來的預期、自律神經系統、中樞神經系統、荷爾蒙以及免疫細胞。
- 疼痛本身也會成為大腦的一種輸入訊號。

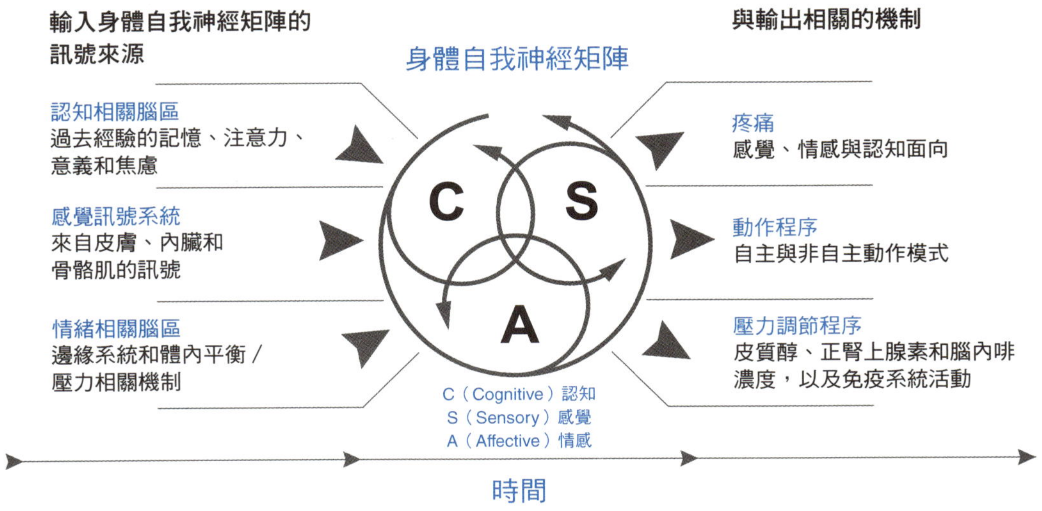

圖 5.6 身體自我神經矩陣

身體自我神經矩陣凸顯了在疼痛的產生、解決和維持中，我們生命各個面向的複雜性和交互作用。

圖片來源：修改自雷．艾倫（Rey Allen）作品，經作者同意授權

梅爾札克（Melzack）與沃爾（Wall）的「神經矩陣模型[57]」為此提供了一份示意圖。繼閘閥控制理論[58]之後，梅爾札克與瓦爾構想出一個更加複雜的系統，負責調節傷害覺訊號，比起簡單的在脊髓背角閘門控制訊號，這個系統能解釋更多疼痛的實際體驗。

這個模型比許多生理證據還早出現，證明其從生物 - 心理 - 社會角度看待疼痛以及疼痛患者的觀點相當準確。簡單來說，這個模型認為疼痛不僅是由感覺訊號輸入引起，還受到認知、情感、自主和非自主運動，以及壓力所影響。較不明顯的是，每個身體自我神經矩陣的輸出，都會立刻變為訊號輸入。如同這本書中所討論的，我們可以藉由影響訊號的輸出與輸入，以及反應輸出訊號的方式，來協助疼痛患者。

同樣重要的是，以下有各三個訊號輸入和輸出管道，這個模型建議我們，可以藉由影響其中的任一個管道來治療疼痛患者。

我們感受到疼痛的時候，疼痛會改變我們，方法非常複雜，似乎透過我們生命的每個面向影響我們，包含每個層鞘、每個自我的面向、我們生活的方式，還有我們和疼痛互動的所有關係。

根據科學，所有因素都會影響我們的生理現象和疼痛，包含：

- 我們對疼痛有意識的身體、認知和情緒反應。
- 我們是否相信能夠影響或控制疼痛。
- 自主神經系統對疼痛的反應。
- 這些系統是否傾向靜止、戰鬥或逃跑。
- 免疫和荷爾蒙系統的生理現象。
- 放慢呼吸。
- 運動，甚至是特定類型，例如節奏性的運動。
- 正念。
- 安慰劑效應。
- 碰觸。
- 期待。

- 聲音、氣味、光線、味覺。
- 睡眠。
- 營養。
- 與社會連結。
- 情感。

清單還有更多內容，包括更多生物心理社會因素，但建議由以下幾點來總結這個關於疼痛科學的章節。

疼痛真實存在。

↑

疼痛很複雜。

↑

疼痛無法預防。

不管我們多想要一個簡單的解決方法來處理可怕的疼痛經驗，疼痛科學提供的指引，都讓我們知道多數的疼痛患者都不能用簡單的療法根治疼痛。加深對於生理機制的理解雖然有所幫助，但對於疼痛患者來說，最佳的結果是人們能夠從超越生物學和生理學的角度來看待疼痛、疼痛患者，以及疼痛照護。

第六章

多重迷走神經與三質性：疼痛的自律神經調節

物理治療師、瑜伽療癒師
瑪麗莎．蘇利文（Marlysa Sullivan）

物理治療師
馬特．鄂博（Matt Erb）

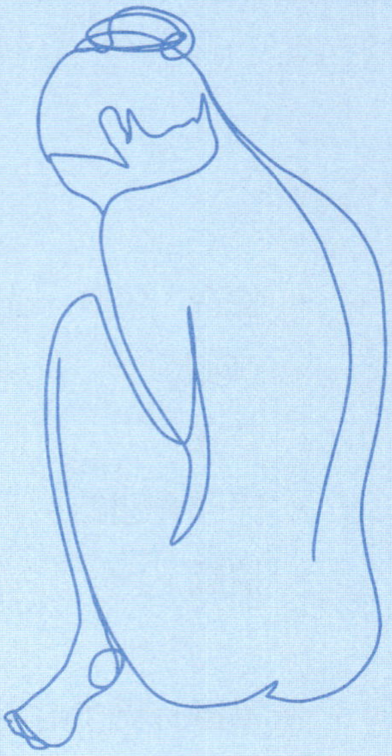

本章檢視自律神經系統失調與疼痛經驗之間的關係。並藉由探討多重迷走神經理論，闡明源於自律神經系統之生理、情緒與行為之間的關聯。本章也會將多重迷走神經理論中的神經生理學轉化為基礎瑜伽概念，這些概念會用來描述怎麼藉由瑜伽練習來調節自律神經系統，並建構系統的復原力。如此一來，將能夠培養身心健康，並減輕疼痛感。

背景：自律神經系統產生對環境的靈活反應

自律神經系統大致可分為兩部分：交感神經系統和副交感神經系統。交感神經系統負責驅動身體系統，以滿足各種需求，例如心血管、呼吸、內分泌系統。這些也包含無論內在或外在環境中，面對真實危險、感測到的危險或壓力源時，所產生的反應。這樣的反應通常稱為「戰鬥或逃跑」反應。副交感神經系統則與交感神經的驅動力相反，會尋求節省資源，重新儲存能量，讓系統成長、療癒與復原。副交感神經系統幫助維持體內平衡的反應，通常稱為「休息與消化」反應。面對威脅時，若個體認為戰鬥或逃跑都無法進行，這時副交感神經就會一起被活化，這個反應則被稱為「凍結」反應。

對目標器官來說，加速作用（交感神經系統）與減速作用（自律神經系統）或許看似相反，但這兩個作用並非互相拮抗、壁壘分明。這兩個作用反而會互動，以產生微妙而複雜的反應，應對內部與外部刺激。透過這兩個系統的合作與互相作用，能夠提供一連串應對刺激的策略；從最同步的共同活化，到只有增強活化或不活化其中一個系統，藉由調整兩個系統的比例，控制目標器官[□]。

心臟顯示交感和副交感神經系統活化程度不同的影響，包含兩個系統同時活化、活化或抑制單一系統，或者同時抑制兩個系統[□]。這樣複雜的控制能夠微調反應，也能幫助個體適應各種情況[3]。

以下的畫面可以說明交感與副交感神經互動上更常見、全身性的例子：你正在開車，開到十字路口的時候，前面的車突然急轉彎。你會感覺心臟漏了一拍，心跳開始加速。你用力踩下煞車，急轉方向盤，避免了一場車禍。好險！喘了幾口氣之後，你的心跳逐漸慢下來，恢復原本的心率，此時交感神經停止活化，副交感神經系統重新活化。倒帶回去，如果真的不幸發生車禍，則很有可能在那個時刻，交感和副交感神經系統會一起高度活化，產生「凍結」反應。又如果車禍十分嚴重，副交感神經的活動度就會超越交感神經，導致你完全「崩潰」，失去意識。

自律神經系統在自我調節與復原中扮演溝通系統

自律神經系統是身體和腦部之間的關鍵溝通系統。這個系統透過與許多身體系統的連結，同時掌管身體的驅動與休息。連結的系統包含：循環、呼吸、內分泌、消化與免疫。因此，自律神經系統相當獨特，能夠評估、整合與做出一致反應，既能驅動身體，也能回歸復原狀態，幫助調節系統，以應對內部與外部刺激[4]。

調節，更精確地來說是「自我調節」這個概念，指的是一種能力。這種能力能夠透過管理或改變應對威脅或是逆境的反應，有意識的維持系統穩定[5]。自我調節的能力常被說是「雙向的」，既需要由上而下（神經認知導向），也需要由下往上（身體導向）的過程[6]。

動作練習

坐姿或躺姿，可以閉上眼睛或輕柔的凝望一個點。注意身體的感覺，哪些部位覺得緊繃、僵硬、有壓力，或是感到放鬆與解放。將注意力放在想法與情緒，感受這些念頭的特質、速度與強度。

由上而下（神經認知導向）的例子：想像一個畫面或詞語，這個畫面或詞語能夠帶給你自在、平和、舒適的感覺。專注在這個畫面或詞語上，甚至會注意到身體某些部位有點感覺：思考這個念頭帶來的感受是什麼？是什麼質感、形體、顏色或感覺，觀察這個意圖的質地、形狀、顏色或影響是什麼？隨著你讓這個意圖的能量進入自己、穿過自己，將注意力放在身體的感覺，與剛剛比起來發生什麼改變，對剛剛感覺緊繃、僵硬、有壓力、放鬆或解放的部位來說，這個意圖有什麼作用？又怎麼影響你的想法與情緒？

由下而上（身體導向）的例子：找到一個動作，這個動作能夠帶給你的身體需要或想要的感覺，可以是安撫或放鬆身體，也可以是讓身體振奮或更穩定。可以只有單一動作，也可以是一連串有韻律的動作、站姿或是坐姿。只要符合你的意圖、需要或想要培養的特質就好。練習這個動作或姿勢一陣子，注意這個動作是怎麼改變你的感覺，改變身體的壓力、緊繃或僵硬的感覺。也注意這個動作怎麼影響你的想法與情緒。

對於從活化狀態轉為休息，以健康的應對內部與外部刺激來說，這些過程非常重要，個體對心理與生理挑戰或逆境的反應有許多組成部分。自我調節的概念包括管理這些部分，還有與之合作，例如自律神經系統的活化、想法、情緒或行為[7]。改善自我調節策略的方法，是從各方面改善身心健康，遠離各種疾病，如腸躁症、神經退化疾病、慢性疼痛、焦慮、憂鬱，以及創傷後壓力症候群（PTSD）[8]。

本章節會聚焦自律神經系統調節，與伴隨的生理、心理行為健康作用。自律神經系統調節涉及平衡交感神經與副交感神經系統的活化，讓個體在面臨挑戰後能夠恢復體內平衡狀態，進行療癒、成長與復原[9]。復原力對討論調節這件事十分重要，因為復原力代表面對挑戰的及時反應，使個體的身體和心理資源得以保存[10]。復原力包含對壓力的一致反應，該反應包含調節心理、生理與生物行為部分[11]。很多人認為，自律神經失調會削弱復原力到一定程度[12]，復原力被削弱也和管理長期疼痛的能力下降有關[13]。

自律神經失調與疼痛

開始更深入探討自律神經之前，先從臨床角度來看慢性疼痛和自律神經失調的關係，可能會有幫助。以下是目前的理解：

- 自律神經失調可以代表：交感或副交感神經主導的部分過多或不足，意指各種相對失衡的狀態，特別是這個狀態長期發生。
- 很多人認為，交感與副交感神經失衡一定程度上會導致慢性疼痛疾病，因為失衡代表系統失調，失去適應功能[14]。
  - 自律神經系統失調可能與神經系統敏感化有關[15]。
  - 自律神經系統失調與疼痛強度有關[16]。
- 慢性疼痛疾病如纖維肌痛症、類風濕性關節炎、頭痛與腸躁症，都包含各種自律神經失調的表現。
  - 纖維肌痛症患者在休息狀態和遭遇壓力時，都表現出自律神經系統過度活躍的現象[17]。

慢性疼痛中，自律神經系統失調可能是一部分的發病原因、生物指標，或兼具兩者[18]。慢性疼痛可能是壓力源，進而引發自律神經失調和削弱復原力；自律神經失調本身也可能透過削弱復原力，導致慢性疼痛（見圖 6.1）[19]。但如下圖所示，這些互動是雙向的，而且十分複雜。

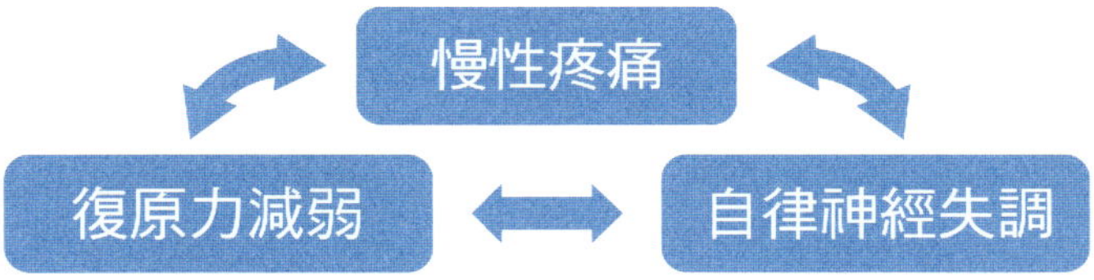

圖 6.1 疼痛、自律神經系統、復原力之間的關係循環

傷害覺、內臟與自律神經訊號輸入之間的連結與共存

神經系統構造內部，有許多部位匯聚了傷害覺、內臟與自律神經訊號輸入，這些訊號可能會互動，以調節、整合與應對內外刺激。也有人指出，中樞神經系統可能協助整合自律神經、情感、運動與行為反應，以回應傷害覺、內臟或自律神經的訊號輸入[20]。這些訊號匯聚的部位包含[21]：

- 脊髓和三叉神經角
- 腦幹
- 下視丘
- 杏仁核
- 丘腦
- 島葉皮質

迷走神經：疼痛的重要關聯？

迷走神經既扮演聯繫身體、心理與行為的連結，也作為影響這些變化的途徑。這並不是什麼新發現。各位先驅的著作，如達爾文（Darwin）、貝爾納（Bernard）、坎農（Cannon）、詹姆斯（James）和伯特（Pert），代表了思想和科學的演進。這樣的演進將迷走神經視為一個重要途徑，幫助我們了解生理、心理和行為之間，更大的神經與生理連結。

關於迷走神經與疼痛之間連結的重要考量如下：

- 迷走神經兼備內臟和身體組織的感覺（輸入）和運動（輸出）神經纖維。
  - 將近 80% 的迷走神經纖維屬於感覺神經，負責傳輸身體內部狀態的資訊到腦部[22]。來自迷走神經的資訊抵達下視丘，並在該處處理。這個過程大多不受意識控制。下視丘是調節自律神經系統的中樞構造。迷走神經除了與丘腦雙向溝通（負責感覺統合、運動統合、警醒度、疼痛調節、情緒、記憶與行為），也和涉及自我參照過程的腦部區域雙向連結（意識覺察、前額葉皮質）。由於這種雙向連結，一部分由迷走神經輸入的訊息會被帶進意識的注意範疇，特別是在訓練身體覺知的時候。

- 將近 20% 的迷走纖維神經屬於運動神經，負責傳輸心臟、呼吸、消化和炎症的副交感神經訊號，以及控制與聽覺、發音、吞嚥與呼吸相關的身體肌肉。

迷走神經的運動神經源於兩個位於腦幹的神經核：迷走背側運動核（DMN）和疑核（NA），兩者功能不同。下一個段落會討論：「連結生理、情緒與行為的框架：多重迷走神經理論」。

- 迷走神經訊號沿著脊髓和腦部結構傳遞時，訊號輸入會與傷害覺訊號合流，進而促進或抑制傷害覺訊號輸入[23]。
- 迷走神經能夠透過位於島葉、視丘、杏仁核和前額葉的投射點，調節與影響疼痛[24]。
- 迷走神經也能透過抗發炎與免疫反應調節與影響疼痛[25]。
- 疼痛對心理造成的影響與對疼痛的詮釋，是疼痛經驗的重要一部分。研究也顯示迷走神經會影響注意力調節和情緒控管[26]。
- 研究顯示，刺激迷走神經會產生抗傷害感受的效果。透過影響孤束核、藍班核和縫核，以及這些構造活化脊髓下行抑制神經元的功能，並影響神經肽，例如 GABA、血清素和腦內啡，以及這些物質的受器[27]。
- 經由測量心率變異作為副交感神經控制心臟的指標證實，迷走神經對心臟調節作用更強，與提高抗壓力韌性相關。也會造成：活化大腦不同區域，以調節對威脅評估的反應；內感受（定義見下文）、情緒和注意力調節；更能靈活應對挑戰[28]。能夠加強迷走神經調節的瑜伽練習稍後會在本章說明。其他練習也都有加強迷走神經調節或副交感神經對心臟控制的效果，例如慢速橫隔膜呼吸、鳴唱、唱誦和冥想。
- 迷走神經調節減弱與自我調節不佳有很大的關係。也會造成：行為較不靈活，適應性較低；健康狀況不佳，例如罹患紅斑性狼瘡、類風濕性關節炎和遭受創傷時，死亡率較高；罹患慢性疼痛疾病，如纖維肌痛症、骨骼肌疼痛（包括下背、頸部、肩膀、骨盆）、腸躁症候群（IBS）、頭痛和類風濕性關節炎[29]。

迷走神經的獨特構成

迷走神經擔任在臟器和大腦間雙向連通的結構和功能性角色。對臟器的覺知會深深影響情緒表達以及直覺的概念。迷走神經除了像上述所說的融合其他神經處理，如傷害覺，還可看作是全身生理、情緒與行為之間相互依賴的關鍵連結。[30]

內感受的概念對理解迷走神經在調節、復原，以及疼痛體驗中的角色都相當重要。如上述所提，構成迷走神經絕大多數的纖維都是感覺纖維。因此，迷走神經負責從身體傳輸大部分的內感受輸入到大腦。

內感受包含：從內臟傳遞訊息的過程、大腦結構與連結的接收與整合、人體系統作出反應的途徑，以及個體的情緒與認知知覺。[31] 這種接收、詮釋及回應訊息的過程（包含身體的感覺、情緒、思想）可以幫助我們釐清並完善對感覺、情緒、自主狀態之間關係的理解。[32] 當一個人對身體和情感狀態的感覺、詮釋、處理越準確，他們的適應力、自律能力，以及維持體內平衡所需的復原力就會越好。[33]

迷走神經有著如此廣泛又多面向的能力，在疼痛狀態中也能妥善協助系統的調節復原等廣大目標。[34] 透過迷走神經協調的途徑影響個體潛在的自律神經狀態，可能會改變個體對身體與情緒刺激的體驗及反應，包括傷害覺和疼痛體驗本身。

連結生理、情緒與行為的體系：多重迷走神經理論

迷走神經作為內感受和整合運動反應形成之間的通道，是多重迷走神經理論（PVT）的核心概念。[35] 多重迷走神經理論（polyvagal theory）指的是，建立基礎自律神經系統平台導致的生理狀態、心理歷程及行為特徵之間的聯繫。[36] 因此，包含自律神經系統「平台」（此為核心自律神經系統迴路的簡化結構，也是相關活化模式的簡易版）在內的改變生理狀態能力，可使不同心理和行為特徵出現，或變得可觸及。[37]

神經覺（neuroception）是潛意識對環境中安全或危險的偵測，神經覺會影響基礎自律神經系統平台，同時也會對生理、心理及行為狀態產生綜合效果。[38] 內感受也可看作是神經覺歷程的一部分，因為來自臟器的訊息也被考量在內。偵測內外

環境中的安全或危險對疼痛體驗來說很重要，因為這種偵測會影響生理反應——包括影響自我調節和復原力的體內平衡歷程——以及對內外刺激的健康、適應性心理和行為反應。

多重迷走神經理論超越了自律神經系統由正副交感神經系統構成的雙峰結構。多重迷走神經理論描述了三個不同的「神經平台」和五個整體狀態，這些源自於綜合生理、情緒及行為特質的混合與相互激發。[39] 這些神經平台會為回應環境中感知到的安全或威脅而分層激發，並得名於各自標誌性的行為。

疼痛體驗的本質奠基於心理生物學中的威脅、恐懼或危險，以及有機生命對安全和生存的驅力。多重迷走神經理論提供了這些行為驅力的理論觀點，可以協助我們理解疼痛是為了適應、保護的防禦機制。瑜伽理論的加入有助於超越將疼痛複雜性簡化為單一神經結構的必要性，同時仍強調這些生物基質的重要。

三個神經平台和五個整體狀態

1、社交溝通／腹側迷走神經複合體（VVC）

這個神經平台包括迷走神經、舌咽神經（glossopharyngeal nerve）、脊髓副神經、三叉神經以及顏面神經的運動部分。這個整合網路能減緩心跳至休息狀態，也能控制頭部、臉部、中耳、咽與支氣管的肌肉。

此神經平台名叫社交溝通，是因為連接了臟器狀態、臉部表達、溝通中的接收與表達，還有監控體內外狀況的機制。理論上，它與在偵測到安全狀態下的最佳功能表現相關，在這種情況下，更可能出現促進人類連結和社會參與的正向社會行為和積極的心理狀態，如關懷和愛。此外，這種最佳運作狀態可能會為彈性和適應性的壓力反應提供更強的生理基礎，包含系統的調節與復原力。[40]

2、防禦動員／交感神經系統（SNS）

這個神經平台就是前面提過的「戰或逃」反應。當 VVC 沒能偵測到環境是安全的，或感知到了威脅，就會啟動這個防禦機制。此機制會為回應環境中真實或感知到的危險做準備，最終目的是保證安全存活。

此神經平台最有可能產生的情緒及行為特質與恐懼、憤怒、焦慮有關，這是為了讓個體對環境中或真實感知到的威脅做出反應，例如疼痛的體驗。

3、防禦性癱瘓 / 背側迷走神經系統（DVC）

這個神經平台呈現了迷走神經中會急遽減緩並抑制系統的部分，只保留生存所需的最低限度。現今認為會啟動這個模式是由於偵測到了巨大的危險或恐懼。且雖然 DVC 和 SNS 一樣具有適應性，但它被認為可能是最原始或被動的壓力反應。

與此神經平台相關的情緒及行為特質包括一系列癱瘓、停止運作，或是解離狀態，例如假死、崩潰、「僵住」以及失去意識。

4、安全動員 / VVC 與 SNS 共同作用

此狀態是由 VVC 和 SNS 同時運作所引起。之所以稱其為安全動員，是因為這個狀態皆發生在玩樂、跳舞、運動或創意思考時。VVC 創造安全基礎，而 SNS 調動身體資源以滿足健康或其他需求。

與這項共同運作相關的情緒與行為特質包括各種創意活動，與此同時，保持情緒積極和親社會狀態（Prosocial state）的系統動員。安全動員對於促進調節與復原來說相當重要。一些瑜伽練習會利用到動態姿勢，同時鼓勵保持平靜狀態、連結體驗及平穩呼吸，這些瑜伽練習就是此狀態的一種實例。

5、安全癱瘓

此狀態是由 DVC 和 VVC 同時運作所引起。之所以稱其為安全癱瘓，是因為這個狀態發生在生產、受孕或哺乳等情況。上述時刻 VVC 會促進安全基礎，DVC 則讓系統進行安全癱瘓。已知在不同神經傳導物質存在時，同樣的迴路可能會為相異的目的而改變用途，例如本例中的催產素（oxytocin），以及為了適應威脅而促進僵直反應的抗利尿激素（vasopressin）。[41]

為回應環境中感知到的威脅或安全，會有其中一個神經平台啟動，並伴隨著相連的生理、情緒與行為特質。[42]

若已感知到安全，就可能促進恢復合一的生理狀態。此時正面情緒和行為更容

易或更有可能出現，像是平和、平靜、連結與憐憫的行為等。當 SNS 的防禦機制啟動，就會產生調動資源的整合生理、情緒與行為策略，以回應需求。而當 DVC 實行防禦性癱瘓，做出動態反應的綜合生理、情緒與行為策略就會受到約束。[43]

了解基礎神經平台如何與並存的生理、情緒與行為特徵產生關聯，並成為其中一部分，或了解迷走神經調節對這些過程的影響，都能帶來嶄新的思路，以探尋疼痛的成因與可能的干預。透過學習辨認及切換自主狀態，我們也許就能影響疼痛的潛在因素，如影響腸躁症與纖維肌痛等病症。[44]

瑜伽與自律神經系統調節

愈來愈多研究支持瑜伽練習有助於自主調節、腹側迷走神經活動、內感受，以及正向的心理與行為狀態。這些研究結果涵蓋以下瑜伽功效。

- 自律神經系統調節為瑜伽其中一項功效，這已在不同人群身上得到驗證，其中包括疼痛患者。心率變異測量可作為副交感神經系統對心臟激活程度增加的一項指標。[45]
- 增進內感受，也包含建立身體覺知。[46]
- 改善心理復原、自我概念、減少不正常的因應機制。[47]
- 有利於注意力、情感和自律神經系統調節的綜合功效。[48]
- 產生關懷和幸福感等特徵。[49]

理論認為瑜伽是個全面架構，涵蓋由上而下（注重神經認知）和由下而上（注重身體）的練習，以培養自我調節和復原力，最終實現身心靈的健康福祉。[50]

瑜伽中自律神經系統調節與復原的哲學

「自我即是永恆快樂的泉源。」

《鷓鴣氏奧義書》（*Taittiriya Upanishad*）

若要理解瑜伽在自律神經系統調節與復原中的應用，就必須先了解瑜伽的哲學觀點與世界觀。瑜伽教導人們覺知到寧靜、堅定的連結與平靜心態等。疼痛患者可以在自身體驗中發現一個層面，在這個層面上，他們可以觀察到身體感覺、思想、情緒、信念及外界刺激的起伏，而不必過度認同這些。

在身心與世界給予的波動刺激中，認識到其中深層持久的平靜，可以擴大注意力的範圍，並拓展對感覺的體驗與反應。學習如何轉移注意力，在平常或疼痛時會有的各種感覺之間轉換焦點，應能幫助個體減輕苦痛。

瑜伽的系統練習方法能引導我們認識到自身意識，隨之而來的還有平靜。因此，我們必須在能產生凝聚、增效的瑜伽範疇下練習。

對於這項認識而言，還有一個關鍵點就是，能夠辨認體驗中哪些部分持續變動，又有哪些總是不變。有個探究方法就是教導區分變動與不變的概念。「原質」這個詞涵蓋了身心靈與環境中所有易變動的因素。「神我」代表不變的覺察體驗，從中生出不受動搖的平靜。神我可以想成是「觀察者」、自我或存在源頭，以及意識本身。瑜伽的一個必需步驟就是學會辨認持續變動的原質，和總是不變的神我。

為了理解原質並將其與神我區分開來，我們定義了稱作三質性的三種基質。三質性與彼此結合，並合作創造出身心靈與世界的各種表現。三質性為悅性、變性與惰性，且各自引起以下的生理、心理和行為特質。

- 悅性：清晰、明亮、冷靜。
- 變性：活動、動員、躁動。
- 惰性：形態、穩定、惰性。

所有原質都由這三質性組成，只是比例不同，每個人的身體與自我（人格、內心想法、「本性」）也不例外。如此，我們可以退一步，探究身心靈或世界的所有刺激，以此發掘其中蘊含的三質性。明確了解悅性、變性和惰性有助於理解原質變動的體驗，以及與神我不變的體驗有何不同。

若三質性平衡，就能支持身心健康。悅性提供活力、健康、滿足和輕鬆；變性提供熱情、動機，以及諸如消化等系統過程的動力；惰性提供固定、穩定、專注和力量。

變性和惰性被認為是最有可能阻礙我們意識覺醒的根源，也因此無法得到隨之而來不動搖的平靜。變性在不平衡時，會強烈影響並引發激活狀態，例如恐懼、焦慮、憤怒。惰性不平衡時，會強烈影響並造成錯覺、蒙昧、麻木、憂鬱、疲勞。悅性也可能在不平衡時表現出不健康的疏離、逃避，或「使人沉迷享樂」（《薄伽梵歌》14.9）。[51]

練習：冥想與紀錄

請你坐下或躺下，適應一段時間後專注在你的呼吸上。想著一個能帶給你安全感或讓你冷靜的意圖，像是視覺圖像、話語、肯定都可以。

接著將你的注意力集中到身體感覺、思想、情緒或人生狀況上，任何你想深究或正在面對的。

當你專注在這個部分時，留意出現的所有身體感覺、思想、情緒、信念、與他人關係或一般生活的覺察。留意你能否在專注時還與那個安全感或冷靜的意圖保持連結。

開始審視並梳理你在身體、心靈、與他人的關係或生活中體驗的各個方面，這些體驗由這些品質組成：

- 悅性：清晰、明亮、冷靜
- 變性：活動、激發、躁動
- 惰性：穩定、蒙昧、疲勞

身體感覺、思想、情緒、信念、關係的哪些方面清晰而冷靜？哪些躁動或活躍？又有哪些穩定、枯燥或疲憊？

留意三質性的特質隨著時間是如何起伏的。同時，也要留意體驗一種穩定且持久的平靜，同時觀察、允許和體驗。

悅性與精通三質性的重要

悅性在剛開始練習瑜伽時很重要，因為悅性讓人得以一睹領悟到覺知所產生的體驗。對疼痛患者來說，這點尤其重要。在疼痛體驗之外，若還存在平靜、寧靜、平和、輕鬆或連結，就可能轉換並拓寬一個人的視野，並創造與感覺不同的關係。要幫助疼痛患者重新發掘自身能力並找到幸福靈感，這些悅性體驗就是關鍵。

雖然悅性能帶來正面體驗，它依然是三質性的一部分，也屬於原質，本質上就是容易變動的，所以悅性稍縱即逝。因此，瑜伽教導說，在悅性之外還有堅定覺知所帶來的不變喜悅與平靜。這種覺知的體悟讓人能體驗三質性的起伏、身心靈與世界的各種現象，並與內心平和保持連結。了解這點才能在疼痛中達到平靜。

「一切欲望入於他，有如諸水之入於海，雖滿盈而不擾動，這樣的人獲得寧靜平和，而不是隨逐欲望的人……」（《薄伽梵歌》2.70）[52]

在《薄伽梵歌》中，黑天（Krishna）解釋道，「超越」三質性的人能夠不偏向任何一質性的情況下，找到堅定不移的平靜（14.21）。那個人擁有覺知的體悟，所以能觀察三質性的活動而不會難以承受，或將三質性錯認為自身。那個人也變得能夠在多樣甚至相反的體驗當中保持滿足，像是苦痛與喜悅；責怪與誇讚；榮耀與恥辱（14.22-27）。

正是超脫於三質性的平靜創造了生命的韌性。一個人若能觀察三質性而不變成三質性，就得以保持平和，並與來自身心靈或外界不斷變動的刺激發展健康的關係。

這點對於疼痛處理尤為重要。作為自我疼痛管理的一個層面，疼痛患者會學習藉由悅性尋找通往平靜的途徑，之後在疼痛中堅持這股平和與輕鬆。以這個角度來看，患者可以深入探究如何改變他們和疼痛間的關係，也改變他們和身體感覺、情緒、思想、環境間的關係，這些因素揉和交雜造成了疼痛。患者得以探索三質性這項疼痛的深層原因，並體驗身心靈與世界那無窮盡的波動起伏，同時依然平靜。

三質性與神經平台的關係

多重迷走神經理論和瑜伽都能協助我們了解生理、情緒與行為過程的連結。透過影響這些基礎神經平台（多重迷走神經理論）或三質性（瑜伽），生理、情緒、行為這些互相串連的領域就有可能合一。對疼痛患者來說，瑜伽能指引他們探索生理狀態、物質與社會環境、情緒、認知、行為之間的連結或關係，同時還會教授強大的工具以實現調節和復原。

三質性和神經平台可以說是擁有一些相同的特質。因此，有人認為三質性與神經平台都可以影響彼此可觸及的程度、可能性，或互相啟動。當一種質性占主導地位時（如悅性），就可能啟動特定神經平台（社交溝通—VVC）。同樣的，當一個神經平台啟動（社交溝通—VVC），特定的一種質性就可能占主導地位（悅性）。為了好好分析這些概念，以上是簡化過的解釋，而現實中三質性和神經平台的關係說是同步與平行過程應當更為準確。

三質性和神經平台的關係可以再分為：

1、社交溝通／悅性

社交溝通神經平台和悅性產生的行為與情緒特質包括：穩定的平和、快樂或喜悅；關懷；平靜；滿足。

2、安全動員（SNS 與 VVC）／變性與悅性和惰性保持平衡

正如 SNS 在 VVC 的框架內為遊戲、創造力提供動員和激活的力量，變性也會在悅性與惰性構成的基礎中促進活動和興奮感，其中悅性為清晰，惰性為穩定。這些互相啟動的狀態（神經平台與／或三質性）讓人能體驗創造力所需的動力，以及在清晰穩定的框架內採取正確行動。換句話說，SNS 或變性並不會給系統帶來負荷與干擾，相反地，兩者可正向推動改變、行動和創造力。

3、防禦動員（SNS 主導）／變性主導

此神經平台和變性在人們以安全為目標前進時、回應真實或感知到的威脅危險時，會產生恐懼、焦慮或憤怒。SNS 或變性會逐漸改變身體，原本面對環境威脅適應良好，會變得適應不良，就像 SNS 主導下的自律神經系統失調狀態會對身體系統產生不良反應。

4、安全性癱瘓（VVC 與 DVC）／惰性與變性和悅性保持平衡

如同 VVC 與 DVC 彼此啟動時，會產生連結與親密感，惰性會促進穩定、靜止，這種穩定和靜止存在於調動身心靈資源（變性）和洞察（悅性）的框架內。將惰性和其餘三質性整合有助於我們遵守紀律，從而注意到造成疼痛的習慣，也能讓我們專注於改變所需的工作。再者，VVC 的框架可以確保惰性或 DVC 不讓系統承受重荷，乃至進入解離狀態或直接停擺。

5、防禦性癱瘓（DVC）／惰性主導

此神經平台和惰性會產生錯覺、惰性、蒙昧與疲勞。雖然可以在面對極端威脅時適應良好，也可能在系統不堪負重或維持已久時變得適應不良。在一篇近期的論文中，戈拉茨（Kolacz）與波吉斯（Porges）探討了隨著此神經平台長期存在，是否會造成腸躁症、纖維肌痛等慢性病。[53]

既然神經平台和三質性會產生共同特質，那麼培養其一，另一個就有可能變得更明顯或是更好觸及。悅性主導有助於啟動 VVC，而 VVC 啟動也會讓明性占有主導地位。

因此，瑜伽練習的方向可以是為了影響三質性，及三質性的神經生理相關因素的概念，與多重迷走神經理論神經平台的關係相應。此外，瑜伽教導我們體驗持續變動的平台與三質性，同時也透過體悟到自身覺知，持續與不變的平靜保持連結。這個結構對於影響疼痛經驗的身心關係有著重要意義。

瑜伽模型：加強疼痛管理中的調節與復原力

我們近期出版的論文中，說明了三質性與多重迷走神經理論之間的理論轉換，來顯示瑜伽是能夠加強調節與復原力的模型[54]。同樣的，這個理論能理解為幫助管理或減輕疼痛經驗的做法，也能加以應用在同一方面，重點如下：

- 藉由促進三質性中的悅性與 VVC 神經平台，下調 SNS 是非常重要的。如此可幫助個體鎮靜、找到利於恢復的身心狀態。

- 加強在神經平台和三質性狀態之間轉換的能力，也是培養回歸悅性和 VVC 的能力。這兩個能力能夠協助我們學習在疼痛經驗中，如何更快從不舒服的狀態轉為自在的狀態。個案能夠藉由反覆練習進入悅性或 VVC，增強放鬆身體與找到心靈安適的能力。
- 在疼痛經驗中，藉由更快進入悅性和 VVC 神經平台，增加安全活動與安全制動的範圍。如此可促進感受疼痛的同時，感到平靜的能力。藉由進入悅性和 VVC，能夠更清晰洞察我們習慣應對身體、心智和世俗刺激的方式，還可能從中找到長期疼痛的成因。例如，有人可能會發現造成疼痛的是慢性緊繃、維持姿勢的方式、對身體感覺的反應、念頭或情緒。這樣的發現能夠讓個案做出更健康、適應更好的反應，應對生理感覺、念頭、理念和生活中的狀況，從而緩解或減輕疼痛。隨著個人更加擅長應對刺激與回到身心恢復狀態，會逐漸建立系統的復原力。
- 透過「超越」三質性，以及持續變動的神經平台合作概念，能夠建立平靜感受堅定的基礎。最終讓個案得以減少對疼痛身體體驗的認同，進而將其視為導師與改變的催化劑，培養更深遠的穩定感、人生目的或意義。個人學會在建立平靜感的同時，不帶批判地觀察與體驗三質性和神經平台。從中與疼痛本身建立不同的關係，也和可能造成長期疼痛的生命現象以不同的方式共處。隨著時間推移，個案也能改變他們對感覺的詮釋，進而改變疼痛知覺，在疼痛經驗中保持平靜。

瑜伽練習

疼痛、神經平台和三質性之間彼此連結，瑜伽練習不僅提供我們探索三者關係的管道，也提供影響三者的方法。

透過這種相互關係，三質性和神經平台彼此影響。這樣的關係讓我們發現，瑜伽療法練習能夠幫助調節整體生理系統，促進復原力與改變疼痛體驗。瑜伽系統包含動作、呼吸、冥想和道德原則。實踐整個瑜伽系統時，能夠透過持戒與精進、調息法、體位法和冥想，結合由上而下（神經認知導向）和由下而上（身體導向）的反應流程[55]。實踐這些整體系統練習時，瑜伽就能夠影響三質性和神經平台，以同時對生理、心理與行為健康產生效果，並促進幸福感。

以此觀點來看，瑜伽練習必須兼顧整體，不能個別拆分。像是不能只用體位法改善「骨骼肌不平衡」；只練習調息法幫助「自律神經調降」；或只利用冥想調節「注意力或專注」。必須結合這些練習，才能對三質性和神經平台之間的關係發揮最佳效果，像是強化 VVC 和悅性，同時創造更強的治療框架，調配變性與惰性的比例，以及交感神經與 DVC 之間的配合。

以下會分別說明這些瑜伽的核心練習，幫助闡明這些練習對神經平台和三質性的作用。雖然在下文分別描述以方便說明，不過這些練習最好還是作為整體方法的一部分，一起被檢視、執行和體驗，而非分開處理。

持戒與精進

持戒與精進是一種道德意圖，透過持戒與精進，練習瑜伽的人能夠開始探索強化悅性和 VVC 的方法。利用其中的特性，例如不傷害或知足，個人能夠檢視自己的情緒、行動和行為，會建立還是破壞悅性和 VVC 狀態。

這些道德意圖能用來促進身心覺知，建立悅性或 VVC 體驗，進而創造自在、平和、安全、連結或恢復的感覺。此外，這些特質也能被用來改變疼痛經驗中，與其他神經平台或悅性的關係。個人學會將知足、耐心或不傷害引入恐懼、疼痛、焦慮或憂鬱的體驗中。有些刺激會透過自身的生理、心理和行為特質活化其他三質性（變性和惰性）或神經平台，我們可以得知注意這些刺激的潛力，還有改變這些刺激與我們關係的潛力。

有些身體、心理與行為習慣會造成長期疼痛，要探索這樣的習慣，持戒與精進是關鍵。個人學習轉移注意力，透過改變觀點，專注在生命的自然活力上。練習深度聆聽、敞開心胸，以及對自己慈悲、在關係中對他人發揮慈悲心，這些都能幫助與 VVC 相關的利社會反應，利他也利己，包含培養復原力[56]。最終，個人能夠在體驗變性與惰性，以及體驗交感神經與 DVC 的同時，專注在體驗悅性與 VVC 的意念上，進而獲得平靜。

體位法與調息法

調息法，例如左右鼻孔交替呼吸，或延長吐息時間。調息法被發現能夠活化副交感神經系統，促進 VVC 對心臟的控制[57]。這樣調降自律神經系統，不僅能夠增強 VVC 與悅性基礎，也能幫助增加安全活動與安全制動範圍。

體位法，包含促進恢復的動作或緩和的流動式動作，也能幫助調降自律神經。疼痛患者可以和瑜伽療癒師合作，找出獨特的姿勢或動作，以強化 VVC 和悅性。

體位法和調息法能夠幫助個人培養 VVC 與悅性狀態，也能建立靈活度，讓人透過改變姿勢或呼吸模式，靈活進出這些神經平台和三質性狀態。我們可以把瑜伽墊當作「實驗室」。舉例來說，特定的姿勢可能讓我們學會活化 SNS 與變性，但同時搭配調息法和持戒與精進的話，就能夠透過 VVC 和悅性來平衡這種活化。這樣的實驗學習，能夠讓客戶「訓練」出獨特的系統，應對他們的模式與需求，包含更強的能力，在面對更大的變性與惰性，以及自律神經系統與 DVC 的同時，還能保持悅性與 VVC；最終維持內在長久的平靜感受。

冥想

冥想練習包含其他幫助系統調節與強化復原力的方法，能夠改變與疼痛之間的關係。覺知建立練習、肯定、梵咒、口頭吟唱與調整聲調的練習，以及視覺化等方法，都能用來在疼痛中建立冷靜、平靜和幸福的感覺。此外，瑜伽透過練習有挑戰性的姿勢、控制呼吸和維持意圖與冥想狀態，進而幫助培養復原力，應對未來可能的疼痛、壓力、需求或各種不平衡狀態。

致謝

感謝史蒂芬·波吉斯（Stephen Porges）、史蒂芬妮·穆納茲（Steffany Moonaz）、蘿拉·施馬佐（Laura Schmalzl）和潔西卡·泰勒（Jessica Taylor），與我們協力完成論文「瑜伽療法與多重迷走神經理論：培養自我調節與復原力所需之傳統智慧與當代神經科學之間的轉換」。這篇論文為我們延伸至本章節大多數的部分，提供了理論背景。

第七章

結合疼痛科學教育、運動和瑜伽

物理治療師、瑜伽療癒師
尼爾 · 皮爾森（Neil Pearson）

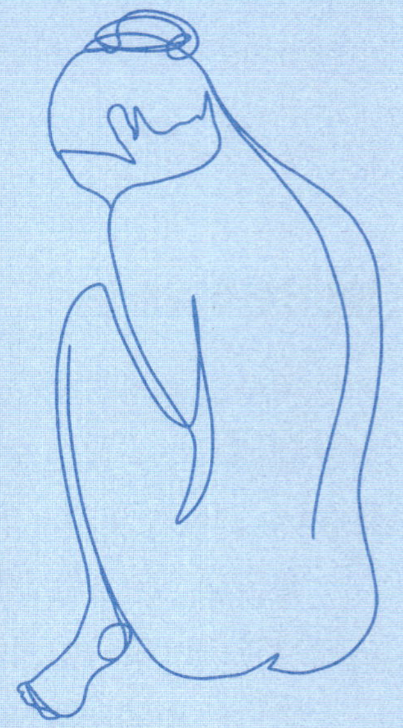

編者的話

「疼痛教育」有許多不同的名稱，像是解釋疼痛、治療性神經科學教育，以及疼痛科學教育。疼痛教育中，有關生理學與生物學的內容一般差異不大，但有些疼痛教育完全以幫助患者重新理解疼痛為目的，而有些還會解釋推薦療法和照顧計劃的基本原理及好處。此外，教授疼痛教育的人（pain educators）對於利用疼痛教育引導恢復動作所採取的教學方法也不同。舉例來說，大家都同意疼痛無法作為該做多少動作或運動的指標，但仍然眾說紛紜的是患者是否應將疼痛視為不準確的指標，並在做動作時忽略疼痛，還是應該將疼痛視為避免錯誤動作的身體機制之一。兩方團體各持己見，激烈爭辯。

有些人則表示，現今的疼痛科學教育與其他疼痛教育幾乎一樣。迄今，似乎沒有研究將特定的疼痛教育種類與其他種類相比。也許我們需要考慮的是，疼痛教育與所有疼痛照護一樣，並沒有最好的方法。如果硬要分個高下，可能會忽略患者其實需要的是大家理解他們的問題，以及如何提供幫助的重要性。背景脈絡對於治療的干預措施非常重要，而背景脈絡就是醫事人員以及患者各自的想法。一種是患者認為自身的慢性疼痛或缺陷無法改善，另一種則是醫事人員與患者共同建立概念，認為疼痛與疼痛相關的缺陷可以改變，而且是可以透過行動影響的生活面向，兩種病患的治療結果可能會截然不同。

智慧瑜伽（Jnana yoga）也叫做智瑜伽及區辨性知識的發展。有持續疼痛的人亟需機會來思考自己對疼痛的觀念與對恢復的態度，才能改善問題。疼痛科學教育和瑜伽透過各自的技巧與方法，讓人反覆獲得可以探索與深入理解的經驗。透過思考看待疼痛的方法，可以增加智慧與區辨性知識。本章內容特別探討疼痛科學教育、冥想瑜伽技巧以及動作練習，這些是患者的多元學習機會及非藥物介入疼痛管理的必要治療元素。

教育即為疼痛治療

教育可以啟迪心智，是做出改變的根基。缺乏教育，我們也許無法相信改變是可能的，無法相信疼痛可以改變，也無法相信疼痛及相關缺陷不是永久的。只要相信自己已經瞭解所需的一切知識，就會堅守立場。我們不會懷疑自己日常生活、運動或恢復動作的方法，就算無法以此得到自己想要的進步，也不會有所懷疑。幸運的話，可能會有人憑著專業要求我們換條道路，也可稱之為繞道而行，第一步是花時間思考自己對於疼痛的看法。從新的視角出發，可以獲得新知、看見更多可能和新的道路，也可以產生樂觀態度以進行改變，甚至改善疼痛問題。

知識可以改變行為，可以改變我們的思考方式、我們與自己的關係以及在社會上的表現。醫事人員給予的知識符合這幾點，但不是所有的知識都相同。關於組織病理學的知識會讓缺陷持續存在[1]，而關於疼痛生理學的知識可以增強感知和評量功能[2]並減少疼痛[3]。有些知識透過口頭或書面傳遞，有些知識透過內省和沉思獲得，而有些則來自動作、勇於嘗試新事物以及良好的成果。

教育對於疼痛患者是非常有效的治療方法。但教育與生活中的疼痛經驗相似之處，是獲得知識的過程十分複雜而且因人而異。本章所討論的瑜伽練習、動作的體驗與疼痛教育，是改變觀念的教育，也是改善疼痛患者情況的治療方法。

撰寫本章時，同時思考探討「身體」與探討「認知」的教育策略，很難避免二元化的語言。我們所經歷的生活體驗是二元的，但其實是一體的。疼痛就是疼痛，人就是人。透過區分人與疼痛，可以加強對各自的瞭解。透過將個體、神經系統、大腦和原子解構，可以進行對各自的研究。我們經常從感覺、認知和情感面向思量疼痛，從身體、心靈、精神、生物、心理、社會等層面思量人。但我們也要努力記住疼痛與人的共通之處。這個概念對疼痛管理很重要，對瞭解疼痛與疼痛患者一樣重要，因此討論疼痛時都要注意。

「疼痛管理」也是非常重要的術語之一。許多基本科學研究都支持疼痛本身可以改善的論點，而許多學者與臨床醫師認為專注於改善疼痛會產生概念的限制 —— 疼痛減緩以前，無法改善自己的健康或生活品質。本章所描述的疼痛管理包含了一些治療方法，旨在改善動作的輕鬆度、生活品質和疼痛，同時也有另一些治療方法，旨在幫助個人適應與應對持續疼痛、損傷和能力。

智慧瑜伽

智慧瑜伽（Jnana Yoga）的「Jnan」代表知識，是認知的過程，也是有意識的體驗。

智慧瑜伽透過瑜伽獲得知識，是一條透過用心智去發現心智背後的真實，來減少痛苦的道路[4]。學習智慧瑜伽需要分辨虛幻與現實、自我與非自我、永恆與短暫，是達到解脫最困難的方法[5]，至於為何最困難仍有待釐清。其中一種可能是智慧瑜伽包含難以指導的技巧，或者較少有人的人生經歷符合學習智慧瑜伽的條件。冥想時需要靜止不動也是較難成功的原因之一。對於許多有持續疼痛的人來說，長時間靜止不動與進行太多動作一樣會使疼痛加劇。撇開為何最困難不論，可以推論智慧瑜伽與大部分疼痛管理技巧一樣，並非對每個人都同樣有效。

智慧瑜伽是利用好奇心探索心智、身體以及宇宙萬物，並質疑想法與感知的真實性，據說是通往真理最直接的道路[6]。智慧瑜伽對於一些疼痛患者來說，是否為有效的改善方法？一位一年多來有劇烈疼痛的患者，被診斷患有複雜性局部疼痛症候群（CRPS），其症狀大幅改善的情況，也許可以用取得知識與智慧來解釋？他本人對於突飛猛進的解釋是：「我發現自己不需要這麼痛。」這個人多個月來練習正念且參加了以認知行為為主的疼痛管理計劃課程，是否因為重新理解自己與自己的疼痛而迅速恢復？從懷疑的態度看待此事，會認為沒有如此簡單，但是對於練習智慧瑜伽的人來說，尤其是患有 CPRS 的人，解除疼痛的強烈渴望不可或缺。

智慧瑜伽有四個支柱，其中之一就是解除疼痛的強烈渴望。其他三大支柱是明辨（discernment）、超然（detachment）和六種美德：保持平靜、控制對外在刺激的反應、捨棄與法則（Dharma）無關的一切、在痛苦中堅忍不拔、對自己的道路抱持信念，以及完全專心致志[7]。從這個清單看來，智慧瑜伽的道路需要許多前置工作。然而，對於疼痛患者來說，加強四大支柱以及六大美德勢在必行，能讓人有機會看見在疼痛管理過程中的複雜問題。

如果智慧瑜伽是治療的手段，也可能帶來反效果。練習智慧瑜伽的人在遵循這條道路時要小心。如果只有獲得知識而沒有實踐，容易讓人變得傲慢與自以為是[8]。如果沒有持續的好奇心和洞察力，容易誤將疼痛的本質理解為組織健康的直接反應，以及永久性殘疾的明確原因。

智慧瑜伽包含三種練習 —— 聆聽、沉思與冥想[9]，與勝王瑜伽不同的是沒有身體的練習，換言之，練習智慧瑜伽不鼓勵在聆聽、沉思與冥想時移動身體。反之，單獨練習智慧瑜伽是一種認知體驗，利用心智推動改變。後續介紹的勝王瑜伽則相反，是利用冥想練習和動覺體驗的效果結合以做出改變。這並不表示身體與思想需要分離，也不表示可以不改變思想就改變身體，反之亦然。然而對許多人來說，身體動作為身體帶來極大變化，可以更輕鬆地移動，這種體驗可能比相信可以更輕鬆移動的信念更加強大。

智慧瑜伽一般不會單獨練習。瑜伽療癒專業知識可以結合不同種類的瑜伽途徑和技巧以因應個人的情況。智慧瑜伽的特性常常融入勝王瑜伽與瑜伽療癒中，包含好奇心、求知慾以及運用心智探詢自身的幻覺和妄念。這對於所有疼痛管理形式來說非常重要。除了瞭解疼痛的位置、性質與劇烈程度無法準確反映身體的狀況，還要常保求知慾，因為這些相同的經歷會在動作及功能恢復過程中產生保護反應。

如果持續感到疼痛，微量的負荷也會造成疼痛加劇。就算是對身體無害的動作也可能使疼痛加劇。考慮到這一點，莫斯利（Moseley）和巴特勒（Butler）提出了一種有效策略：疼痛加劇時，患者應問自己：「這真的危險嗎？」[10] 對有些人來說，答案是「否」，動作的疼痛就因此減少了。有了新想法後，疼痛與身體功能就改變了。但有些人的答案是「我知道不危險，但還是一樣痛。」這樣的人可能需要更多時間思考或理解疼痛生理學。這或許也是對智慧瑜伽修行者的警訊，提醒需要更深入理解；理解要超越思想與邏輯，並進入生活體驗。重複擁有移動身體而不讓疼痛加劇的體驗也許可以讓認知變成現實。

智慧瑜伽是一條辛苦的道路。有時，認知上的狀態和生理的狀態並不相同，因為似乎壓力會對身體和心理的連結造成波動。舉一個生活中的例子，一個人知道香蕉皮上的咖啡色點沒什麼危險，卻又感到強烈的厭惡和恐慌感，而且忍不住想要離開或將其丟到室外擺脫它。雖然知道有棕色斑點的香蕉並不危險，但心理作用不會因此改變。如果只改變認知本身並不足以減弱自動保護反應，還需要額外的東西。

智慧瑜伽的六個美德給了我們一些指引。其中的一些策略 —— 維持平靜、控制外界刺激所引起的反應、在痛苦下堅持，以及完全專注在想要的事物上，都可用以改善「棕色斑點香蕉恐懼症」的反應。有持續疼痛的人比較容易對於疼痛增加、再次受傷或失去自我感到恐懼，但大部分智慧瑜伽給的指引都與跨學科疼痛管理計畫所教導的技巧相同。熟練自我控制、提升專注的能力，並且在痛苦中堅持運用這些技巧，這些可能是利用認知改變身體自動反應的答案所在。

由於六大美德對於尋找減少痛苦的方法非常重要，單獨利用智慧瑜伽的途徑對許多持續感到疼痛的人來說似乎極為困難。持續感到疼痛時，會讓自我效能感低下[11]，難以自我調節[12]呼吸、身體緊張程度、想法及情緒，且對於有潛在危險但強度低的刺激[13]反應異常激烈，更與生活目標和人際關係脫節[14]。雖然這些改變可能會對智慧瑜伽造成阻礙，但六大美德是疼痛患者要復原的必要條件。研究顯示，持續疼痛與身體覺知的改變有關，而身體意識可用明辨的支柱來「治療」[15]。持續疼痛與依附形式之間的連結可用超然的支柱來解釋。持續疼痛對個人造成的影響十分複雜，且必須使用適合個人的治療方法，因此智慧瑜伽可能更加困難。

對於患有持續疼痛的人來說，只遵照指導練習智慧瑜伽（或是勝王瑜伽的非體式方面），可能會被視為忽視身體狀況或否認疼痛。疼痛是身體感受的，尤其是肌肉骨骼疼痛。有些人可能認為，認知練習、洞察力和知識並非身體疼痛的解答，或認為自己的疼痛必須透過治療才能好轉。其他人可能會認為，健康專業人員著重在精神上的治療是因為相信患者本身或患者的身體並沒有問題。因此，有些人可能較能接受勝王瑜伽與特別著重改變身體的治療方法。 透過移動身體並在動作中探索身體，得以重新換個角度思考自己的信念、對疼痛的經驗和態度、身體和恢復力。

在我們討論用身體進行教育前，必須將不斷增長的重要科學研究結果納入考量，尤其是證實疼痛教育有益的研究結果，特別是疼痛生理學教育。這與智慧瑜伽相似，是一種包含認知的疼痛管理方法，而研究指出，與運動治療結合時最為有效。

疼痛教育

健康專業人員通常會提供知識給病患，知識包含與疾病、傷害、疼痛相關的資訊，可以達成以下目的：為處方治療提供理論基礎、提升患者改變行為以促進恢復的動力、減少恐懼，並且讓臨床醫生與患者有溝通的橋樑。

此外研究表示，患者來掛號時，通常會想要得知以下四個問題的答案：

1. 有什麼問題？
2. 會持續多久？
3. 醫事人員能為患者做什麼？
4. 病患能為自己做什麼？

對於感到持續疼痛的人來說，健康專業人員所提供的答案根本無法跟上我們現階段對於疼痛和治療患者的瞭解。研究人員和醫事人員，包含巴特勒（Butler）、莫斯利（Moseley）、吉福德（Gifford）、恩格爾（Engle）、梅爾扎克（Melzack）、祖茲曼（Zuzman）、洛（Louw）、雅各布斯（Jacobs）、布利肯斯塔夫（Blickenstaff）等人，做出了許多必要改變，影響了疼痛教育。即便如此，患者依然表示收到疼痛方面過時的答案，包含疼痛與組織受損密切相關、慢性疼痛會發生是因為組織無法修復、解決或抑制疼痛是醫事人員的責任等等。

對於很多患者來說，很多答案都只解釋疼痛與組織受損、疤痕組織 、退化、結構和生物力學異常與疾病過程有關。這些答案增加了患者的恐懼[16]，也影響了隨後的三個問題與其答案。患者甚至連問都不會問，因為認為問題 1 的答案的意思是「疼痛永遠不會消失，除非解決組織的問題」，還有「如果是退化，只會隨時間惡化」，以及「我除了讓情況惡化，完全束手無策，只能依靠健康專業人員來解決或抑制疼痛」。

對健康專業人員來說，回答這些問題前需要聆聽患者的背景資料，並且進行客觀的調查。同樣重要的是理解患者真正問的問題，並在回答時不踰越專業範疇。

關心持續疼痛的患者時，每個問題都有不同解讀方法，如以下例子：

- 「我是怎麼了？」如果患者這樣問，專家可以將其理解為他們是想問：「您以前有遇過有人也有這種問題嗎？」或是「您知道如何幫助我嗎？」
- 「這會持續多久？」如果患者這樣問，專家可以將其理解他們是想問問：「您認為這是可以改變的嗎？」或是「您覺得這可以多快改變？」
- 「您能為我做什麼？」如果患者這樣問，專家可以將其理解為他們是想問：「我們有什麼選擇？」、「這些治療方法有多有效？」或是「計劃是什麼？」
- 大部分感受持續疼痛的人不會問「我如何幫助自己？」大部分的人不會認為自己能有所作為，除非他們能瞭解疼痛。很多人都認為疼痛是醫學的問題，需要醫療才能改善。因此，對於這個通常未被回答的問題，我們應以堅定、具有同理心的語氣回應：「你可以學習一些技巧和技術，這也能改善現況。」患者也許不買單，然而身為醫事人員，我們的職責就是向患者提供證據，可以用「解釋疼痛教育」及「運動作為教育」的方式來進行。

另外有兩個我們需要在與疼痛患者一起進行療程時考慮的問題，尤其是同時以智慧瑜伽與勝王瑜伽為治療方法的時候。問題分別為「我動的時候感受到多大疼痛是正常的？」，以及「如果疼痛的原因本身就是動作，我要怎麼進行動作？」。疼痛很複雜，因此這兩個問題無法簡短扼要地回答。「讓疼痛指引你」等簡單的解決方法在臨床試驗幾乎沒有效果，也不是建立在專家對疼痛的認知上。更複雜的答案，屬於科學和疼痛生活經驗，這些答案請參閱下文。

疼痛科學教育

洛里默．莫斯利（Lorimer Moseley）在二〇〇七年寫道，疼痛需要重新定義[17]。同樣需要重新定義的還有疼痛的生活體驗與疼痛管理。健康專業人員必須在三件事上「思考自己的想法」：疼痛、疼痛患者、疼痛管理與持續疼痛的恢復。疼痛科學教育用相似的方法教育患者，使其瞭解需要理解的知識並改變其觀念與態度。但疼痛科學教育不僅只是教導患者所不懂的知識。患者一開始擁有自己對於疼痛和恢復的觀念。疼痛科學教育要成功，必須提供常常與患者原本觀念背道而馳的新資訊。提供資訊的方法必須讓每個人有辦法重新思考自己原先對於疼痛的想法與對恢復所抱持的態度[18]。如果面對與自己當下想法不一樣的資訊，一般人會更加堅信自己的想法，就算以關懷、專業的方法給予新的資訊也是如此。

莫斯利較早的研究主要針對有慢性下背痛的患者。他能夠證明，在標準物理治療（physical therapy，PT）的治療中加入一對一的疼痛科學教育可以在疼痛和感知殘疾方面提供優異的結果，並且這些變化在一年的跟進追蹤中持續存在（二〇〇二）[19]。

在二〇〇三年的一篇論文中，他還表示，患者獲得了疼痛神經生理學知識，幾個月後仍然記得[20]。對此的可能解釋是，患者獲得的知識與理解疼痛的「運作方式」對其有幫助，可以在生活中活用，讓移動更輕鬆、疼痛更少。同一份研究中，莫斯利指出，健康專業人員低估了患者學習疼痛生理學的能力。這顯然是接受疼痛教育的重大阻礙。即使他的研究成果貢獻良多，十五年來有非常多研究證明這種教育是達成疼痛管理計劃的一部分，許多患者依然無法得到相關處方。莫斯利團隊以外的教育學者利用解釋疼痛原則所進行的研究產生了正面的影響，也改善了一些患者的慢性疼痛情況，如頸部揮鞭症和纖維肌痛[21]。

研究疏漏確實存在。以下幾點並沒有明確的研究結果：

- 此療法具成本效益的劑量或用量。
- 單一教育課程與數個短時間教育課程的比較。
- 個人將知識推及至關於日常生活、工作行為以及不同程度疼痛知識的能力。
- 疼痛教育與居家運動指導不一致所造成的影響。
- 教育在藥物使用上的影響。
- 教育在跨學科疼痛管理計畫中的影響。
- 給予完成疼痛瑜伽療癒計劃的個人提供疼痛教育所造成的影響。
- 最有效的教育策略或教育策略組合。
- 在一對一教育外，增加大型團體（10 人以上）教育課程所產生的影響。
- 成為專業的指導者需要接受多少疼痛科學教育訓練。

這一連串的疏漏並不表示學習與應用疼痛科學教育無效。然而，最後一點仍有必要思考。從業人員在進行疼痛科學教育初期最常收到的回饋是，患者接收到的訊息是 —— 疼痛全來自於腦袋中。我們要試著將疼痛解釋為生理現象，而過程中需要經過大量練習，才能清楚向患者教育「疼痛是真的」和「不是所有疼痛都是自己想像」的道理。疼痛患者常常聽到沒有幫助的話。我們要預期他們可能會對這些有關疼痛無用的訊息感到警戒。透過練習，提供教育的健康專業人員可以更專注於依照患者的個人背景與行為反應給予建議，而不只是給予正確的生理資訊。

「解釋疼痛」的過程

疼痛教育會因教育者與研究者不同而有所差異。以下是疼痛教育重點的摘要。

- 由於疼痛生理學的複雜，必須根據個人的背景與表現進行一對一指導，才能有效教育。
- 一對一指導所需時間可能大於一小時。
- 提供的資訊包含疼痛的目的、神經元、突觸、神經傳導物質和訊號傳遞的生理學、脊髓激活和抑制，以及疼痛並不能準確代表組織受損的觀念。其他提供的資訊還包含：疼痛持續，神經系統就會改變（神經可塑性和敏感性）；可以改變神經系統與個體對於危機的反應機制（正向神經可塑性改變 ）。
- 提供的教育不涉及解剖學的佐證或關注疼痛的情感或行為面向。
- 協助人們重新定義疼痛的關鍵在於指導時使用隱喻，講述每人都經歷過或知曉的疼痛經驗。講故事能讓個人從他人經驗中學習。照理來說，與其直接告訴人們對疼痛的理解是錯誤的或與生理學不符相比，故事可以減少對新想法的抵制，讓人更願意接收新資訊。
- 口頭指導搭配圖表，以解釋特定的事實，包含神經元、傷害感受和負調控。

最近的統合分析描述了一些研究，這些研究顯示人們對殘疾的看法有所改觀，PCS（疼痛災難化；pain catastrophizing）分數下降，對進展的看法改變，對復原的態度改變，以及對於被動應對長達 30 分鐘到 4 小時教育課程的看法也有所不同。有趣的是，神經科學教育結合運動顯示出顯著的改善，效果比只有進行神經科學教育更好 [22]。總而言之，洛（Louw）[23] 從證據中發現，對於慢性肌肉骨骼疼痛疾病，有明確的證據顯示，針對疼痛的神經生理學和神經生物學的教育策略，可以對疼痛、殘疾、災難性和身體表現產生正向效果。

疼痛科學教育的主旨與智慧瑜伽有相似之處。瞭解疼痛並不是準確反映組織受損的準確指示[24]，這與發現思想背後的真相相近。從兩者的過程中可得知，我們的認知不一定正確且我們感受的疼痛受到一切因素的影響。透過學習疼痛、思考疼痛，而明白疼痛可以改善、是暫時的。對大部分人來說，下一步必須在生活及行為中實踐所學的新知，才能更深入學習。透過生活與動作，我們體驗到疼痛絕非永恆不變，而且我們確實有能力影響疼痛。

透過疼痛教育獲得對疼痛的新觀點與冥想練習、智慧瑜伽相似。兩者過程中後續的思考也有相似之處。瞭解「並非想像中那樣危險」時，就比較容易保持冷靜、控制對無害刺激的不良反應，並且分辨有害和無害的刺激。智慧瑜伽還提供了思考個人處境的機會，包含疼痛與個人的法則（dharma）或人生目標的關係，也由於瞭解疼痛是當下經歷的一部分，因此直接影響個人作為見證者、觀察疼痛的能力。兩個過程都有難度，需要有能力的老師為學生提供體驗。每個人都是獨特的，這也再一次提醒我們並非所有教育策略或智慧瑜伽技巧都適用於每個人。

教育和學習的方法：實作、觀摩、聆聽和閱讀

根據教育或學習的方法，有人可能認為智慧瑜伽和勝王瑜伽不同。智慧瑜伽的體驗較多為認知，而勝王瑜伽的體驗則有許多生物 - 心理 - 社會的面向。目前沒有研究討論我們是否應該針對個人學習方法來調整瑜伽療法或疼痛科學教育策略。此外研究顯示，無法準確評估最適合個人的學習方法，至少對於小孩來說是如此[25]。但由於許多不同瑜伽療法都指出許多人最適合某條道路，在此會簡單討論這個概念。

神經科學強調練習和反覆練習會影響學習。健康專業人員透過講座、閱讀書籍和報告，進行了大量學習。我們治療的許多患者很少以這種方式學習，甚至從完成學業後就沒有類似的學習了。過去身為健康專業學生的經驗可能讓我們相信口頭教育是最有效的，或者相信改變認知是改變行為最有效的方法。然而，資訊和教育兩者就足以改變行為嗎？獲得知識或許是第一步，但絕對不是最後一步。行為改變極為複雜且涵蓋許多因素，受到內在因素、態度、信念、動力、能力、感知威脅、自

我效能感、社會規範和社會文化背景的影響。這與為何智慧瑜伽是困難道路的觀點，以及將疼痛科學教育與動作療法結合的建議是一致的。

由於缺乏可靠的學習方式評估工具，我們可以問患者是否有偏好的學習方式。我們甚至可以問患者是否注意到所學內容的差異。例如：

您最適合的學習方法是……

- 實作
- 觀摩他人實作
- 口語引導
- 閱讀指示

「我想教您正念的技巧。您想要讓我先帶您體驗、告訴您好處、解釋背後的原理，還是讓您自己閱讀操作方法？」

「我想教您一些關於疼痛的新知識，這些知識可以幫助您行動更輕鬆，而且應該有助於減緩疼痛。您想讓我帶您體驗、解釋有用的原因，講一個關於這些知識如何幫助另一個人的故事，還是讓您先閱讀說明？」

疼痛持續時，經常有人反覆嘗試新技巧，但事後又後悔。患者的安全感、自信及過去經驗可能會影響教育的方法。透過書寫或口頭傳達的教育方法較為安全，但若要讓學習更完整、更深入，則需包含在冥想練習後，移動更輕鬆或減少疼痛的實際體驗。改變身體體驗也許比改變想法與信念更加實際。

健康專業人員沒有被教導將徒手治療、電生理治療器材或皮膚針刺技術的過程當作學習教育工具。但這些干預措施改變疼痛和改變無痛運動的能力提供了強大的教育機會。舉例來說，對患者頸部進行溫和的關節鬆動減緩疼痛並增加旋轉運動時，這時最適合向患者強調：「太棒了，您的疼痛感改善了」，還有「來看看是否可以找到您可以做的練習或動作，讓頸部動作得到相同的改善。」透過讓患者注意體驗過程的細節，將積極的治療介入轉化為機會教育，強調疼痛是可以改善的、個人可以影響疼痛的感受。

透過身體體驗的教育

目前為止，沒有研究顯示是否可以使用動作體驗作為主要教育工具，以對疼痛患者進行有效的疼痛教育。體驗是改變的重要一環。在疼痛科學教育中，患者的故事會作為教材使用。莫斯利在《痛苦的紗線》（*Painful Yarns*）中倡導了這些觀點[26]。當人們聆聽這些故事時，可能在不知不覺中身歷其境，猶如成為故事的一部分，而不只是聽故事。故事變得更加真實，人們通常可以透過故事來思考原先排斥的想法或信念。疼痛科學教育的大部分內容包含提供與一般人對身體、疼痛和疼痛管理的理解相反的資訊。故事可以給予與當下關於疼痛和恢復信念不一樣的體驗，是疼痛科學教育成功的要素之一。問題是我們是否能有效運用動作，將動作當成教育工具。透過動作進行教育是否對一些人來說較有利？比如說，對於透過「聽」與「讀」的學習方法反而會產生語言或文化障礙的人。

我們是否能不教導佐證疼痛科學教育中心思想的生理學知識？反之，我們是否能給予動作與冥想的體驗，而這些體驗一樣可以佐證中心思想？

- 疼痛可以改善。
- 即使有組織變化，也可以進行更多動作，並不會加重或加劇疼痛。
- 疼痛的位置、強度和性質並不是準確衡量組織受損的指標。
- 呼吸的方式可改變疼痛和動作。
- 肌肉張力可改變疼痛和動作。
- 想法可改變疼痛和動作。
- 壓力和快樂可改變疼痛和動作。
- 正念運動可改變疼痛和動作。

勝王瑜伽的練習提供了一個機會，深入探索利用動作和身體體驗進行教育，以及將智慧瑜伽和疼痛教育原理融入身體的想法。首先，要強調的是動作對於疼痛患者以及作為疼痛管理一部分的好處。

持續性疼痛幾乎與生活各個面向的變化息息相關：人際關係、工作、身分、自我效能感、內在控制、忍受與承受疼痛的能力、對動作的恐懼、身體覺知、身體意象、呼吸模式、肌肉張力、中樞神經系統、自律神經系統、認知、情緒、身體活動範圍、平衡感……，疼痛患者經常表示疼痛改變生活的一切。如果能讓動作更輕鬆，也許個人的一切都會變得更好，並且產生以下改變。

- 活動／運動有止痛或鎮痛的效果[27]。
- 運動有助於睡眠。[28]
- 有氧運動與認知神經功能的適度改善有關[29]。
- 運動可以透過胸部運動皮質刺激腎上腺，進而增強腎上腺的恢復能力[30]。
- 運動會改變促發炎和抗發炎巨噬細胞[31]。
- 運動會刺激神經可塑性的化學反應[32]。
- 與運動相關的內感知和感覺，運動有可能減少身體覺知和身體意象的扭曲[33]。
- 運動有助於減少焦慮[34]與憂鬱[35]。

臨床上發現運動也有助於以下面向：

- 運動有助於降低對運動和負重的敏感度。
- 運動有助於重新建立能力感與內在控制。
- 運動對於工作能力有正面影響，進而改善個性、能力以及與社會的聯繫。
- 運動有助於恢復生活品質。

現有的研究證據無法證明某種運動或活動比其他更好。我的一位物理治療導師常常告訴我，最好的運動就是個人「願意做的」運動。然而，鑒於疼痛因人而異，即使有強大的證據支持恢復運動的好處，也很難想像疼痛管理要成功，運動對每個人都一樣重要。

很多疼痛患者表示運動導致疼痛加劇[36]。原本不會造成疼痛的動作做起來卻非常痛，且就算停止動作，疼痛也不會馬上消失。這就是敏感化的症狀，一些研究者指出不是所有患有持續疼痛的人運動生理學都相同。

- 在慢性疼痛中，運動引發的止痛效果可能不存在[37]，至少在中樞敏感化的人們身上是如此。
- 疼痛與缺乏運動會改變免疫細胞，包含巨噬細胞[38]，巨噬細胞會對運動增加產生促發炎反應。在對囓齒動物的觀察中，長時間不活動後，開始增加活動的第一到二週巨噬細胞有如此反應。
- 壓力大的運動可能對腸道微生物群造成負面影響[39]，並透過功能失調的下視丘－腦垂體－腎上腺（hypothalamic pituitary adrenal；HPA）反應，對腎上腺素產生負面影響。
- 一些患有慢性疼痛的人對於壓力的反應不同，也許需要加強治療或學習從運動壓力中恢復[40]。在運動和恢復過程中找到最適合的壓力程度非常重要。

與所有治療方法同理，採用運動用來治療疼痛患者時，也可能產生負面影響。找到正確的劑量與正確的運動，並且與其他治療方法交替使用，對於教育與治療至關重要。

勝王瑜伽

勝王瑜伽有八個面向，雖然有各自的屬性，也可以互相貫連。

- **持戒（Yamas）**：在世界上的行為。
- **精進（Niyamas）**：對待自己的方式。
- **體位法（Asana）**：身體姿勢。
- **調息（Pranayama）**：能量／呼吸調節。
- **收攝感官（Pratyahara）**：對內在感覺和體驗的覺知。
- **專注（Dharana）**：注意力和專注力。
- **禪那（Dhyana）**：冥想。
- **三摩地（Samadhi）**：與神性連結並尋找平靜。

勝王瑜伽提供了透過經驗學習的機會，練習的技巧分為覺知、自我調節和冥想，每個技巧都是透過固定姿勢和動作練習。過程中，練習者由他人指導，幫助呼吸的覺知、身體的感覺、想法及情緒的變化。調節技術指導在休息時以及不同難度的姿勢和動作期間對身體、呼吸、思想和情緒的調節。冥想技巧和指導可以激發對自我的各個方面的思考，思考與自我和與他人的關係，以及相關的行為。

這些練習的目標是消除疼痛和與神性連結，但人們透過反覆練習也能對疼痛有更深入的瞭解，包含疼痛如何影響身體、呼吸、想法、情緒與人際關係，更包含了人們本身如何影響疼痛以及自己的身體、呼吸、想法與情緒。提供了學習機會和指導來思考人們對疼痛的看法。

人們可以透過冥想的體驗，探索當下對於疼痛與疼痛管理的想法、信念和態度是否與當下的體驗相符。然而，這並不完全是透過自我引導，而是有瑜伽療癒師引導個人使用從未想過或試過的技巧。這樣一來，個人就獲得更多工具以協助緩解疼痛、改善疼痛所影響的各個生活面向，於是擁有更多選擇。瑜伽不僅顯示人們可以變得更靈活，還讓人們在過程中持續提高適應性。

動作練習提供了額外機會，讓疼痛患者瞭解疼痛可以改善、活動可以增加。動作練習讓人反思自己對於身體的既定觀念，可算是一種智慧瑜伽；動作練習是一種探索技巧，讓自己對疼痛、動作與身體的理解產生好奇，可算是疼痛教育的一種。瑜伽體位法的新奇體驗、整體寧靜氛圍、練習的儀式感、老師的音量和語調以及隨時可以改變或暫停，都有可能對這個過程產生潛在影響。我們所指導的人在運動時，不會引起疼痛加劇，並且隨著時間經過，動作越來越輕鬆。這就是一個重要的教育媒介。

研究人員解釋，只要有疼痛，大腦的部分區域、神經系統以及免疫系統都會做出反應，就好像真的有危機一樣[41]。因此，改變危險的定義，動作中的疼痛就會隨之改變。以多重迷走神經理論（polyvagal theory）為指引[42]，許多社會參與活動都會調動副交感神經系統，減少危險的跡象，包括平靜的嗓音與表情、以同理心傾聽、減少肌肉緊繃，以及平靜緩慢且有節奏的呼吸。致力於找到更多證據，證明運動期間與體式期間沒有安全疑慮，是改善疼痛以及將運動作為教育的有效方法。

結合疼痛科學教育與勝王瑜伽

結合疼痛科學與瑜伽的方法多不勝數，其中一種是同時指導從業人員疼痛科學的內容，以及疼痛科學的過程與目標；另一種則是在患者練習瑜伽前或練習瑜伽的過程中給予疼痛科學教育。如果從業人員可以向患者解釋為什麼運動或瑜伽技巧能導致生理上的改變，抑或身體還沒有改變的原因，就能增加患者的動力、自信與毅力。作為自我管理技巧的運動與瑜伽，需透過練習才會熟能生巧、漸趨有效。透過瞭解疼痛科學教育的原理與技巧，從業人員也能利用瑜伽的經驗，傳達疼痛科學的主要原則。有些人如果尚未瞭解生理和／或心理的原理，可能不願完全參與瑜伽技巧的練習，而其他人則是在「體驗到」能更輕鬆完成動作前，較缺乏興趣或無法掌握「它是如何運作的」。

由於疼痛具有許多面向，因此治療疼痛的方法也要多方面著手。雖然分層治療的效率或許不彰，但與採取單一治療方法、排斥其他方法相比，仍是治療疼痛的最有效做法。運動、疼痛科學教育和瑜伽都有憑有據，包含了疼痛管理的所有面向，但健康專業教育仍比較重視醫學、藥物以及實體性治療干預。運動、疼痛科學教育和瑜伽是非藥物干預疼痛照護的基礎，也是在高成本醫療管理中斷或無法取得後所必須採取的治療方法。透過結合不同的方式，我們為疼痛患者提供綜合的認知行為和潛在的生物 - 心理 - 社會治療方法。

第八章

疼痛照護中的呼吸和調息

物理治療師、瑜伽療癒師
雪莉·普羅斯柯（Shelly Prosko）

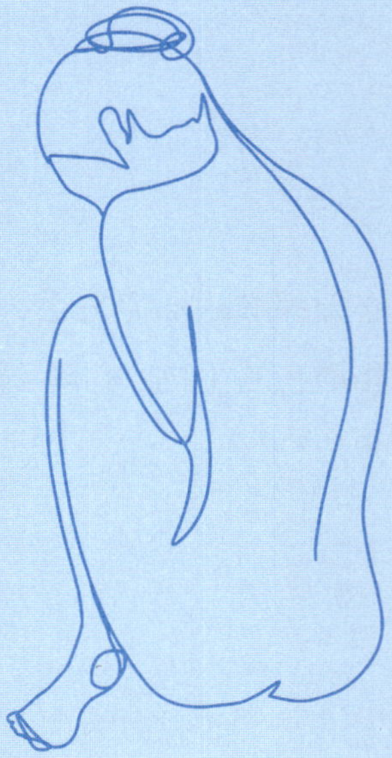

呼吸是連結生命與意識的橋樑，將你的身體與思想結合。

——釋一行*

我們常常聽到或使用「呼吸就對了」的說法。如果突然被情緒所淹沒，我們會用「我無法呼吸」或「倒抽一口氣」等詞彙以表達內心驚訝、害怕或驚喜的強烈情緒。我們經常注意到，如果一個小孩因為非常沮喪而哭泣，或收到親人遭遇不幸的消息時，呼吸模式會明顯改變：也許大口喘氣、憋氣或因過度呼吸而讓呼吸變得短淺。一般來說，當我們發現一個人因為情緒劇烈波動或突然感受劇烈疼痛而呼吸困難時，會立刻關心並給予「呼吸就對了」的建議。身為陪伴疼痛患者的健康照護人員，我們可能會注意到同時患有急性與慢性疼痛的人，其呼吸模式與一般人不同。反之，如果一般人的呼吸模式發生變化，可能代表此人的疼痛、情緒、動作策略及整體心靈狀態發生改變。

透過直覺和經驗，我們知道呼吸是帶來改變的強大推手，而呼吸也能提供反映身心狀態的資訊。但科學如何解釋呼吸與疼痛之間的關係？是否有證據證明疼痛會導致呼吸模式改變？如果是，又是否能透過改變呼吸模式而改善疼痛？研究中是如

* From "The Miracle of Mindfulness" by Thich Nhat Hanh

何解釋瑜伽呼吸練習的好處，而我們是否能將其應用在疼痛患者身上？這些做法在診療環境中是否容易取得且可反覆使用？呼吸練習是否有任何潛在的限制或風險因素？本章將探討這些問題，並從呼吸意識和調節練習的角度探討瑜伽在疼痛照護中所扮演的角色。

調息、呼吸和呼吸模式障礙

調息（Pranayama）是本書第四章所討論勝王瑜伽的第四支，常見的定義是呼吸練習。然而，呼吸練習這個定義無法解釋調息的整體概念。調息更直接的翻譯是控制、調節或擴展我們體內的氣（生命力或能量）。呼吸技巧可以成為引導氣或能量的工具。換言之，呼吸是延長我們體內生命能量過程的關鍵。

我最喜歡的調息定義之一是「學習如何最有效地利用吸入的每一點空氣和所吸收之氣的藝術」[1]。最佳呼吸法並不一定表示吸入更多空氣，而是配合當下需求及意圖所採用的更有效呼吸方式，甚至通常會吸入更少空氣。事實上，過度呼吸或過度換氣是最常見的呼吸模式障礙（BPDs）之一[2]，而過度換氣（呼吸超過代謝需求）與疼痛之間似乎有關聯，將在本章討論。

在本章中，「瑜伽呼吸法」與「調息」兩個術語會交替使用；「呼吸覺知」和「調節練習」則會有所區分。

呼吸

呼吸是具有多種功能的複雜系統，其中最明顯的功能是將空氣吸入和呼出肺部進行氣體交換，也有許多其他功能，如以下例子。

- 發聲需要呼氣時空氣通過喉部。
- 嗅覺需要吸氣時空氣通過鼻孔。
- 呼吸影響血管和淋巴循環以及腸道蠕動[3]。
- 橫膈膜有助於調節腹內壓，是核心策略系統的一部分——呼吸過程中橫膈膜的運動會影響脊椎和肋骨的活動度、活動效率、姿勢和平衡策略[4]。

研究顯示，呼吸不僅會影響我們在生物力學和解剖學上的組成，還會影響生存的各個面向。舉例來說，呼吸：

- 與內感受處理密切相關，可以反映身體的生理狀況[5]。
- 可能影響我們的情緒[6]、心理狀態和認知[7]，並受其影響。
- 可能影響我們的自律神經系統（ANS）[8]，並受其影響。
- 可以將我們的「意識與身體狀態連結」[9]。
- 可以影響疼痛[10]。

反過來說，我們的姿勢、運動模式、情緒、思想、自律神經系統狀態和疼痛都會影響呼吸。因此，呼吸的任何變化都會進一步造成上述系統的變化，從而影響呼吸與生存各方面複雜的交織連繫。

換句話說，呼吸是「具有多種功能的複雜心理物理學系統」[11]，也是促成改變的關鍵要素。

也許呼吸能夠影響所有層鞘，而所有層鞘也可以影響呼吸。呼吸與喜悅層（精神層鞘）的連結又是如何？許多古老的智慧傳統相信呼吸與精神之間有著重要的連結。有趣的是，英文的「spirit（精神）」源自拉丁語的「spiritus」，意思為「呼吸」，而古希臘字「pneuma」的翻譯是「呼吸」、「靈魂」或「精神」。或者與其說呼吸與精神之間有「連結」，不如說兩者是相同的，而且密不可分。

呼吸的控制很複雜，可以是自主也可以是非自主。呼吸控制的要素包含相互依賴的神經與化學過程，其發生在周邊神經系統、腦幹和更高的大腦中心。所有呼吸生理學教科書都有提供相關概述，對於不熟悉這些調節機制的讀者來說，學習一下也許有所幫助。

呼吸模式障礙（BPDs）

適當或健康的呼吸模式可被定義為最有效的呼吸模式，使用最少肌肉力量與能量就能達到代謝所需的最佳組織氧合任務。在文獻中，呼吸模式障礙的討論已進行了數十年，並且與病理性肺病不同。呼吸模式障礙並沒有通用的定義，但克利夫頓·史密斯（Clifton-Smith）和羅利（Rowley）使用的合理定義為：「足以引起症狀的持續不適當呼吸，但其沒有明顯的器質性原因」[12]。

這可能包含以下幾種模式：由上胸主導，長期過度使用呼吸輔助肌群；動態胸腔過度充氣（dynamic chest hyperinflation），可能是由持續呼氣不足所造成；慢性過度換氣（chronic hyperventilation），由超出新陳代謝需求的過度呼吸所造成。過度呼吸或慢性過度換氣是最常見的呼吸模式障礙之一，可能造成低二氧化碳血症（hypocapnia）、低動脈二氧化碳分壓（$PaCO_2$）或低吐氣末端二氧化碳分壓（PET CO_2），進而導致呼吸性鹼中毒。經證實，呼吸性鹼中毒會誘發體內交感神經主導的狀態，導致一連串反應，如肌肉更容易緊繃或痙攣、感覺異常、血管收縮、缺血以及向組織釋放的氧氣減少（波爾效應）[13]。這種交感神經主導的狀態還可能進一步造成疼痛、疲勞和焦慮[14]。因此，指導人們「深呼吸」不一定每次都有用，還可能導致呼吸與過度呼吸或過度換氣的速率一致。

二氧化碳監測儀可以成為臨床上測量吐氣末端二氧化碳分壓（PET CO_2）的實用方法；然而，要記住的是，低二氧化碳血症並非絕對會導致這些症狀[15]，而這些症狀也可能在沒有低二氧化碳血症的情況下出現。可能還有其他機制導致疼痛患者出現呼吸模式障礙[16]。

奈梅亨問卷（Nijmegen Questionnaire）最初於一九八二年推出，用於檢測可能從二氧化碳監測儀反饋中受益的過度換氣症狀患者。然而，問卷的創建者最近澄清，奈梅亨得分並不能作為過度換氣症候群（HVS）或低二氧化碳血症的指標，而是可以作為與壓力和焦慮有關之呼吸主觀主訴的呼吸功能失調篩檢工具[17]。

「奈梅亨問卷主要反映呼吸之主觀、心理層面及其對壓力的反應」，並不作為過度換氣症候群的診斷工具[18]。該調查問卷可幫助指導臨床醫生，瞭解誰可以透過呼吸調節練習而獲得改善。

呼吸覺知與調節的差異

呼吸覺知和呼吸調節練習值得區分開來，因為兩者都與疼痛照護相關且都具有價值。

1. 呼吸覺知

呼吸覺知是單純注意呼吸而不試圖改變任何事物。覺知練習是控制注意力與保持專注的練習方法。呼吸覺知練習可能包含觀察呼吸的以下特徵：速率、節奏和深度；僵硬或流暢的感覺；氣息進入和離開鼻孔時的溫度；吸氣和呼氣的長度；吸氣和呼氣之間連貫或是有停頓；氣息如何在體內移動。練習時所採取的姿勢可能會改變個人的體驗。自己試試看吧！嘗試以俯臥、仰臥和坐姿進行呼吸覺知練習，體驗一下不同的地方在哪裡。

建議從放鬆或相對輕鬆的姿勢和狀態開始呼吸覺知練習，可以在一天中任何時間進行（一到兩分鐘即可）。如果以後遇到不適或痛苦的情形，如進行會引起疼痛的動作時，就會更明顯注意到呼吸模式或呼吸品質的變化。人們可以自我評估呼吸的情況，瞭解自己當下的狀態，比如說身體、心智或情緒是否緊張。

呼吸覺知練習還可以讓人有機會開始注意呼吸、緊張和疼痛之間的相互關係，讓人直接體驗到疼痛的複雜性，並以體驗的方式給予疼痛科學教育。換句話說，透過直接體驗，呼吸覺知練習也可作為疼痛教育的方法。

案例分享

彼得（為保密個人資料已更改病患姓名）二十多年來一直患有持續性下背疼痛。僅僅上了一堂課，進行了約三分鐘的呼吸覺知練習後，彼得當天稍晚時發現，自己每當彎腰、進出汽車座位和站起來時都會憋氣。後來他注意到，憋氣時整個軀幹區域周圍的肌肉會更緊繃而且更呈現防備狀態。經過四天每天堅持練習這種短暫的呼吸覺知練習後，彼得也發現，每當自己想到有壓力的情境也會憋氣，似乎導致他的背部疼痛加重。他還描述了當他感到憤怒和沮喪時，注意到自己的呼吸非常短淺、僵硬且「在胸部上方」，下背和腹部周圍的肌肉則呈現緊繃。他表示覺得自己吸不到足夠的空氣，就像快窒息一樣。這些呼吸覺知體驗是彼得必須跨出的第一步，以理解呼吸的價值以及呼吸與思想、情緒、動作和疼痛經驗之間的連結。

在《帕坦伽利瑜伽經》中，呼吸覺知是集中注意力的五個領域之一。詳見第九章，瞭解收攝感官（pratyahara）以及以覺知和覺知練習為中心的科學，其中也包括疼痛患者的呼吸感官。

2. 呼吸調節

> 透過調節呼吸，尤其是專注於呼氣和練習中帶來的呼吸自然靜止，也可以使心靈平靜。
>
> 《瑜伽經》1.34[19]

呼吸調節是操控或控制呼吸的各個面向，可能包含改變呼吸頻率、節奏或吸氣與呼氣的長度，透過有意識的呼吸視覺化或操縱呼吸模式（腹式／腹部呼吸與肋外側，或後外側擴張呼吸與上胸呼吸）來操控注意力或專注。

瑜伽中有多種呼吸控制練習，本章無法逐一詳述，但列出以下一些常見於疼痛研究中以及我和同事發現對疼痛患者有幫助的呼吸練習：蜂鳴式呼吸法（bhramari）、三段式呼吸（dirga）、鼻孔交替呼吸法（nadi shodhana）、腹式呼吸、「更悠長－更順暢－更柔和」、延長呼氣以及慢節奏呼吸等常用的呼吸練習；也包括提升能量或「平靜警覺」練習的勝利式呼吸（ujjayi）。這些練習的描述可以在瑜伽文獻中找到，以下會簡要概述其中幾種。

其中慢節奏呼吸（SPB）或深度緩慢呼吸（DSB）是疼痛研究中最常用的呼吸方法。

- **慢節奏呼吸（SPB）**：呼吸頻率降低至個人正常速率的一半。如果個人正常的呼吸頻率是每分鐘呼吸 14 次（14bpm），慢節奏呼吸的節奏就會是 7 bpm。一開始嘗試可能會感到非常不舒服，對神經系統造成更多焦慮和威脅，而且可能完全沒有平靜的感覺。通常，我會從下面描述的「更悠長－更順暢－更柔和」開始，逐漸調整到對個人來說更為舒適、愉悅甚至是平靜的緩慢節奏。
- **深度緩慢呼吸（DSB）**：五秒吸氣和五秒呼氣（6 bpm）。再次強調，跟隨外部節奏一開始可能會讓人感到不舒服或不安全，且可能無法成功改變疼痛感受。透過練習，人的生理機能最終可能會做出適當反應，變得更平靜。然而，由於對於持續疼痛患者進行的研究還不夠充足，因此這一點尚未得到確認，我們稍後會做進一步討論。

- **延長呼氣：**逐步達到吸氣：呼氣為 1：2 的比例。我們可以從單純延長呼氣一秒鐘開始，習慣後再增加一秒鐘。每個呼吸長度需要大約五個週期才能達到 1：2 的比例。舉例來說，如果吸氣是四拍，呼氣就會是八拍。
- **更悠長－更順暢－更柔和 [20]：**皮爾森（Pearson）描述了呼吸的提示是更悠長、更順暢和更柔和（而不是「更深」）。這一般有助於人們更冷靜、更耐心地呼吸，而不會急躁或強迫。有用的提示包括讓呼氣「持續並延長」且吸氣緩慢，就像「慢慢品味」呼吸一樣。我經常發現「深吸一口氣」或「深呼吸」的提示可能會導致過度呼吸，或過度用力吸氣，並在不必要時徵召呼吸輔助肌群參與。當然，與任何提示一樣，是否使用這種提示取決於意圖以及對預期結果的後續有效程度。這種類型的呼吸可以與其他呼吸練習結合使用，例如鼻孔交替呼吸法、腹式呼吸或勝利式呼吸。
- **呼吸觀想：**想像空氣充斥並擴散到身體的各個部位：下背、腹部、側肋、後肋、前胸、腋下肋骨，或身體的任何區域。舉例來說，練習三段式呼吸（three-part breath），在吸氣時可以想像空氣充斥身體並擴張至腹部，接著至肋骨，再到上胸部；呼氣時排出上胸部、接著是肋骨和腹部的空氣。患有下背疼痛的人一般下背周圍的區域會保持僵硬，對此可以給予溫和的提示，引導呼吸來舒緩僵硬、受保護和戒備的區域。呼吸練習時所採取的不同姿勢通常會帶來不同的體驗。
- **鼻孔交替呼吸法（nadi shodhana）：**用手指輕輕按壓住一側鼻孔，封閉其鼻腔通道，透過一側鼻孔吸氣，然後改封住對側鼻孔，透過另一個鼻孔呼氣。在另一側重複這個步驟，繼續交替進行。修改後的版本僅透過意念來練習，而不使用手指來關閉鼻道。

案例分享

彼得學習了在放鬆且舒適的姿勢下進行「更悠長－更順暢－更柔和」的呼吸調節練習。然後，專業照護人員指導他，在發現自己屏住呼吸時嘗試這種練習。彼得表示這讓他移動更容易且較不緊繃，疼痛也時常因此減輕。這也讓彼得獲得了經驗，知道可以透過改變呼吸來影響自己的動作和疼痛，讓他有了自我掌控感，也加強了自我效能感。這是一種他可以在日常生活中隨時獨立練習的方法。

彼得注意到自己在過度思考、思索疼痛或壓力大的情況時會屏住呼吸後，也開始採用「更悠長－更順暢－更柔和」的呼吸練習。他表示這種練習明顯幫助他回到當下，並消除了腦海中的繁瑣念頭，包括疼痛無法控制的想法，通常一旦如此疼痛就會減輕。彼得注意到自己在憤怒或沮喪時（當他感到窒息時）呼吸會變得又淺又快，這時他也會運用這種呼吸練習。他表示，較長的呼氣讓他感覺更集中、更平靜，有一種「放下」的感覺，甚至減輕了的焦慮感。

在上述例子中，彼得成功使用呼吸調節練習來自我調節身體緊張、動作、思維和情緒等面向。

簡而言之，如果我們從呼吸覺知著手，臨床醫生和疼痛患者都可以深入了解患者本身的需求以及是否有呼吸調節的必要。如果疼痛患者能夠自我調節，改變疼痛體驗的可能性將會提升。

研究有何發現？

以下部分將回顧有關瑜伽呼吸調節練習的文獻，包含一般效果、疼痛對呼吸的影響，以及呼吸調節練習對疼痛的影響，並探討其中的潛在機制、研究缺失以及研究限制。

瑜伽呼吸練習效果研究

索吉（Saoji）等人於二〇一七年發表了一篇關於瑜伽呼吸調節練習效果研究的敘述性綜論[21]。該綜論包含68項研究，囊括了各種瑜伽呼吸練習，如鼻孔交替呼吸法（nadi shodhana）、太陽呼吸法（surya anuloma viloma）、月亮呼吸法（chandra anuloma viloma)、勝利式呼吸法（ujjayi）、蜂鳴式呼吸法（bhramari）、頭顱清明呼吸法（kapalabhati）和風箱式呼吸法（bhastrika）。該綜論指出，這些瑜伽呼吸練習影響了健康受試者的神經認知、心理生理、生化、心肺和代謝功能。該綜論還顯示了瑜伽呼吸練習對焦慮、心血管疾病、呼吸系統疾病、中風、糖尿病和癌症患者的各種正面效果。該綜述也收錄了一篇測量慢速呼吸（個人正常速率的50%）對疼痛之影響的研究[22]。健康受試者表示疼痛強度和不愉快指數有所降低，但患有纖維肌痛的持續疼痛患者並未表示疼痛減輕。

迄今還沒有關於特定調息練習對持續疼痛患者之影響的研究。然而，SPB和DSB等呼吸調節練習經常用於瑜伽療法，也是疼痛和呼吸的相關研究中最常用的練習。因此，雖然SPB和DSB在文獻中並不一定被稱為調息法，但仍可視為瑜伽呼吸練習。

研究發現，DSB會增加呼吸竇性心律不齊（RSA）、心率變異（HRV）和感壓反射敏感度[23]並降低化學反射敏感性[24]。

勝利式呼吸是一種調息練習，由通過鼻孔的緩慢、深沉和有節奏的模式組成，由於聲門部分閉合，導致氣道阻力增加，據推測可以刺激迷走神經[25]，因此有助於自律神經系統的調節[26]。此外，據推測，每分鐘六次或更少的慢速、有節奏的呼吸會導致自律神經系統轉變為副交感神經主導狀態[27]，也可透過刺激迷走神經做到[28]。這些迷走神經路徑在視丘進行協調，將訊息發送到涉及自我調節歷程（如情緒控制和注意力）的大腦區域[29]。可以發現這可能對疼痛患者具有潛在好處，就像前面提到的彼得一樣。

我們強調慢速、有節奏的呼吸，因為大部分採用的研究都以這種模式為基礎；然而，值得注意的是，更快的呼吸節奏可能也有好處，如增強記憶力和感覺運動表現[30]。更快節奏的呼吸，如頭顱清明呼吸法[31]和風箱式呼吸法[32]似乎可以增強交感神經系統的活動；然而，在索吉等人二〇一七年的綜論中，有一項研究表明風箱式呼吸法似乎增強了副交感神經系統的活動[33]。

雖然關係尚不清楚，但功能性磁振造影（fMRI）研究顯示，呼吸深度和速率的變化似乎與包括基底核在內的許多大腦區域的信號變化有關[34]。其他研究顯示，基底核會參與疼痛的運動、情緒、認知和自主反應的處理[35]。這僅是推測，但也許調節呼吸的速率和深度可能經由基底核影響對疼痛的各種反應，進而有助於調節疼痛體驗。

鼻孔交替呼吸法已被證明可以降低血壓、增加心率變異（HRV） 和副交感神經系統活動[36]，以及影響持續注意力之認知參數的變化[37]。施馬爾茨爾（Schmalzl）和同事進行了一項研究，將健康的年輕人隨機分配到兩個不同的組別。一組練習專注於呼吸的瑜伽，包括交替鼻孔呼吸，而另一組則更專注於運動。研究發現，與注重運動的組別相比，強調呼吸的組別表現出更好的持續注意力[38]。鼻孔交替呼吸法之影響的研究大綱，建議閱讀施馬爾茨爾等人在《健康照護中的瑜伽原則與實踐》[39] 中的「瑜伽心理生理學研究」章節和索吉等人的敘事綜論[40]。

淨化呼吸瑜伽（Sudarshan Kriya Yogic，SKY）的呼吸計畫已被研究，包括四個部分：勝利式呼吸法、風箱式呼吸法、唱誦 om 和淨化呼吸法（Sudarshan Kriya，獨特的循環呼吸形式）。作者群提出，與練習 SKY 呼吸相關的「平靜警覺」機制可能包括刺激副交感神經系統、抑制壓力反應系統、透過丘腦核平衡皮質區域以及促進催產素和催乳素的釋放。有關他們神經生理學模型的詳細描述，請詳見布朗（Brown）和格巴格（Gerbarg）的著作[41]。

限制

呼吸覺知、SPB、DSB、鼻孔交替呼吸（或其他鼻孔控制法）和蜂鳴式呼吸法等瑜伽呼吸練習，更容易重複進行，而參與者技巧展現的一致性與方法的傳遞使其更可靠。相較之下，勝利式呼吸法、風箱式呼吸法、頭顱清明呼吸法或淨化呼吸瑜伽呼吸法等呼吸練習更需要特定而複雜的指導，健康照護人員更須接受特殊訓練才能安全且一致地指導這些練習方法。舉例來說，布朗和格巴格的研究中使用的淨化呼吸瑜伽呼吸法需要 22 小時的課程。研究者建議，需要訓練有素的教師來指導這些呼吸技巧，以「傳達微妙之處並確保正確執行」，同時「強烈建議修習後續課程以修正和改進每個人的練習」[42]。

索吉等人的文獻綜論提到了一些該綜論的限制，其中包括「並未嘗試確立文獻中所呈現數據的統計效度」[43]，並指出這些研究缺乏研究方法上的嚴謹。儘管瑜伽呼吸整體上有許多不錯的效果，他們指出有必要進一步研究，包括擴大研究規模與確保更嚴謹的瑜伽呼吸研究方法設計。此外，我們不確定這些研究中的好處是否適用於疼痛患者。我想補充的是，有必要研究特定瑜伽呼吸練習對慢性疼痛患者在各方面上的影響。

疼痛對呼吸的影響

賈法裡（Jafari）等人在一篇關於疼痛與呼吸的系統性綜論中發現，健康受試者受到突然的有害刺激而導致急性疼痛時，表現出呼吸頻率、呼吸量和吸氣流速增加的模式[44]。

在持續疼痛的情況下，研究結果相對一致，表現出每分鐘換氣增加的過度換氣，原因可能是更深或更快的呼吸，或兩者兼而有之。

然而，持續疼痛患者呼吸模式的變化尚不清楚，研究也較少。在賈法裡的系統性綜論中，只有格林（Glynn）等人的研究包括了持續性疼痛患者。過度換氣是臨床上疼痛過程中的呼吸反應[45]。過去的研究顯示，在沒有施加實際有害刺激的情況下，過度換氣也會在預期疼痛時出現[46]。賈法裡等人總結指出「這些過度換氣效應似乎並不來自傷害覺受體的刺激，而是可能反映出對潛在或實際令人厭惡的事件（如疼痛）所產生的恐懼、恐慌和無法控制的影響。」[47] 換句話說，過度換氣或呼吸過多實際上可能是在壓力、恐懼和疼痛無法控制的情況下所發生的壓力反應。[48] 至於急性或慢性疼痛時出現的呼吸反應背後確切的神經生理機制尚不清楚。

過度換氣和上胸呼吸是與疼痛相關的常見模式。呼吸模式的改變與頸部疼痛[49]、口腔顏面疼痛[50]、骨盆腔疼痛[51]和背痛有關[52]。有趣的是，在史密斯（Smith）等人的研究中發現，呼吸模式失調與背痛的關聯性超過肥胖症或身體活動[53]。要注意的是，研究僅證實相關性而尚未找到因果關係。

鴉片類藥物對呼吸的影響

內源性鴉片系統會影響許多生理過程，呼吸控制也是其中一項。研究顯示，長期使用鴉片類藥物可能會導致各種呼吸模式異常，例如共濟失調呼吸（ataxic breathing）、潮式呼吸（Cheyne-Stokes）、阻塞性睡眠呼吸中止（obstructive sleep apnea）和中樞神經性睡眠呼吸中止（obstructive sleep apnea）[54]。研究顯示，使用鴉片類藥物的人有 70% ～ 85% 患有睡眠呼吸障礙，可能會因呼吸動力減弱而出現呼吸不足，進而導致高碳酸血症（hypercapnia）[55]。這與先前提到的研究結果相反，即疼痛患者往往會因過度呼吸或換氣過度而導致低二氧化碳血症。其機制並不完全清楚，需要更多的研究來確定使用鴉片類藥物治療疼痛的患者發生高碳酸血症的原因。這裡要表達的是，我們沒有足夠的資訊來假設降低呼吸頻率的呼吸練習適用於每個患有持續疼痛的人（尤其是患有鴉片類藥物引起之呼吸功能障礙的人）。任何潛在的不良影響尚未進行研究。

簡而言之，急性疼痛會明顯改變呼吸，但要解釋慢性疼痛和呼吸的關係仍需更詳細的研究。

然而在臨床上，我觀察到慢性疼痛患者中有一些相同的呼吸特質和呼吸模式。舉例來說，我發現患有持續性背痛的人大部分會利用收縮周圍的軀幹肌肉來支撐軀幹。這可能是由於患者害怕移動脊柱，也許是因為他們認為需要保護脊柱免於受傷，或者遵循要保持脊柱「中立」的指示，透過收縮腹肌以維持「核心穩定」。這種保護模式無法讓吸入的氣自然地在腹部或擴展胸腔中移動，造成在休息和進行一般活動時產生僵硬、短淺、快速且低效率的呼吸模式。當橫膈膜無法正常參與動態核心策略系統、扮演關鍵的協同肌肉時，動作策略的效率也會變低。要記住的是，橫隔膜在整個運動過程中都應該移動，而橫膈膜無論在核心策略系統、動作效率、姿勢和平衡策略中都扮演重要角色[56]。

持續疼痛患者在移動時感到疼痛或預期會疼痛時，大部分似乎也會緊繃並憋氣。這些呼吸模式的改變可能會導致疼痛進一步持續。正如皮爾森在第五章所討論，呼吸模式的改變可能是人體系統的保護性反應之一。每個保護輸出（包括改變的呼吸模式）之後卻成為輸入系統的另一個威脅。如果我們能調節呼吸，使輸入不再是威脅，也許就可以改變疼痛體驗。

冥想練習

你自己的經驗為何？感到疼痛時，你的呼吸有何變化？如果改變了呼吸，疼痛是否會隨之改變？下次你感受到疼痛時，觀察並探索自己的呼吸，看看會發生什麼變化。

呼吸調節練習對疼痛的影響

緩慢且受控制的呼吸練習常常被用來減輕疼痛[57]。賈法裡等人對疼痛與呼吸的系統性綜論得到的結論是大部分實驗和臨床研究顯示，有節奏的慢速深呼吸（SDB）可能有助於減輕疼痛。然而，全面審查後，研究仍存在許多不足和限制，研究結果也不一致，另外潛在機制也尚不明確[58]。

臨床研究

有八項臨床研究評估了呼吸練習對急性疼痛的影響。其中三項研究的對象包括有慢性下背痛（cLBP）的人、癌症兒童和燒燙傷患者等疼痛患者。cLBP 組每天進行 30 分鐘的 SDB，持續 15 天後疼痛沒有變化；然而，與對照組相比，cLBP 組在三個月時疼痛減輕更為明顯[59]。埃爾克雷姆（Elkreem）的研究顯示，患有癌症疼痛的兒童經過一次呼吸練習後，疼痛就明顯減輕；然而，該研究未詳細說明所使用的呼吸方法[60]。另外，在燒燙傷患者中，進行三次慢速腹式呼吸練習，以吸氣：呼氣為 2：4 的比例來做，可以減輕換藥時的疼痛[61]。

實驗性研究

賈法裡等人的綜論中包含了 9 項實驗性研究。其中 6 項研究評估了 SDB（6 bpm 或更少）對急性疼痛的影響，而另外 3 項研究則比較了吸氣與呼氣對急性疼痛的影響。其中 4 項研究顯示 SDB 能大幅減輕疼痛。有趣的是，一項研究發現，專注的 SDB 指令並未有效果，相較之下，只有放鬆的 SDB 技術指令才能顯著提高疼痛閾值[62]。大部分的研究對象為健康受試者，但札烏特拉（Zautra）等人的研究包括了患有纖維肌痛（FM）的人。健康受試者表示 SDB 有助於減緩疼痛，但纖維肌痛患者則未見改善。所有受試者均表示負面情緒有所減少[63]。研究指出，疼痛在呼氣階段時有所減輕；這或許是因為呼氣期間心率減慢，且在呼氣時副交感神經優勢得到增強。然而，測量 SDB 期間吸氣與呼氣時疼痛感覺的三項科學研究得出了不同且不一致的結果。其中一項研究顯示吸氣時疼痛減輕[64]，另一項研究則顯示呼氣時疼痛減輕[65]，還有一項研究未發現差異[66]。這些不一致的結果需要進一步研究，同時也凸顯了呼吸誘發性痛覺減退機制的複雜。

可能的潛在機制

據推測，有許多機制負責呼吸誘發性痛覺減退，但目前尚無清楚瞭解的機制。

壓力感受器系統應該是調節疼痛的機制之一，其原理是透過心血管和呼吸系統來調節疼痛。壓力感受器會偵測血壓變化，並將訊息傳送至大腦孤束核（NTS）。大腦孤束核與腦幹核（brainstem nuclei）相連，而這些核的輸出可以透過交感神經或副交感神經（迷走神經）傳導以調節心率[67]。大腦孤束核也會向其他腦幹和大腦區域發送訊息，這些區域可以影響認知、情緒和疼痛控制，例如視丘、下視丘、前扣帶皮層和中腦導水管周圍灰質等[68]。或許這可以解釋彼得進行呼吸調控練習後，想法、情緒和疼痛發生變化的原因。壓力感受器在呼吸竇性心律不齊（respiratory sinus arrhythmia，RSA）中也發揮關鍵作用[69]。壓力感受器偵測到吸氣期間血壓下降，造成心率上升。反之呼氣時，壓力感受器會偵測到血壓上升，進而透過迷走神經傳導訊息，造成心率下降。SDB 會導致更明顯的血壓波動，從而讓心率變異（HRV）和 RSA 的現象更明顯[70]。因此，據推測，節奏較慢且更深層的呼吸模式可能有助於調節疼痛[71]。然而，壓力感受器系統在疼痛控制中扮演複雜的角色，且機制仍有待研究。

在某些條件或情況下，如壓力、情緒狀態或某些病理情況，感壓反射對疼痛的影響可能較小[72]。要補充的是，上述機制不一定準確適用於持續疼痛患者。如果他們的生理系統與研究中的健康受試者的生理系統無法相比，將更不準確。

馬丁（Martin）等人的研究發現，慢速呼吸與正常或快速呼吸相比較能減輕疼痛。然而研究顯示，這並不是因為副交感神經活動或脊髓傷害覺發生變化。用來測量脊椎傷害覺反射（nociceptive flexion reflex，NFR）不受呼吸影響，且心率變異度與疼痛或 NFR 的變化無關。作者群認為，呼吸引起的痛覺減退可能不需要副交感神經的參與。他們的假設是，慢速呼吸減輕疼痛的原理可能是由上而下的調節，即從大腦到脊髓的向下活動以抑制傷害感受[73]。

其他研究顯示，各種調節因素也可能負責呼吸誘發的疼痛減輕，如放鬆[74]、分散對疼痛的注意力[75]、期望[76]、安慰劑、正腎上腺素神經元（noradrenergic）途徑和內源性鴉片類物質[77]。

儘管臨床經驗可能證實某些呼吸練習有助於減緩疼痛，但我們仍需要瞭解並承認潛在機制的複雜性。這並不代表我們要放棄呼吸練習，而是應該以此激勵我們提出更深入的問題，以增加我們的選擇並獲得幫助疼痛患者的更有效方法。

研究限制和缺失

- 期望偏差：受試者和臨床醫生相信呼吸練習有用。
- 方法不僅限於呼吸練習（方法也包含放鬆指導）。
- 疼痛患者異質性（以上研究中的例子包含：慢性下背痛、癌症疼痛、燒傷疼痛、急診患者的各種疼痛、分娩疼痛、繞道手術、胸管移除疼痛）。
- 研究的呼吸方法種類不一致。
- 呼吸方法描述不佳：有時沒有描述呼吸練習和呼吸指示的傳達。
- 除了提供呼吸頻率之外，沒有提供呼吸練習的客觀測量結果，以致無法了解受試者是否準確遵循呼吸練習。呼吸深度和品質也可能是疼痛調節的重要因素[78]，應該進行測量。
- 目前尚不清楚 SDB 是否令人感到放鬆或舒適。SDB 的頻率通常是個人正常呼吸頻率的百分比。
- 目前尚不清楚呼吸練習是否可以分散注意力。
- 大部分研究對象都不包含患有持續性疼痛的人。在實驗研究中，測量了健康受試者對有害刺激的反應。在臨床研究中，測量了不同族群在「疼痛性醫療處理」期間的急性疼痛體驗；因此，研究結果無法廣泛適用於持續疼痛患者之減輕或管理持續疼痛。

賈法裡等人總結：「簡而言之，多項臨床研究顯示 SDB 對疼痛有益，但顯然需要對同質患者群體進行更多證據充分的研究，以控制期望、需求特徵和分心效應。」[79]

值得研究的是長時間定期練習呼吸方法對持續疼痛患者的影響，因為這些研究大部分由一到三個療程所組成，或在短短幾週內即可進行完畢。

如前所述，儘管上述疼痛研究中所包含的呼吸調節練習在研究中並未被具體認定為瑜伽呼吸練習或調息，但仍是瑜伽中常用的練習。此外，將特定的調息方法納入這項研究可能具有優點，因為可能有助於保持呼吸類型的一致性和可重複性，並有助於呼吸練習的指導。

二十多年來在臨床上，我看見了呼吸調節練習為疼痛患者帶來的巨大價值和好處。我相信在這個領域進一步的研究將有助於增強非藥物治療疼痛照護的安全、可行性和有效執行。

瑜伽呼吸練習在疼痛照護中的臨床意義

瑜伽呼吸練習可以在疼痛照護中發揮重要價值，幫助疼痛患者減輕和控制自己的疼痛。如同我們所見，呼吸和疼痛以複雜的方式相互影響，但其機制尚不清楚。我認為理解這種複雜的關係與其中許多相互依賴的因素和系統非常重要，而不是去臆說我們知道某種呼吸方法為何能幫助某人減輕疼痛。也許呼吸練習的有效程度取決於呼吸與所有層鞘的相互作用，而其發生的情境則是患者、臨床醫生與環境之間的關係。

呼吸或許有助於減少身體緊張，影響機械效率和整體運動模式，讓人移動更輕鬆。呼吸會影響生理功能、使神經系統平靜、減少所面臨的威脅訊息，並影響壓力反應和情緒，如減少恐懼和焦慮，進而增強行動的信心。呼吸覺知練習可能會增強內感受和情緒覺察，從而增強自我調節的能力。這些都可能改變疼痛體驗。

究竟在瑜伽框架之外單獨進行的呼吸練習是否不如在瑜伽框架內進行的有效或有益？在瑜伽療癒的環境中，不僅僅是指定特定的呼吸節奏、呼吸品質和呼吸模式，還要注意全部五個層鞘和八支，透過由上而下和由下而上雙管齊下的方法影響疼痛體驗。

此外，對於持續在生活中感到疼痛的人來說，似乎沒有所謂最好的呼吸練習。呼吸練習必須針對個人的特殊需求進行設計，而為疼痛者選擇的呼吸練習類型和呼吸練習的結果則取決於具體情況。個人的安全感（連帶影響疼痛體驗）可能受到多種因素影響，如進行呼吸練習時的解剖學姿勢、對練習的信念和期望、當前的生理狀態、外部環境（光線、聲音、溫度等）、治療師與個人的治療關係、治療師的語調和使用的語言、治療師當下的生理狀態，甚至治療師對練習的信念和期望。

總而言之，疼痛照護中的呼吸練習是：

- 方便且實用。呼吸練習可以隨時隨地進行，始終可供個人使用。
- 低成本的治療選擇。無需任何設備，而且對於健康照護人員來說容易傳授；疼痛患者接受指導後就可以免費獨立使用。
- 非侵入性干預方法。
- 相對簡單的技術，可以重複使用且具有潛在的強大影響力，可以改變疼痛和其他可能影響疼痛的生理層面。
- 省時：可以在幾分鐘內指導和執行簡單的練習。
- 積極的疼痛照護形式，促進患者的自我賦權和自我效能。
- 在練習入門呼吸練習而不是進階的調息時，可能是安全的選擇，其副作用風險較低。一種疼痛科學教育方法，讓疼痛患者直接體驗透過改變呼吸來改變疼痛（詳見第七章）。
- 覺知練習可以讓疼痛患者有評估當前生理狀態的具體方式，包括情緒和身體或心智的緊張。呼吸是連接到自主神經系統的關鍵，就像有意識地覺察身體狀態的門戶[80]。
- 一條通往覺知和調節呼吸的道路，可能產生生活其他方面的改變，包括疼痛體驗。

結論

我相信解決呼吸問題並將瑜伽呼吸練習融入疼痛照護中具有重大的價值。呼吸可以讓人深入了解當下的生理狀態，也可以帶來重要改變。呼吸練習是既方便又易學、安全且有效的調節疼痛之治療策略，可以在疼痛照護中給予疼痛患者自我效能感和賦權。

第九章

身體覺知、
禪修與收攝感官

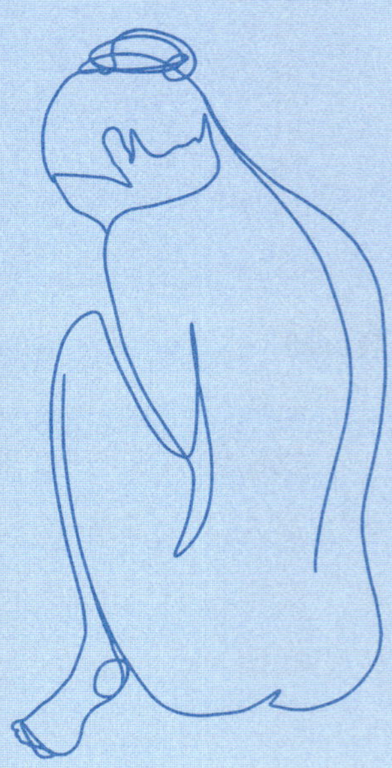

物理治療博士、瑜伽療癒師
洛利．魯賓斯坦．法琪奧（Lori Rubenstein Fazzio）

上一章說，我們可以透過練習調息法影響身體的生理層面，包含神經認知、心理生理學、生物化學、心肺與代謝功能，最終從生存為主的反應轉為富有思考的應對。

觀察呼吸不僅能讓心智回歸專注，也可以將注意力從外界的感官體驗收攝回來，轉向關注內在的感官體驗。如同第四章所說，收攝感官的過程稱為 pratyahara，就是八支瑜伽中的第五支。超脫感官是從瑜伽的外在（outer limbs）過渡到內在（inner limbs）的過程。

Svavisayasamprayoge cittasya svarupanukara ivendriyanam pratyaharah.

收攝感官是透過將心智從感知的對象分離，有意識地超脫感官世界的一種練習。

《瑜伽經》2.54[1]

收攝感官是一個經由覺知感覺，進而認知並且調節我們對這些感覺的反應，最終不再對這些刺激做出反應的過程。這種客觀觀察感官刺激的練習能夠減少情緒與認知上的警覺反應，警覺反應可能會讓疼痛的體驗更糟。練習培養對感官的自主控制能夠減少痛苦（dunhka）。如果沒有這樣的練習，對疼痛和不舒服的習慣反應是「讓它消失」。迴避不舒服的自然反應（dvesha）有時候有保護作用，例如觸摸到很燙的爐子時，針對高熱的感覺，我們的反應是會把手快速抽離以減少燙傷。然而，在面對持續疼痛時，習得的過度警覺反應卻會導致疼痛轉為慢性疼痛。因此，增強的迴避反應反而成為一種功能失調。[2]

根據瑜伽聖哲帕坦伽利（Patanjali）所言，自然反應（dvesha）是阻礙覺知的五大障礙之一。五大障礙通稱為煩惱（kleshas），包含：

1. avidya：無明
2. asmita：自我中心、我執
3. raga：貪愛
4. dvesha：迴避
5. abhinivesha：恐懼死亡或改變

雖然帕坦伽利是在阻礙覺知的脈絡之下說明煩惱（kleshas）這個概念，但從持續疼痛的角度來看，自然反應（dvesha）可被視為迴避不舒服感覺的反應。為了超脫疼痛，我們必須覺察到疼痛、擁抱疼痛，才能解除疼痛的武裝。本章會從瑜伽和醫學兩個觀點討論覺知、慢性疼痛患者的覺知如何被影響，以及覺知如何提供管理持續性疼痛的新方法。

覺知

什麼是覺知？你有注意到前面章節怎麼區分覺察（aware）和覺知（awareness）嗎？前者指的是一種知識狀態，後者則是指知覺或意識狀態。「覺察到」牽涉有意圖地將注意力放在一個客體上。人可以覺察到自我（自我意識）、覺察空間（方向感）、覺察知識或直覺（領悟和感覺），也可以覺察期望（責任感）以及其他感官知覺，例如溫暖、寒冷、緊張、飢餓、口渴。以上都牽涉覺知到一個客體。在這些情況下，「把注意力放在某處」、「注意」和「覺察到」的意思大致互通。然而，在沒有認同特定客體的「覺察」情況下，這些字的意思就大相徑庭了。

沒有認同客體時，我們就能開始「進入覺知」本身。想像你像一個電影螢幕一樣，上面顯示各種圖片。你的注意力放在螢幕上顯示的數張圖片時，出現在你覺知中的圖片會不斷變化。這些圖片類似於任何時候我們覺知中的各種念頭。如果我們不認同這些圖片和念頭，而是感覺自己像電影螢幕一樣，讓圖片在上面顯示，我們就能沈浸在純粹的覺知之中。只有在這個境界裡，在純粹的覺知中，我們才能察覺帕坦伽利所提出的瑜伽本質。

《瑜伽經》1.2：*yoga citta vritti nirodhah.*「瑜伽是心智波動的控制。」[3] 透過讓心智安靜下來，我們尋求體驗真實的本質，或稱神我（purusha）。然而，如同帕坦伽利在《瑜伽經》第四章第二十節所說，我們不可能有意識地覺察到神我。《瑜伽經》4.20：*Eka samaye cobhayaanavadharanam.*「心智無法同時感知目證者和被目證者。[4]」雖然我們不能有意識覺察神我，但覺察純粹的覺知相當於察覺我們每個人內在的真實自然本質。

純粹的覺知中沒有疼痛。你有發現身處疼痛時覺察到疼痛過嗎？覺察疼痛確切來說是什麼？覺得很冷的時候，你能覺察到自己很冷。你不是疼痛也不是寒冷，因為你能覺察到疼痛和寒冷，而這意味著你並不是這兩者。那麼你是誰？處在慢性疼痛的患者經常認同疼痛。他們的身分認同可能是一名慢性疼痛患者，說出「我的疼痛」之類的言論。相反地，從「我正感覺到疼痛」的角度來看，或是再將距離拉遠一些，就像正念練習經常做的那樣，想著「疼痛正在造訪我」。你不是你的疼痛。疼痛是一種感覺。

如果我們擁抱疼痛，而非試著改變疼痛、消除疼痛，我們其實能夠將疼痛當作一種培養純粹覺知、提醒我們存在本質的方式，從中立觀察的角度，也就是成為投射影像的電影螢幕，歡迎所有感官知覺，與他們共存。

身體覺知與慢性疼痛

身體覺知是多面向的身心概念，牽涉本體感覺、內感受和外感覺，受到思考程序影響，這些程序包含信仰、記憶、態度、情感、過去經驗、評估和注意力。雖然目前身體覺知這個概念缺乏一致的定義，在醫學領域的歷史上，它通常被廣泛定義為對內在身體感覺的注意力覺知。此一概念將過激的身體覺知視為適應不良，也和生理與心理的疼痛加劇有關。本章身體覺知的定義是「本體感覺和內感受用主觀、現象學的觀點進入意識覺知，可被注意到的心理活動所改變。」[5] 為了從這個觀點全面了解身體覺知，我們必須先理解本體感覺、內感受和外感覺。

本體感覺

本體感覺是我們監控身體以及四肢平衡、動作和姿勢的感覺。一般認為本體感覺受到位於關節、肌肉、肌腱、皮膚中的機械感覺受器及受器膜中的 Piezo2 蛋白控制，這些受體的膜上有 Piezo2 蛋白質[6]。Piezo2 蛋白質參與前庭系統、生理系統與神經系統的整合。例如用單腳站立的時候，試著留意身體，特別是腳踝，如何不斷調整動作來幫你維持平衡。這個現象是因為本體感覺受器被啟動了。平衡訓練能夠讓這個程序變得更順暢，讓你在失去平衡的時候更容易維持或找回平衡。

內感受

內感受是身體內部感覺的覺知，包含呼吸與心律。內感受是一個非常精細的程序，將許多神經科學家的注意引導到冥想上。內感受牽涉啟動腦島的反應，腦島是腦部的其中一個區域，與同理心和慈悲心有關[7]。在犯下令人髮指罪行的精神病患身上，可以發現患者大腦特定區域的皮質變薄，包含左側腦島[8]。反之，研究進行冥想練習的僧侶發現，受試者的右側腦島皮質密度增加[9]。於是有理論認為，強化內感受覺知的練習可能進而增強同理心與慈悲心[10]。你可能也已經注意到這個效果了。練習瑜伽之前，我們可能感到易怒、生氣又緊繃。我們可能會在前往瑜伽課的路上搶快超車，或是衝進教室，才能確保自己可以占個好位置。瑜伽課後，或是自己練習瑜伽之後，我們可能會感覺疼痛減緩，移動時也會更小心、溫和，或甚至帶著微笑幫陌生人拉住門，和他人互動時充滿了愛心和溫柔。有理論認為，持續對內感受程序的非評判性關注會增加神經連結，可能對神經可塑性有正面效果[11]。這些神經學上的發現令人振奮，背後的運作機制可能比想像中更複雜。更多關於慈悲心的知識請見第十四章，至於內感受的相關知識，我則推薦各位讀者參閱卡蜜拉・瓦倫瑞拉－莫吉嚴斯基（Camila Valenzuela-Moguillansky）與巴德・克雷格（Bud Craig）的作品。

外感覺

外感覺指的是對身體外部刺激的敏感度，與內感受相反，內感受指的是我們對內在狀態的敏感度。外感覺包含視覺、嗅覺、味覺、觸覺和聽覺。如瓦倫瑞拉一莫吉嚴斯基所形容[12]，外感覺的身體覺知或「身體基模」（body schema），指的是外感覺能力與本體感覺覺知的整合，讓我們能覺知到身體與空間和動作的關係。

評估身體覺知

我們可以利用篩檢問卷評估一個人的身體覺知品質，例如身體覺知量表（Body Awareness Scale, BAS）、身體覺知問卷（Body Awareness Questionnaire, BAQ），以及內感受覺知量表（Multidimensional Assessment of Interoceptive Awareness, MAIA）。

內感受覺知量表能夠評估一個人注意身體感覺，並將這些感覺識別成舒適、不舒適或中間值的能力。量表也可以將答案量化，歸類為不分心、不擔心、注意力調節、情緒覺知、自我調節、聆聽身體的聲音和信任身體等項目。在一項研究中，纖維肌痛症患者在察覺身體內部感覺（內感受）項目獲得較高的分數，但是他們在有益的應對技巧部分，例如不分心與信任身體，得分則較低。雖然這些患者覺察能力更強，他們卻無法利用這個增強的覺知力來調節他們的痛苦。相反的，他們將這些感覺視為自身之外的客體，認為需要保護自己遠離這些感覺[13]。看來過強的身體感覺覺知與適應不良的應對機制相關，像是反覆回想、疼痛災難化和軀體化，這些機制也和疼痛感覺增強相關[14]。然而，帶著不評判、沒有情緒的態度，將心思專注在疼痛的感覺方面，則能有效減緩疼痛與痛苦[15]。下一章會討論在瑜伽中，可以透過離欲（vairagya，不執著）及修習（abhyasa，練習）來培養這種不評判的覺知。

目前，經過證實的身體覺知評量方法尚無法把（a）與焦慮相關，對疼痛和其他身體感覺的過度警覺，伴隨疼痛災難化引起的詮釋偏差，和（b）針對這些感覺產生的不評判、靜觀、「正念」覺知區隔開來。因此，關於注意力轉向其他地方（分心）的好處，和注意力轉向內在身體感覺的好處，目前的評估工具還沒辦法釐清兩者之間的差別[16]。

到目前為止，沒有研究評估過慢性疼痛患者經過正念治療後，在身體覺知量表和內感受覺知量表得到的分數變化，但是類似做法已經展現出正面的成效[17]。反之，身體感覺的注意力增強伴隨迴避恐懼，則和負面情緒、內感受和外感覺覺知改變以及生活品質下降相關。動作為主的靜觀修習，例如瑜伽，能夠重新建立健康的感覺運動程序、促進外感覺身體覺知整合，也和提升生活品質相關。目前美國國家補充與整體健康中心正在進行共同臨床試驗，評估冥想過程中注意身體和念頭時相關的 fMRI 資料，這樣的研究可能成為未來臨床應用的參考資料[18]。若想獲得更多這個主題的資訊，推薦參考學者卡蜜拉．瓦倫瑞拉—莫吉嚴斯基的研究。

收攝感官

收攝感官（Pratyahara）：凌駕於外在影響。Pratyahara 這個字由 Prati 和 Ahara 這兩個字組成。Prati 是對抗或遠離。Ahara 是我們從外界吸收進入內在的事物。

許多醫學研究顯示，瑜伽和正念治療對減輕慢性患者的疼痛和提升生活品質有效[19]。這些練習如何產生作用尚無法用現代醫學解釋。醫學持續嘗試解釋瑜伽練習生效機制的同時，我們來看看瑜伽要我們做些什麼吧。如果從帕坦伽利和收攝感官的邏輯來看，我們必須先提升我們的覺知、淨化，接著調節。也就是說，為了調節我們針對感覺的反應，我們必須先隨時意識到感官體驗，辨識我們針對這些體驗的知覺，將負面知覺和態度轉化為正面的知覺（透過禪修淨化），並且學著去體驗這些感覺，不做出反應。雖然有許多練習是以體位法、調息法和冥想為主，現代瑜伽療法尚未廣泛研究收攝感官這個關鍵。本章會從帕坦伽利的理論，以及現代醫學中疼痛科學的角度來討論收攝感官，並提供慢性疼痛患者新的實踐方法。

在現代社會的嘈雜中，我們每天都被過多的感官訊號輸入轟炸。隨著練習集中注意力，不對聲音、影像、身體感覺做出反應，最終也不對念頭產生反應，我們能達成收攝感官的目的。如此一來，我們就能控制五感。在瑜伽中，這個從外在實踐轉向內在實踐的過渡，是走向超脫心智活動（citta vrittis）並重新連結我們真實本性的過程。

收攝感官經常被誤解為壓抑感覺。然而，這個練習不是要我們主動去壓抑，而是一種培養關注內在的結果。僅僅閉上眼睛、耳朵和嘴巴並不是收攝感官，這些行動讓實踐瑜伽的人能夠將注意力轉向內在，並準備進行收攝感官。阿南達．巴伐納迪博士（Dr. Ananda Bhavanani）指出，收攝感官經常被錯誤解讀為扼殺或麻痺感官[20]。抑制感官是一種外在的途徑，而收攝感官則是內在的途徑。像在夏慕奇（Shanmukhi）手印法中做的那樣，僅僅關閉外在的感官（閉上眼睛、耳朵、嘴巴），並不會因此減少內在的感官心智活動。史瓦米·吉塔南達（Swami Gitananda）進一步說明「收攝感官也必須包含嘗試控制和了解心智對感官刺激的反應[21]。」同樣地，嘗試壓抑疼痛並不會中止複雜的內在程序，慢性疼痛的體驗會持續這個程序。然而，透過練習不評判的專注觀察感覺，似乎會減緩對感官的反應，最終減緩疼痛與痛苦[22]。

許多針對持續疼痛的醫學治療，都把重點放在抑制疼痛的感覺上。疼痛藥物、手術、麻醉，甚至是讓患者分心的方法，都聚焦在抑制感覺。過去二十年來的證據顯示，治療持續疼痛的療程中，疼痛藥物無效，而且還可能會讓疼痛加劇，導致成癮和嚴重的副作用[23]。手術經常也是無效的[24]，麻醉也只能提供暫時的舒緩作用。一九八〇年代末期，我在一家跨學科的慢性疼痛診所擔任住院和門診物理治療師，我們的主要作法是分散注意力。我們專注在減少「疼痛行為」，並增加活動。雖然這個做法對一些患者有效，整體的結果卻讓患者和治療團隊都很失望。

更近期，疼痛科學帶來進一步的觀察，指出相反的作法可能會更有用。近期的研究似乎顯示，透過識別或不評判性的身體覺知關注感官體驗，比起壓抑或分心法，對減緩疼痛更有效。研究也承認這整個程序比之前理解的還要複雜許多。牽涉這種不評判、不調整的身體覺知練習，例如瑜伽睡眠（Yoga Nidra）和內觀（Vipassana）的全身掃描練習，最終能夠讓練習的人覺察純粹的覺知。

感官與收攝感官

感官收攝有四個類別。

- 五感收攝（Indriya-pratyahara）：掌控感覺。
- 調息收攝（Prana-pratyahara）：掌控氣（能量）。
- 行為收攝（Karma-pratyahara）掌控行動（《薄伽梵歌》的行為瑜伽）。
- 心智收攝（Mano-pratyahara）：從超越感官、掌控心智。

本章節會聚焦在關於持續疼痛的五感收攝和心智收攝。在西方科學中，視覺

（眼）、嗅覺（鼻）、聽覺（耳）、觸覺（皮膚）和味覺（舌）構成五個身體感官，這五個感覺也是瑜伽的五個認知感官（jnanendriyas）。這五個認知感官從外在環境輸入，也刺激心理和情緒活動，大多數時候我們都無法察覺。看到一朵盛開的玫瑰時，感官體驗並不僅限於視覺。為了將這朵花識別為玫瑰，視覺辨識程序會牽涉複雜的神經網路。一旦辨識完成，心智可能會認為玫瑰令人愉悅。或者，注意到這朵花很快就會凋零，你可能會感傷。你可能會享受甜美的香氣，這股香氣讓你想起某人。

這可能又喚起了更多記憶。事實上，甚至不用肉眼看見真的玫瑰，只是想像一朵玫瑰，這一切就有可能發生。如你所見，每個感官經驗都有可能激發一連串的念頭。藉由訓練心智觀察感官，不評判、不分類、不評估這些感覺，我們就能終止這些心理程序。

Yoga citta vritti nirodhah.

瑜伽是心念波動的息滅。

《瑜伽經》1.2[25]

除了五個認知感官之外，瑜伽還描述了五個動作感覺，稱為運動器官（karmendriyas），牽涉我們對外界的輸出。這五個運動器官包含移動（腳）、靈巧與抓握（手）、排洩（直腸）、生殖（生殖器），以及說話（口）。比喻上來說，我們可以從與疼痛相關的常見用語辨識出這些器官，例如「逃離疼痛」、「緊抓著治療的希望」或「痛得大叫」。

根據瑜伽理論，這十個感覺與器官不能定義我們，也不可靠：

外在世界不停改變，我們用來觀察世界的感官只能在自身的有限範圍內體驗一切。眼睛的視野有限，耳朵能聽到的聲音也有限，嗅覺、味覺、觸覺亦如是。我們尋覓真理或真實時，這些感官都能提供資訊，但非常有限且不足。我們不能透過感官尋得真理[26]。

換句話說，「感官不可靠」。

如名神經學家拉馬錢德蘭（V. S. Ramachandran）所言，「疼痛是有機體針對健康狀態發表的意見，而不僅是對疼痛的反射反應。」[27] 鏡箱視覺反饋（Mirror visual feedback, MVF），也稱為鏡箱療法。這個療法顯示，運動心像和虛擬實境都是慢性疼痛由上而下的調節機制。然而，尚需進一步研究來完整證實療效 [28]。運動心像包含想像動作，而想像動作已經被證實會引起的 fMRI 影像活動，與進行實際身體動作的相同 [29]。鏡像視覺反饋需要使用一面鏡子，患者在鏡中可看見自己健全側肢體的反射，進而將鏡中的動作視為受傷肢體也不會感到疼痛的動作。想瞭解更多這個概念，可以參考拉馬錢德蘭（Ramachandran）的研究，包括他的著作《腦中魅影》（*Phantoms in the Brain*）[30]。

這些例子都支持以上的陳述，也就是「感官不可靠」。現在讓我們更進一步探討持續疼痛吧。

澳洲的疼痛學者洛里默・莫斯利（Lorimer Moseley）在許多演講中分享自身的疼痛故事，YouTube 上可以找到他有趣的 Ted 演講 [31]。他在野外徒步旅行途中，突然感覺有東西碰到他的小腿。他當下沒怎麼注意到這個感覺，因為他的評估程序認為，他可能只是被樹枝刮了一下。然而，他的評估程序並不正確。他其實被一條有毒的東方棕蛇咬了，讓他差點喪命。

六個月後，他再次去野外徒步旅行時，又遇到了類似的感覺，好像有東西碰到他的腿。這次他感受到強烈的疼痛，好像快要了他的命。結果他只是被灌木叢刮到。為什麼第二次的傷勢不嚴重，他卻感受到這麼強烈的疼痛？因為疼痛反應的嚴重度會依據複雜的評估思考程序而有所不同，思考程序會牽涉他過去的經驗。這個故事進一步解釋了為何感官不可靠，洛里默・莫斯利說：「疼痛在當時百分百是一種錯覺。疼痛是大腦製造出來，用來保護你的產物。[32]」

雖然他的保護機制在野外徒步旅行時提高對小腿感覺的注意力相當合理，但如果這種過度注意持續下去，就會被視為一種疼痛過度警覺，也稱為身體覺知增強。身體覺知增強和疼痛災難化、反覆回想和軀體化有關，也會增加疼痛敏感度和引起的失能，但是後兩者與實際有害的刺激並沒有關聯 [33]。

不評判的正念練習似乎能對抗這種適應不良引起的過度警覺，進而改善反應機制、減輕疼痛、改善身體功能與心理狀態 [34]。

正念身體覺知練習有很多種，族繁不及備載，舉凡瑜伽、太極拳、費登奎斯、亞歷山大技法和身體覺知療法都是。這些練習被證實能夠改善健康與提升幸福感，大多都很值得練習[35]。

許多現代實踐方法具備不評判的身體覺知特質，這些實踐方法存在於心理學領域。包含專注[36]、正念專注[37]、第七感（Mindsight）[38]、身體經驗[39]以及身體追蹤。這些實踐方法基本上來說，就是佛教冥想技巧「內觀」的現代醫學版。

如果沒有學過這種練習方法，苦於嚴重持續疼痛的患者經常想要麻痺疼痛，無論是透過藥物還是身體解離。身體解離被視為一種保護機制。然而，嘗試壓抑感覺不是遠離疼痛和痛苦（duhkha），獲得喜樂（sukha）的有效途徑。在瑜伽中，從痛苦通往喜樂的道路，存在於脫離不斷改變的特質（prakriti），為了脫離，我們必須先辨識這些特質。在執行階段，也許會開始辨識出可能加劇疼痛循環的習慣模式（samskaras）。隨著開始見證到感覺（indriyas），就能培養離欲（vairagya）。在持續疼痛患者的瑜伽療法中，從痛苦通往喜樂的道路包含見證疼痛經驗、放下不健康的習慣模式，並透過離欲培養覺知。

患者必須先辨識出他們慣性的疼痛反應。一般來說，慢性疼痛患者會有慣性反應，也就是習慣模式，這個模式會加劇疼痛循環，創造更多痛苦。

習慣模式是深層的思考模式，會引導我們的習慣以及與世界互動的方式。就像一條河流逐漸在河床上留下溝壑，讓水更沒有阻力的前進，我們不斷重複的念頭和反應會創造出模式，這些模式會變成習慣，不需經過意識。例如，感覺到臀部疼痛時，你可能會繃緊臀部，讓另一側的腿支撐更多重量，同時抑制某些肌肉的行動。儘管這些代償行為本意是保護身體，但是代償導致無法行動、保護性肌肉痙攣和肌肉缺乏使用造成萎縮，進而降低感覺運動控制和功能。就像齊曼蒂（Chimenti）與其他作者所言，「疼痛能夠製造更多肌肉收縮、增加肌張力或激痛點，進而引起肌肉抑制或恐懼迴避行為，造成缺乏使用而萎縮、失去行動能力，或是同時激活與抑制互相拮抗的兩個肌群。[40]」瑜伽練習可以幫助我們覺察這些代償行為。覺察肌肉張力增加讓我們有意識地放鬆該區域，覺察習慣性地避免一側負重讓我們找出更平衡的姿勢，覺察肌肉抑制則能夠改善自主運動控制。

這個程序的本質是自我研讀，或稱 svadhyaya。雖然自我研讀傳統上指的是研讀瑜伽經典，從治療的脈絡來看，自我研讀指的是研究自己、自我反思。我當下的體驗是什麼？有哪些感覺？而這不僅限於身體的感覺。有哪些情緒？有哪些念頭與想法？我是怎麼詮釋這些體驗的？這是一種變得更有覺知的過程。

作為復健專業人員和瑜伽療癒師，我們有機會提供患者安全的環境，讓他們重新認識自己的身體，學習帶著中立的心傾聽感覺，並用回應取代反應。如上所述，這個程序同時需要修行和離欲、實踐和不執著。

Abhyasa vairagyabhyam tannirodhah.

透過持續不斷地修習（abhyasa）和不執著（vairagya），將可控制各種心智模式（vrittis）。

《瑜伽經》1.12[41]

以這個想法來看，不執著指的是不帶評判地見證感覺，以及不執著於分類、改變或壓抑感覺的慾望。簡短而言，不執著於讓疼痛消失。這個過程需要 abhyasa，也就是修習。從神經科學的角度來看，這個過程包含創造新的神經通路，改變疼痛反應的神經輸出訊號。一九九〇年至今，關於神經可塑性的研究不斷擴展，聚焦於透過 fMRI 辨識參與疼痛感覺與反應的腦區。為了辨識靜觀中的腦部變化，例如練習瑜伽或冥想時腦部如何改變，也進行過許多類似的研究。我同時研究疼痛科學與瑜伽科學，花了很多年建立這兩門科學的關聯，以及針對神經可塑性這個題目授課。在超過三十年的歲月中，我一直在研究這些科學領域，也親眼見證這兩門學科背後的神經生理學基礎理解不斷演進。教授神經可塑性、疼痛與瑜伽數年之後，我現在理解這種簡化過的教法本來就有缺陷。這些都是複雜的程序，拆解這些程序並不是很好的作法。想了解更多目前針對神經科學與疼痛的理解，請見第五章；想了解更多這門科學的演進歷史，請見第三章。

持續疼痛患者的瑜伽療法與身體基模

如同所有特質（prakriti）的本質一樣，身體基模不斷改變，也會被許多因素影響。透過正念瑜伽練習，我們能夠讓身體基模的感官覺知變得更精準，改善身心功能。要理解這個概念，可以想想開車的例子。定期開同一部車的話，你就會了解這部車的大小和操縱性能。如果開了另一部車，和原來的大小不同，一開始通常會覺得不太好開，直到你體驗和學到這部車和上一部的細微差異。在印度的時候，我十分敬畏公車司機，他們能夠操控巨大巴士，穿越狹窄又擁擠的街道，車體和周遭的障礙物之間只有幾公分的距離而已。公車司機不僅發展出自己的身體基模覺知，還發展出了公車與周遭空間的相對覺知。

相對的，持續疼痛患者經常發展出適應不良、變形的身體基模[42]。進而導致感覺運動控制能力下降、疼痛加劇。

或許最讓人印象深刻的另一個身體基模例子是「橡膠手錯覺」，這個實驗是在一九九八年第一次發表的，從那時候開始，也復刻出許多不同版本的實驗[43]。這個實驗需要受試者看著一個橡膠手被觸摸，同時受試者自己的手也在視線外的地方被觸摸。幾分鐘後，受試者會開始覺得橡膠手是自己的手，看到橡膠手被觸摸的時候，即使他們真正的手沒有被觸摸，他們也會回報有被觸摸的感覺。他們對自己手掌位置的本體感覺覺知，從自己真正的手上，轉移到橡膠手上。這個研究也有採用有害刺激的版本，對橡膠手使用有害刺激，儘管有害刺激並沒有接觸到受試者真正的手，他們還是回報感覺到疼痛。由此可知，接觸有害刺激的錯覺會創造疼痛反應，就算真正的手沒有接觸到有害刺激也一樣。

在這些研究中，受試者回報他們相信手正在被觸摸的時候，就算手並沒有真的被碰觸，還是可以產生感覺。同樣地，在虛擬實境實驗中，「看到」自己擁有尾巴的受試者，會開始做一些動作，就像自己真的有尾巴一樣[44]。再次強調，感官不是顯示肉體當下狀況的可靠依據。這個概念的重點是，知覺可以深遠地影響感覺和運動。所以出現了一個問題：我們可以透過改變知覺來改變感覺和運動嗎？這個問題啟發我想出一個練習，我稱之為「感覺記憶觀想與虛擬 MRI」。

感覺記憶觀想

記憶（smriti）是《瑜伽經》第一章第二節中提到過的，心智（vrittis）的五大波動之一：Yoga citta vritti nirodhah「心智功能的停止即稱為瑜伽。」[45] 延續持續性疼痛等於「記憶疼痛」的理論[46]，感覺記憶觀想嘗試用持續性疼痛開始之前那些快樂、健康的記憶，取代「記憶疼痛」。這個新技巧的靈感來源是薩滿醫學和莫瑞．格洛森博士（Dr. Murray Grossan）的意象引導指引[47]。

二〇一三年，我針對飛行員進行了研究（n=37），總共有 37 位受試者。這個研究的對象是五十歲以上持續性疼痛超過六個月的患者，目的是比較專注放鬆呼吸和感覺記憶觀想的成效。我們發現兩個組別中多數的受試者，僅在一次二十分鐘的課程後，疼痛就顯著減緩。感官記憶組的受試者在功能方面，也展現顯著的改善[48]。此外，兩組受試者都進行虛擬 MRI 練習，用來當作實驗性質的評估工具，讓我們了解受試者對自身疼痛的知覺。結果發現，受試者在虛擬 MRI 想像的內容改變，和疼痛減輕以及功能改善相關。

虛擬 MRI

如上所述，持續性疼痛患者的身體基模會改變[49]。他們可能會感覺疼痛區域比實際上更大或更小[50]。橡膠手實驗顯示，針對有害刺激的知覺能夠創造真實的疼痛反應。那麼，反向操作一樣可行嗎？改變知覺能不能藉由改變疼痛感來減輕疼痛？其實這是應用禪修的概念，培養相反的視角和態度[51]。（《瑜伽經》2.33）

智慧層（直覺智慧）是瑜伽層鞘療法評估中的元素之一，幫助我們理解患者如何看待自身的疾病。我們可能會詢問患者「您覺得是什麼造成疼痛？您認為需要做什麼才能好一點？」我也會詢問患者看到或者想像自己體內發生什麼事。我們的小規模飛行員研究結論支持多年的實驗證據，疼痛患者通常將疼痛區域的視覺意象報告為負面，非疼痛區域則報告為正面。舉例來說，患者經常報告在疼痛區域看見紅腫、發炎，或是了無生機的灰色景象。他們也會報告在非疼痛區域看見健康的意象。我發現在這類觀想問題上引導患者，能夠幫助我們更了解心智如何解讀疼痛區域，或許還能一窺患者的身體基模。進而應用禪修練習，培養更正面的意象。我稱這個技巧為虛擬 MRI。這個練習的範例請見表 9.1。

虛擬 MRI

選擇一個目前或曾經感到疼痛的區域，或者過去曾受傷的區域。對這個身體區域進行意象視覺掃描，就像你可以看到身體內部的圖像一樣。答案並沒有對或錯。你看到的圖像可能是解剖上的構造，或是抽象圖案，也可能什麼都沒看到。注意眼前的顏色、觸感、大小或形狀。圖像有多清晰。周遭有任何東西嗎？這個圖像是漂浮在虛無中，還是連接著什麼？觀想這個意象的時候，留意是否有情緒或念頭一起出現。持續觀察幾分鐘並覺察浮現的事物。接著，身體不動，但想像移動這個身體部位，並且注意有什麼感覺。即使身體沒有真的做出動作，疼痛的感覺是否和動作有關？從你的心智之眼看來，動作有沒有受限？想像動作時，意象會跟著改變嗎？

現在，把注意力移到對側肢體，進行同樣的程序；如果你本來在想像軀幹的某個區域，則選擇另一個不會疼痛，或比較不痛的區域。在新的一側重複這兩個步驟，並注意有何不同。

第一步：觀想身體部位內部的景象。

第二步：觀想身體部位的動作，不用真的做出動作。如果你發現疼痛那側的肢體意象比較不清楚，或是伴隨負面知覺，就繼續做第三步。

第三步：操控意象的「心理手術」。改變你心中的意象，變成更健康、正面的版本。

若需要這個步驟的更多資訊，請見法齊歐（Fazzio）和蘭格（Langer）的著作[52]。

在臨床上，我發現患者把帶著負面情緒或念頭的意象轉換成帶有正面意義的意象，就能夠只透過操控他們在虛擬 MRI 裡看到的意象就減緩疼痛和改善功能。陶莉的故事是其中一例，她是我合作多年的患者之一。

陶莉的故事

陶莉兩年前被轉介到我這裡進行物理治療，她因為頸部脊椎狹窄症，做過 C3-4-5（頸椎三四五節）的融合手術。手術前，陶莉雙側上肢都有嚴重的神經根疼痛，合併神經性無力。她的主訴是頸椎疼痛、雙手無力，也經常拿不住東西。神經外科醫師告訴她手術非常成功，醫學上找不到這些症狀持續的原因。

這聽起來熟悉嗎？問題「解決」後，患者仍感到疼痛或有其他症狀。麻煩之處是，並不只有被解決的那個問題而已。陶莉術後接受兩年的物理和職能治療，但症狀還是持續。治療師們用心良苦，完成評估並且進行標準治療，包含使用治療性工具來減輕疼痛、對該區域的軟組織進行徒手治療、藉由運動伸展和加強肌肉，以及進行功能性活動來改善姿勢，並且恢復控制精細動作的能力。但是所有的治療都只專注在身體的生理層面。你們覺得，陶莉當時認為必須持續治療多久才能看到成果？一定不到兩年。陶莉是表演工作者，她因為失能而無法工作越久，她的演藝事業就陷入越深的困境。儘管做了這麼多治療，她的症狀仍舊持續，隨著時間過去，她也變得焦慮又憂鬱，進一步加重了症狀。

虛擬 MRI 顯示出這些慢性症狀背後的可能原因。身體上，陶莉的頸椎主動活動範圍只能朝所有方向活動百分之二十五的範圍，C1 到 C2 節的關節活動度不足，加上她因為慢性阻塞性肺病，過度使用斜角肌，造成該肌肉過度使用，她的握力也很弱。進行虛擬 MRI 時，她感覺自己的脖子像一塊水泥磚。透過知覺觀想覺察練習，她的頸椎無痛活動範圍恢復到百分之七十五。隔週回診時，她說東西已經不會從手裡掉下去了。我們還沒把加強手部肌力加入療程，她的手部肌力就改善了。

虛擬 MRI 嘗試引導患者探索他們的心智如何感知身體內部的狀態。我們最終發現覺察是瑜伽療法的關鍵之一。持續疼痛患者經常會發現，僅僅是想像或觀想動作就會創造預期性的疼痛。進行上述的練習能夠幫助疼痛患者覺察，進而讓患者可以無痛執行動作，或更輕鬆執行動作，並減緩疼痛。一旦患者能夠觀想或想像無痛且輕鬆的動作，他們通常就真的能動得更自在了。

如果有藥物能達到一樣的成效，醫生會定期開給持續疼痛患者。雖然覺知與觀想（禪修）沒有已知的負面副作用，這種練習也不是萬靈丹。如果觀想過程中患者出現創傷聯想，醫療從業人員必須準備好安全的支持。不舒服的意象可能會讓心理狀態變得更不自在，或喚起不愉快的回憶。此外，不擅長觀想的患者可能會覺得這個練習讓他們很挫折。對苦於持續疼痛的患者來說，儘管這個練習是很有希望的替代治療方案，但還需要更多研究，才能確認能讓這些練習成功執行的參數。最終，覺知練習是瑜伽療法的基礎，也是身心療法的本質。

第十章

疼痛照護的要素：營養與瑜伽

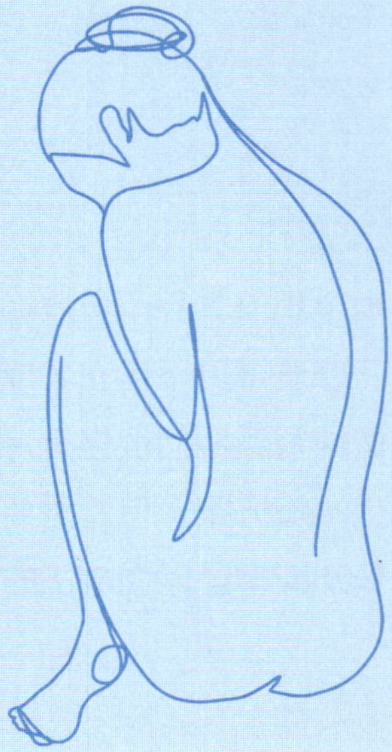

物理治療師
馬特．鄂博（Matt Erb）

概述

從我們迄今的探索可以輕易發現，疼痛就像生命般複雜。營養也不例外。生命系統會自我組織，也會與身處的環境緊密互動，且生命系統是由物質、能量及訊息的持續流動維持的，食物便是這種流動的途徑之一。若是將食物視為物質，可以看作是由纖維、蛋白質、脂肪、碳水化合物及其他營養素所組成的。若將食物視為能量，可以看作是重組食物分子的化學反應當中產生的化學能。也可以用能量醫學的角度看食物，一切都在量子層級上以不同頻率振動並相互作用。最後，「營養基因組學」（nutrigenomics）領域將食物看作訊息。食物包含並傳遞數以千計的密碼與特性，可以「開關」DNA 和基因中的表現。食物也會從細菌等其他生命系統那裡攜帶大量訊息。

在瑜伽中，自然、世界，以及眾生都會萌生、上升、消解，是個相互聯繫且持續不斷的循環模式；一切都與彼此有關聯。瑜伽的基本是檢視並了解各種關係的複雜性，包括我們與他人、與自身、與生命經驗其他層級的關係。如此，本章著重的即是探索我們和食物、營養和進食的關係，以及這種關係如何與疼痛經驗互動。隨著你閱讀，你將受邀思考並憑直覺了解食物、進食、食物對你健康帶來的諸多好壞影響，以及這些與你的獨特關係。

我們已知的知識

疼痛、壓力、發炎與免疫系統

疼痛很正常，且大多不是「是否會發生」的問題，而是「何時發生」。在瑜伽中，「疼痛」不只是身體上的痛，也可以是心理上、情緒上、精神上的疼痛、悲痛、苦痛與絕望。在層鞘的框架中，疼痛可能在整個生命經驗的多個層次間有著不同的代表象徵。考慮到這種複雜性，疼痛可以看作是任何令人厭惡的經驗，這些經驗關乎身體、感官、情緒、認知、社會、精神層面的真實或潛在威脅、傷害。

所以，究竟疼痛與食物、營養有何關聯？一個好的開始是著眼於能幫助用全面整合的觀點去理解壓力，最終理解疼痛的背景。雖然人們通常認為壓力是精神上的（心理與情緒），也可以從以下眾多層面來了解生物壓力：環境、身體、化學、社會或關係、靈性、營養等。我們的生理機能天生具有適應與應對壓力的能力，但這也有極限。相互作用的層面綜合起來有越多壓力，我們就越容易出現各種健康問題，包括慢性疼痛。

疼痛生理學與發炎及免疫系統皆有關。發炎是一種身體的必要反應，當面對病毒細菌等外來入侵者、有害的化學藥品等刺激物，以及身體傷害會有的受損組織都會導致發炎。在這些情況下，發炎過程表示身體需要修復組織和其他癒合過程，有這些會對身體有益。然而，如果發炎未能自己停止的話，可能導致其他問題，包括失去正常功能。

除了這些眾所周知的發炎原因，其他因素還有食物過敏或食物敏感；空氣、水、食物等環境中的毒性；微生態失調（腸道內的細菌過多或不平衡）；以及過高、過多、過久的心理壓力，導致「壓力荷爾蒙」皮質醇（cortisol）水平變化。[1]

發炎的特徵之一是，參與的化學藥品、肽（peptides）與其他細胞物質會增加神經敏感度，導致原本不會帶來疼痛的刺激被轉化為疼痛訊號，並在脊髓和大腦中被解讀為疼痛。疼痛過程涉及多個部分，例如可以反映真實或潛在受損組織的「傷害覺」（nociception）（身體的感官訊號或「危險偵測器」），以及脊髓與大腦中涉及解讀過程、適當行為或反應的區域。這種敏感化作用（sensitization）的原因可能是因為各種條件和因素，如發炎介質的釋放，其中又包括「細胞激素」

（cytokines）與「前列腺素」（prostaglandins）。這些介質會使傷害覺受器（nociceptors）和身體與腦內的疼痛相關過程變得敏感。[2] 實質上，越來越多證據表明，身體組織和神經系統的發炎在很多病理疼痛狀態的發展與持續中，都扮演著重要角色。[3]

那麼，免疫系統與此關係為何？免疫細胞會與不同種類的神經細胞互動以改變疼痛敏感度，現在也普遍認為它會介入使健康、有適應性的疼痛轉變為無益、沒有適應性的慢性疼痛狀態的過程。當身體組織產生損傷、拉傷或壓力，該處的免疫細胞就會啟動，移動的免疫細胞可能也會前往傷處。這些免疫細胞會讓傷害覺受器活躍起來。透過發炎介質的釋放以及和神經傳遞質的額外互動，免疫細胞與神經細胞會一同促進身體的防禦反應。在慢性疼痛狀態下，這種敏感可能會「持續」。[4] 有適應性又健康的保護反應原本應該會促進組織修復並抵禦入侵者，但在這種情況下就會出問題。

慢性疼痛狀態出現的機制複雜度還是個謎團，但深入了解這些可以幫助我們更全面理解的治療方法，包括減少發炎以及改善免疫系統的策略。這就是「食物是最好的藥」這個日益增長的概念出現的由來，這個概念深植於營養、腸道健康和正念覺知原則中。進食、壓力以及一個人與食物的身心關係皆會運用到上述原則。既然食物攝取、缺乏運動、肥胖、疼痛之間有額外聯繫[5]，從全人瑜伽觀點出發來處理這些聯繫以改善健康，比起常見的碎片化醫療系統更具有整合性。

連結至營養

對於要面對慢性疼痛的人來說，良好的營養被視為是相當重要的一個部分。沒有「慢性疼痛飲食」這種東西，如果你在別處看到了，一定要謹慎。研究疼痛治療中營養的角色還在初期階段，就算研究已經發展成熟，最好還是透過每個人不同的情況來探索，而不是只依賴一套通用的「食譜」。意識到這點後，有許多研究探討特定食物中的物質如何幫助身體管理發炎現象、增強免疫系統、促進積極的心理狀態，以及透過影響這些過程相關的潛在化學反應來減低疼痛感。接下來會提供幾個例子。

- 魚油、亞麻籽和特定種類的南瓜裡能找到的 Omega-3 脂肪酸（Omega-3 fatty acids）能減少發炎，以及關節炎在內的各種症狀產生的疼痛。6Omega-3 脂肪酸的來源有植物（簡稱 ALA 的 α- 亞麻酸）和魚油（簡稱 EPA 的二十碳五烯酸，和簡稱 DHA 的二十二碳六烯酸）。甚至在一則研究中，Omega-3 脂肪酸降低非特異性的頸背部慢性疼痛的效用，等同於成藥中的非類固醇消炎藥（NSAID），像是布洛芬（ibuprofen），且沒有副作用出現。[7]
- 薑已確認含有緩解疼痛的成分。臨床研究證明部分患者食用薑可以適度改善疼痛，例如發炎性骨關節炎造成的疼痛，效用堪比每日兩劑五百毫克的布洛芬。[8]
- 槲皮素（quercetin）是一種生物類黃酮（bioflavonoid），能在紅酒、茶、洋蔥、羽衣甘藍、番茄、花椰菜、四季豆、蘆筍、蘋果以及莓果中找到，且具有抗發炎效果，能影響免疫系統運作。[9]
- 色胺酸（tryptophan）這種胺基酸能在許多食物中發現，包括乳製品、火雞和其他禽肉、巧克力、部分種籽。色胺酸對不少症狀有益，也可以影響疼痛。既然睡眠不足與慢性疼痛之間有連結，又已證明色胺酸可以為睡眠帶來正面影響，不妨兩個問題一同解決。[10]

讀這樣的樣本清單時，切記不要想著你將以上任一種組合或其他會影響疼痛、發炎與免疫系統的保健食品吃下肚，就會找到疼痛的解方。另一件要記得的事是，很多案例中，任何正面影響都可能部分來自安慰劑效應，也可能是因為身心的心理生理機制，這個機制深植於條件反射、信念，以及患者因積極改善健康而產生的力量與能力。

營養醫學概念最早可以追溯到西元前 400 年的希波克拉底（Hippocrates）時代，雖然「讓食物成為你的藥物，讓藥物成為你的食物」（let food be thy medicine and medicine be thy food）據稱來自於他，這句話具體的起源仍不確定。不幸的是，這樣合理的概念遭到了利用，讓某些人認為食物和飲食菜單可以治癒所有病症。而瑜伽的複雜度則提醒我們，人類經驗沒有這麼簡單。若改善與疼痛經驗間的關係是一顆種子，那麼藉由好的營養維持身體機能健康可能可以視作是土壤的一部分，供種子茁壯生長。

探索原型飲食——避免標準美國飲食（SAD）

雖然有限的資訊顯示某些食物和物質在不同情況下具有緩解疼痛的作用，但考慮到每個人及其身體的獨特性，探索當代醫學營養的一般原則要有用得多。一個好的起始點是多吃原型食物（whole-foods diet）。攝取的食物加工程度越低越好，且以植物性食品為主，這樣的飲食與促進健康並預防疾病的功用相關，也是看似不同飲食計畫中相同的部分。[11] 這也指向一個普遍建議：多吃纖維，少吃精製糖和精製麵粉。精製糖和精製麵粉會導致發炎、胰島素阻抗及肥胖。

後工業時代給食品製造帶來的改變包括全穀物精製、糖和油加工，以及畜牧肉品品質上升，這些都造成了「新食物」誕生。這類食物通常加工程度很高，且占了美國人的飲食很大一部分，稱為 SAD（標準美國飲食，Standard American Diet）。「逛外圍貨架」是常見的指引，因為超市中心的貨架大多都是高度加工食品。如果食品標示上有四、五種食材以上的話，就考慮其他選項。作家麥可．波倫（Michael Pollan）在他的《飲食規則：83 條日常實踐的簡單飲食方針》（*Food Rules: An Easter's Manual*）[12] 中，為了強調 SAD 的實際情況，又創造了許多琅琅上口的原則，像是：不會壞的就別吃、別吃你曾祖母認不出是食物的東西、別吃會讓牛奶變色的早餐穀片、不要跟你的車吃同樣的油！

若要尋求關於健康餐盤的普遍建議，跟廣告上那些永無止盡的獨特「飲食」潮流不同，身心醫學中心（The Center for Mind-Body Medicine）有提供專業訓練課程，名叫「食物也是藥物」（Food As Medicine）。這些基礎建議也符合「抗發炎飲食」和「地中海飲食」原則。本質上，這些就代表了對抗 SAD 的原型食物計畫，其能增進健康效益的研究也曾發表過，效用包括延年益壽、改善認知、降低癌症風險、降低心血管疾病風險（例如代謝症候群）、減少發炎（例如關節炎）、改善情緒、減少憂鬱，以及其他益處。[13] 最後，為了支持免疫系統，應攝取含有維生素 C、E、B6、A、D、葉酸、鐵、硒和鋅等必需營養素的食物。

就如同之前所說，沒有研究是專門探討飲食對慢性疼痛人群的影響。這類研究有其必要，現今科學推測也認同這對健康福祉來說是很重要的一塊。這也反映出，要主動影響疼痛中潛在又相互關聯的發炎、免疫及生物行為層面，這會是額外的「起始點」。選擇健康的食物，再搭配壓力管理、身心整合，以及本書說明的其他部分，可以將「由內而外治癒」的機會放到最大。這反映了治本的重要，而非僅僅尋求短暫緩解來治標。

健康飲食及消化

良好的營養依賴於好的消化，以及後續胃腸道吸收營養素的情況。有許多過程、因素及步驟會影響營養素運輸到我們的血流，包括唾液分泌、充分咀嚼以分解食物顆粒、胃酸及膽汁分泌、健康的黏膜（消化道的內壁）、腸道細菌平衡、消化酶等。壓力、藥物、食物敏感或食物過敏、寄生蟲、外來細菌，以及不好的飲食選擇也都會影響這些過程。近年來最廣受討論的其中一部分是「微生物組」（microbiome）的潛在干擾，這些微生物組是特殊的不同細菌群體，可以支持人體的生物過程。後續會更詳細說明，但現在，我們先回到消化。

消化是個複雜的過程，而且甚至從頭部就開始了！進食的「頭期」（cephalic phase）反映出預期階段，和需求（真實的飢餓）以及欲望（口腹之欲）均有連結。而要規劃你的一餐又會根據許多因素決定，是否能取得、是不是方便、預算多寡、取得和準備食物所耗費的精力、之前的經驗和喜好、心理與情緒狀態等。

進食動作會啟動並涉及想像力。不管我們有沒有察覺，消化都從心理狀態開始，不只是身體的事。要得到好的營養來支持身體需求，支持消化活動的所有步驟就是重要又不可或缺的。

練習

暫停一下，閉上眼睛，然後想像你最愛的食物。當你心裡期待著這道菜餚時，你注意到身體發生了什麼？或者，想像你把檸檬切成四塊，接著拿起一塊咬下去 —— 你有沒有注意到身體有任何生理反應，像是臉皺起來、唾液分泌出來？

新興主題

在我們進到瑜伽、營養與疼痛的更多細節之前，以下主題也值得探討：

- 壓力進食或情緒性進食
- 糖、發炎、成癮
- 微生物組
- 有害的食物
- 草藥醫學

讓我們繼續深入探討下去⋯⋯

壓力、「安慰性進食」與皮質醇

大多數人應該都能理解甜點的英文（desserts）倒過來就是壓力（stressed）！我們有多常壓力大的時候伸手去拿餅乾？安慰性進食可以視作對壓力的一種行為反應。皮質醇是種重要的荷爾蒙，會維持身體資源以備不時之需、增進食慾、偏好選擇高熱量食物、增加血糖與胰島素、促進體重增加，也會增加我們得到糖尿病和代謝症候群的風險。[14] 皮質醇由腎上腺釋放，而控制皮質醇的是大腦中一種稱為下視丘 - 垂體 - 腎上腺軸（hypothalamus-pituitary-adrenal axis, HPA axis）的身體神經內分泌軸。短期內，皮質醇可以協助控制發炎，但在慢性壓力狀態下，皮質醇可能會破壞發炎過程、妨礙消化，還會增加食物攝取，讓體重上升。還可能因壓力進食、食物選擇、腸道發炎而導致食物敏感和過敏。[15]

一般來說，在急性壓力情況下，食物攝取和消化過程都會因戰逃反應而減緩。而慢性壓力狀態下，會盡可能多攝取高營養食物，因而增加體重，並產生其他因饑荒演化出的反應。換句話說，人類時常用「饑荒原始反應」來面對壓力。研究已證明情緒悲傷會導致食物攝取增加，尤其是「享樂性」或「安慰性」進食。[16] 既然已知壓力、皮質醇、發炎與胰島素製造間有額外聯繫，在壓力大時吃下大量精製糖和麵粉這個常見組合會產生非常多負面影響。面對壓力源時，HPA 軸會啟動，且皮質醇、腎上腺素、正腎上腺素會釋放到系統中，以調動身體資源進行適應反應。皮質醇會抑制胰島素製造，防止葡萄糖儲存，以供立即使用。這也有助我們戰逃壓力反應的其他部分。一旦壓力源結束，這些系統還有荷爾蒙濃度都會回歸正常。不幸的是，慢性心理壓力可能會讓這個過程卡住，變得失調，導致適應不良。通常會出現攝取高糖分食物、發炎增加，以及體重上升的狀況。某些情況下，最終會發展出越來越知名的代謝症候群，以致體重增加並得到心臟疾病。[17]

瑜伽常用來協助調節生活中的壓力，也有人發現瑜伽可以對壓力的生物學基礎產生正向影響。[18] 探詢壓力與進食如何互動，會對你的瑜伽生活有所助益。

練習

想一想你最近什麼時候感到壓力。思考壓力狀態如何影響你與食物的關係。現在再想想哪些瑜伽練習可以幫助你改變這種反應。問自己：「我到底真正『渴望』的是什麼？」

我們對甜食的共同喜愛

美國人每天平均攝取八十二克的糖。等同於一天吃下十九茶匙半的糖，或一年吃下六十六磅的糖。[19] 與之相對的是，美國心臟協會（American Heart Association）與世界衛生組織（World Health Organization）都建議成人將糖攝取量控制在每日二十五克（六茶匙）以下，兒童則根據年齡少至十二克（三茶匙）。設此限制是因糖攝取量和發炎、心臟疾病與代謝症候群高度相關，更不用說其和心理健康、行為健康問題之間有越來越深的聯繫了。[20] 可以換算為每日熱量需求中添加糖（added sugar）的比例在百分之五以下。不過這個標準很容易超過，因為一罐汽水就含有多達五十克的添加糖。又考慮到簡單醣類形式的精製麵粉對我們生理有著相似影響，我們很可能比想像中更快超出建議攝取量。

身體處理糖的方式和酒精類似，都會出現渴求行為模式、戒斷症狀及成癮生物學。[21, 22] 糖的攝取已證明具有成癮性，源於大腦邊緣區域的多巴胺（dopamine）及犒賞系統（reward system）。我們已知糖可以在短期內讓血清素（serotonin）上升，視作壓力和焦慮的短期解方。

這些又與疼痛有何關係？攝取大量的糖會增加身體發炎的風險，而發炎與疼痛生物學密切相關。壓力本身就會增加發炎，以致更有可能產生疼痛，且應對壓力和疼痛經驗的模式也密不可分。盡管可能看不出因果關係，減少糖、麵粉與加工食品的攝取，再配合本書所提供全面性方法的其他部分，可以改善身體內部的整體環境，也更可能改善慢性疼痛的潛在大腦－身體模式。

練習

在瑜伽中，身心隱喻可以成為探索的有力工具。思考這幾個問題：我生命中的「甜蜜」來自何處？我嗜甜的背後隱藏了什麼需求？有沒有哪種瑜伽練習能讓我更健康的複製吃甜食或其他安慰性食物時的感受？

吃下細菌？

你知道你體重有百分之一到三都是細菌嗎？如果是個兩百磅重的成人，那就是體重裡的二到六磅！[23] 我們稱人體內外的整體細菌環境為微生物組。

微生物組反映了一個令人著迷的不斷擴增的研究領域，此領域與疼痛生物學以及其他許多健康議題都有額外相關性。腸道菌群（gut microbiota）由許多不同細菌組成，其中有些是健康的，有些則是有害的。這些細菌在很多關鍵健康功能中發揮了重要作用，例如：處理食物營養素、協助吸收電解質與礦物質、分解不可消化的食物物質、製造健康的脂肪酸、維持健康的腸道內壁（腸上皮）來作為抵禦侵入者的主要屏障、管理身體的發炎反應、分解毒素和致癌物，以及為免疫系統提供直接支持，要注意我們免疫系統多達百分之八十的部分位在腸道。[24]

我們吃什麼（前面討論過的）、怎麼吃（接下來要討論的）都會強烈影響微生物組。[25] 有證據證明飲食中的高糖和精製碳水化合物會導致發炎、微生態失調（微生物組狀態失去平衡）以及免疫活動異常，也和不少慢性疾病有關。[26]

雖然抗生素可以挽救生命，對醫學至關重要，它也會導致微生態失調，不處理的話甚至會持續多年。[27] 其他藥物對腸道及微生物組的影響也有得到著墨，包括類鴉片藥物（opioids）和其他止痛藥物。[28]

特定細菌會影響特定的健康狀況。[29] 疼痛狀態下微生物組的功能還是個相對年輕的研究領域。腸躁症、微生態失調與纖維肌痛這種常見的慢性疼痛之間發現了關聯。[30] 纖維肌痛和複雜性局部疼痛症候群（complex regional pain syndrome, CRPS）都會出現腸壁破裂處滲透力增加的情況，讓外部物質進入體循環（常稱作腸漏症 [leaky gut syndrome]），在沒有明顯消化道症狀的情況也是如此。[31] 動物研究已經證明口服益生菌可以減少源自內臟的疼痛，但需要對人類受試者進行進一步研究，尤其是那些因腸躁症等疾病而感到疼痛的人。[32] 舉例來說，施用羅伊氏乳桿菌（Lactobacillus reuteri）會作用在腸道感覺神經元中調節疼痛感知的離子通道。[33] 這可能也關聯到自律神經系統過程，疼痛機制的另一個重要連結。還有一個例子說明微生態失調和特定疼痛情況之間的連結，出現在一項男女慢性骨盆疼痛的研究中。[34]

微生物組已證明會影響神經傳導物質的製造，其中就包含可影響周邊疼痛感知的血清素。[35] 疼痛、情感性疾患，和腸躁症等功能性胃腸疾病通常會並存，且這些相關性中壓力、腸—腦軸和微生物組之間的關聯正在研究當中。[36] 古典瑜伽和現代身心醫學中的雙向互動也與此一致。

各種證據、機制，還有微生物組與疼痛等中樞神經系統疾病間的聯繫都已得到了良好的概述。[37] 止痛過程和特定細菌菌株有關聯的證據也已發現，包括細菌會啟動全身調節疼痛和發炎的感覺神經元的證據。[38] 與此主題密切相關的一項研究發現，攝取一種稱為嗜酸乳桿菌（Lactobacillus acidophilus）的常見細菌菌株透過上皮細胞中的 μ 型鴉片類受體（mu-opioid receptors）和大麻素受體（cannabinoid receptors）的表現，在治療腹痛方面具有與標準劑量嗎啡相似的鎮痛功效。[39]

益生菌是食物來源和保健食品，可以供給健康的細菌菌株給我們的消化道。益生元（prebiotics）則是這些細菌賴以為生的物質。人們對使用益生菌和益生元來恢復並維持健康的興趣日益濃厚。[40] 最理想的辦法或許是單獨評估每個人，但對大多數人來說並不可行，因此許多人選擇花心思在一般的腸道健康上，包括購買現在隨處可見的益生菌保健食品。

益生菌其實可能有益於許多疼痛情況，包括多種關節炎在內的肌肉骨骼疾病。[41] 建議將益生菌與益生元食品一起服用，以支持並「餵養」細菌發揮的有益作用，例如製造短鏈脂肪酸。

要進行這些努力時，最好是在大幅革新生活方式的前提下進行，例如為增進壓力管理技巧而練習瑜伽。

練習

瑜伽旅程中很重要的一部分是連接起你的身體覺知、直覺，以及內在能力，來誠實並清楚的檢視自己。閉上眼睛，安靜坐著，腹部放鬆著呼吸，覺察消化道的感覺，然後靜觀：「我的腸道今天告訴了我什麼？有什麼東西是我沒有好好消化的嗎？」你甚至還可以跟你的微生物組溝通，一同改善健康，在旅途中有效招募新的夥伴一起度過疼痛。

有害的食物？

沒有清楚資料可以證明接觸食物中的化學物質和疼痛有關聯。然而，討論到食物和營養時，常會提起有機話題。有證據證明有機食物含有較高營養密度與營養價值。一則統合分析顯示，已證明有機乳製品與肉品含有的 Omega-3 脂肪酸高出約百分之五十，維生素 E 與鐵含量也顯著較高。[42] 如同前面所提，已知 Omega-3 脂肪酸有益於慢性頸部與背部疼痛，也和抗發炎效果有關聯。另一則超過三百項研究的統合分析也表示，從花椰菜、紅蘿蔔到蘋果、藍莓等有機作物都含有更高濃度的抗氧化劑和其他有益化合物、更低的鎘金屬含量，以及比非有機作物低四倍的農藥含量。[43]

如果你的預算可以負擔，且能夠取得的話，多選擇有機食物來減少農藥、除草劑等化學物質接觸或許會對整體健康有所助益，因這些化學物質已證明會擾亂內分泌功能，還會增加癌細胞負荷。[44] 並且最近一項有 68,946 位受試者參與的大規模前瞻研究顯示，較頻繁攝取有機食物與降低癌症風險相關。[45]

如果你有興趣更深入探討這項主題，美國環境工作組織（Environmental Working Group）發表了一則清單，列出了前幾名污染最嚴重的蔬果，來幫你決定該在什麼品項上投資。如果是海鮮這類接觸汞等重金屬的主要來源，環境保衛基金會（Environmental Defense Fund）的海鮮選擇指南就是極佳的參考。農產品的化學物質使用因國家和地理區域而異，因此務必要找和你所在區域類似的清單，例如歐洲食品安全局（European Food Safety Authority）會定期為歐盟提供最新的資料。最後，請盡量別對有機食物問題產生壓力、擔憂或焦慮，因為理論上這樣會對你的整體健康危害更大！

在你生命中添加調味？

如果你喜歡香料或藥草，那麼有證據證明它們會透過化學與細胞影響，對我們的健康產生作用。雖然本章會介紹一些較常見的香料與藥草，但是個人化的使用建議不包含在其中。再度強調，我們鼓勵你自己做研究，並和專業人士討論評估你自身的需求，我們也鼓勵你自行確認食物、藥草、藥物之間的互動。有非常多網站可以提供此類協助。這些副作用通常較輕微，且常是關於胃腸道不適。《藥草安全手冊》（*Botanical Safety Handbook*）（第二版）[46] 中可以找到更詳盡的資料。

卡宴（Cayenne）等辣椒含有辣椒素（capsaicin）。辣椒素通常是被提取的，常見於皮膚吸收的外用藥，與可以消耗 P 物質（substance P）[47] 的特定受體結合。P 物質是種協助從身體傳遞感官訊息到大腦的神經肽，眾所周知，P 物質會透過促進傳遞傷害覺訊息到大腦，及促進釋放發炎細胞激素，參與疼痛生理過程。[48] 抑制或消耗 P 物質會減少大腦接觸有害的感覺刺激，這可能有益於關節、關節炎帶來的疼痛、神經性病變疼痛，以及與帶狀疱疹病毒相關的疼痛（帶狀疱疹後神經痛 [post-herpetic neuralgia]）。[49] 另一個常見的止痛產品是山金車（arnica），在乳霜、凝膠、順勢療法藥物中皆可發現。一項研究就針對膝蓋骨關節炎使用山金車凝膠，每天兩次，持續六週，成功改善了症狀。[50]

前面提到過的薑也含有抑制發炎的成分，包括前列腺素與白三烯素（leukotrienes）。一則針對六篇研究（兩篇骨關節炎、一篇經痛、三篇針對實驗誘發的急性肌肉疼痛）的系統性回顧發現薑減少了主觀疼痛回報。[51] 幾位作者發現這幾篇研究的品質參差不齊，認為薑對於治療疼痛的功效依然不足。然而他們補充，現有資料能初步支持薑的抗發炎效果，在某些情況下可以減低主觀疼痛感受。

和薑同屬薑科的薑黃（turmeric）作為藥用保健食品越來越廣為人知，也有越來越多的研究支持。薑黃含有薑黃色素（curcuminoid），而薑黃色素又包含薑黃素（curcumin）。薑黃素已證明可以抑制發炎物質，如前列腺素、白三烯素及一氧化氮。[52] 研究證明其對疼痛與骨關節炎、類風濕性關節炎等症狀皆有益處。[53]

有許多不同的證據支持其他藥草物質與保健食品的止痛功效。大多數是針對關節炎與四肢關節發炎的疼痛，少數針對脊椎疼痛與纖維肌痛。其中包括乳香（boswellia）[54]、S- 腺苷甲硫氨酸（SAM-e）[55]、柳樹 [56]、韓信草（Chinese skullcap）[57]、魔鬼爪（devil's claw）[58]、鉤藤（cat's claw）[59]以及 5- 羥色胺酸（5-HTP）[60]。如果是頭痛或偏頭痛，有證據支持款冬（butterbur）[61]、小白菊（feverfew）[62]以及鎂（magnesium）[63]的功效。

治療疼痛使用的大麻（cannabis）與漢麻（hemp）產品（像是四氫大麻酚 [THC]、大麻二酚 [CBD] 與其他大麻素物質）、卡痛（kratom）、野生萵苣（wild lettuce）時常成為話題中心。前兩個因合法疑慮而讓問題變得複雜，並且以上這些全部都缺少研究，因此超出了本章範圍。

我們需要更多這些物質的研究，包括安慰劑對照組，且必須將建議劑量或使用頻率確定下來。

瑜伽生活與營養

雖然收集營養醫學原理的基本資訊很有價值，但在探索營養對你健康的作用時，更重要的或許是探索及了解自己與食物、進食的「關係」，以及這些和你其他經驗層面的互動方式 —— 思想、信念、情緒，與一般的身心連結。盡管瑜伽相當古老，卻也越來越受到嚴謹科學支持。心理神經免疫學領域讓我們認識到主觀構想，諸如期望、信念、思想、價值或情緒，都具有可識別的生理基礎。因此，腦中的過程會形塑我們的身體健康。調息法、體位法、觀想、冥想等多種瑜伽練習都會以不同程度「進入」你的生物場（biofield），在整個身心範圍中造成連鎖反應，包括潛在正向影響發炎、免疫功能、疼痛過程、腸道健康、微生物組生態系等。

持戒與精進

瑜伽作為一種生活方式，需要檢視其中的八支，包含引導你與自身及他人關係的道德準則。這些原則會延伸到其餘形式的關係，像是食物，最終延伸到疼痛經驗本身。

總而言之，精進是一個人內在發展的行為或品質，包括潔淨、知足、苦行、自我學習，以及靈性。持戒則是為了建立與他人、自身和世界的健康關係而要遵守的人際行為，包含不傷害、不說謊、不偷盜、不縱慾與蘊含著「不囤積」之意的不貪婪。當我們思考這些和營養、食物、進食的關係時，以下問題代表了一些應用的範例。

1. 我與食物的關係有任何層面會危害到我自己或他人嗎？
2. 我有沒有向自己和他人坦誠面對我與食物的關係？
3. 我願不願意仔細檢視那些會影響我與食物關係的情緒、思想、信念的潛在模式？
4. 我吃的東西、吃的方式、吃的時間如何影響我身心靈生物場中的能量關係？
5. 我是不是吃了比身體所需的更多？
6. 我進食時是不是帶著覺知與正念？
7. 我要在何處投入、如何投入我從食物得到的能量？
8. 我進食的方式是不是能帶給我的身體乾淨、健康的能量？這和我的活動量又有何關聯？
9. 食物與進食如何影響我和他人的關係？
10. 我進食時的姿勢是什麼樣的？
11. 我的呼吸模式如何與我和食物、進食的關係產生互動？
12. 我有沒有運用憐憫、接納及慈愛的原則在自己和他人與食物的關係中？
13. 我的精神信仰和實踐如何與我和食物、進食的關係互動？我有沒有衷心感謝我得到的滋養？
14. 我願不願意仔細檢視我選擇的食物、進食習慣，以及這些對我健康福祉的影響？

15. 我選擇的食物如何關乎環境？如何幫助環境？我有沒有意識到那些製造出我所吃食物的人和資源？
16. 我選擇的食物如何影響業（karma）？又如何影響眾生的相互連結？

練習

舒服地坐著，慢慢閉上你的眼睛。覺知到你的呼吸，緩緩拉長並放輕呼吸……放鬆你的身體……現在，回想你上一次用餐你當時在哪裡？你看到了什麼？你聽到、聞到、感覺到了什麼？你身旁有其他人嗎？仔細觀察食物，你現在覺察到了什麼？你在體內注意到了什麼？你是自己準備這份食物的嗎？如果是其他人準備的，是在哪裡用什麼方式準備？你知道這份食物的來源嗎？你可以想像讓它誕生的土地、人或其他資源嗎？這食物到你手上前都經歷了什麼？最後，你吃下去的幾小時後發生了什麼？你感覺如何？這餐對你的身體和心理狀態造成了什麼影響？當你準備好，就可以慢慢睜開眼睛，思考這樣回顧上一餐的方式，可能會如何影響你的下一餐……

正念與食物

這些原則與瑜伽中的八支都能擴展至很多部分，我們統稱為「正念飲食」（mindful eating）。把正念的基本原則應用到營養、進食的每個部分可有助於發掘你與食物關係中的隱藏模式，還有你的疼痛經驗與身體獨特需求之間的可能連結。以下提供幾個例子。

- **消除讓你分心的事物：**你選擇食物或進食時有真正專心嗎？有沒有一心多用？能不能先把手機放到一邊？
- **維繫感情：**不管什麼時候都盡量和你愛的人一起圍著桌子吃飯！
- **坐下：**吃東西時坐下，注意你的姿勢。問自己，我有沒有坐直，雙耳有沒有在肩膀正上方保持平衡？肩膀有沒有在臀部正上方？
- **傾聽自己的身體：**個人越熟悉身體的細微感覺、暗示和訊息，就越能察覺食物、飲食模式、習慣對健康或疾病的影響，包括對疼痛模式的影響。

同時要記得慢下來、檢視自己的心情、好好咀嚼、吃到八分飽，並試著定期探索你獨特的身心靈關係，與之連接，這樣你才會知道「你」每時每刻都需要什麼。對某些人來說，簡單的儀式會幫助他們以更好的方式實行正念飲食，例如呼吸，或祈禱、感恩等。這些想法有助於持續創造福祉，這種福祉有別於暫時的不適，卻同樣愉悅，也考慮到了我們與他人、我們與互動過的生態系統間的相互依賴關係。

覺知試驗（awareness experiments）可以幫助你學到更多自己關於食物的獨特生化特性，包括你是否已經發展出神經發炎與免疫反應相關的食物敏感。暫時排除某種食物，之後再重新開始吃這食物，會讓你更清楚地看到身體如何反應。在排除飲食中，通常會停止攝取某種食物至少三週，接著再恢復攝取，來觀察你的感覺。這段期間，觀察你的整體疼痛體驗會很有用，包括食物相關的所有情緒模式。每天記錄這段過程也很有幫助。

你可能希望可以設計自己的覺知試驗，並發掘你的身體正在告訴你什麼。記得我們一開始講的複雜性：這種試驗不是完全獨立的，也僅反映你整體經驗中的一小部分，並且可代表進入複雜生命系統（即您）中一個層面的切入點！也要記得反安慰劑（nocebo）（安慰劑的相反）有時能在我們建立負面信念或聯想時發揮作用，因此這裡的重點是要探索、思考，而非捏造不存在的負面聯想。

總結

食物、營養與進食代表了一個複雜的主題，且探索時機已成熟。儘管針對許多疾病和慢性病的營養醫學核心研究數量越來越多，特別針對慢性疼痛體驗的研究依然有限。也許是因為慢性疼痛可能以各種形式出現，且每個人獨特的心理社會與精神世界和經驗都會強烈影響慢性疼痛的形式。這種複雜性使得在研究中探索因果關係比平常更為困難。因此，每份菜單都是不一樣的。這裡介紹的大部分內容旨在為營養和正念飲食提供堅實的基礎，適用於但不限於慢性疼痛。此處提供的一些資訊可能有助於解決疼痛的潛在生化方面，特別是與體內發炎過程有關的問題。

疼痛是一種高度個人化的體驗，在任何時刻都有無數已知和未知的因素導致疼痛表現。因此，真正的目標是幫助你進行一項持續的試驗，這項試驗根植於瑜伽生活的基礎，以及更好地了解自己的總體目標，包括您與營養、食物和進食的關係。在此過程中，你將了解對你整體而言什麼是真實的、什麼是正確的。願你的探索充滿收穫！

第十一章

轉化心因性疼痛

社會科學碩士、瑜伽療癒師
麥可．李（Michael Lee）

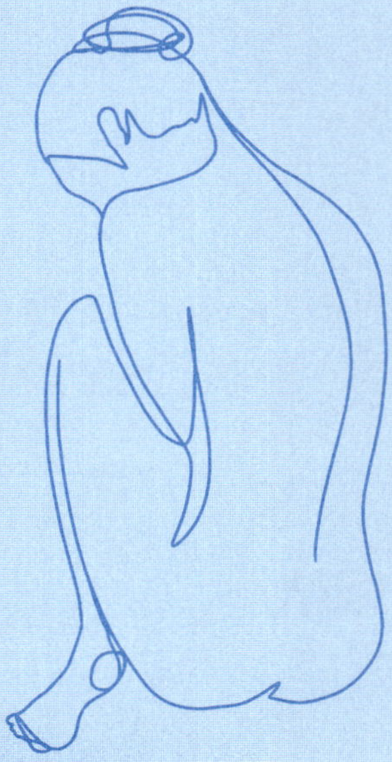

Yogash citta vrtti nirodha

瑜伽是心念變動或波動的停止。

《瑜伽經》（Yoga Sutra）1.2[1]

本章我們將仔細探討心因性疼痛的轉化過程。

不論所處情境或所運用的方式為何，無論是傳統的、互補的、以瑜伽為主或不是，現今要處理心因性疼痛有許多創新且可行的方法。為了契合本章談論轉化的主軸，我依照這些方法的典型將其分為兩大類，一個類別主要聚焦於症狀和相關病症的治療，另一個則主要聚焦於整體轉化。

症狀管理

症狀管理方法通常包括許多練習、規則、工具和治療方案，可用於減輕或緩解症狀及相關疼痛的影響。使用者的目標是盡量減少短期或長期的疼痛。如果使用的方法有效，疼痛對個人生活的影響就會減少，進而在日常生活中更容易管理或更具耐受力。症狀管理方法可能介入程度很高，也可能更具整合性，主要目的仍是為患者創造特定的結果，比如說教導客戶簡單的正念技巧以幫助克服焦慮發作，這是醫療保健領域使用最廣泛的方法[2]。衡量成功的標準是現有的初始症狀或正在治療的「病症」發生正向改變。這些結果一般很容易評估，而這也可能是這類方法更容易被選作研究方法的原因。

轉化式方法

整體轉化是一個過程，其中會有新見解或新智慧出現。如此會帶來信仰或價值觀的改變以及新的行為，生活體驗也會因此而不同。從前看待與體驗生活的方式不再合理，新的觀念和生活方式應運而生。一旦融合了改變生活的見解，就會馬上啟動轉化。這種轉化的完全展現和對生活的影響可能會立即發生，也可能不會，但無論如何，一種新的生活方式已經開始，個人也會因強烈慾望而開始朝此新方向發展[3]。伴隨這種改變的新覺知層次是未來選擇的指南。儘管這個過程可能需要一段時間才能完全確定，但新的生活方式已經開始運作。以前重要的事物不再重要，而之前忽視的事物卻變得更加重要。這個新方向通常會改變最初引起疼痛和痛苦的一些或大部分條件。在某些情況下，症狀可能完全消失。由於轉化結果所帶來的價值，使得轉化式工作受到重視。而一般伴隨這個結果而來的，是與個人相關但不太明顯且不易衡量的影響，包含在生活中獲得更大意義感、喜悅與幸福感，或者更大的滿足感。

表 11.1 典型治療方法

症狀管理	轉化式方法
診斷和治療	共同探索出現的病症和期望的結果
關注因果關係	獨特且獨一無二的探索
期望結果可預測	接受多種可能的結果
臨床醫師的權力	在共創過程中共享權力

兩種方法並排比較

將兩個模型的關鍵要素並列進行比較，可能會有所幫助，因為這些要素有很多將在後續討論中被引用[4]。

瑜伽與轉化

轉化是瑜伽的目的嗎？

薩巴克（Sarbacker）和金普爾（Kimple）寫道：「印度的各種傳統都承認透過瑜伽實現自我轉化有無比潛力……大大轉化個人與世界的關係……提升個人的行動和感知能力。」[5]

在一九八四年，我透過瑜伽經歷了一次深刻且改變生活的體驗[6]。這個新見解的重要性和對我影響之大，讓我決定一生致力於幫助他人利用瑜伽療法進行轉化過程以做出改變。從那時起，我參與了許多個人的轉化經歷、支持了許多人、培訓瑜伽療癒師以提供促使轉化的瑜伽啟發體驗，並深入探討瑜伽和佛教的心理學和哲學，探索了現代心理學和神經科學的要素，這些要素與轉化式瑜伽的潛力有關。因此在本章中，我探索心因性疼痛的觀點是根據那次經歷、隨後的學習以及持續的研究和工作綜合而來的。透過此觀點，更容易將瑜伽視為其最初的定義，亦即與今日世界高度相關的出色轉化過程。如果體驗被設計成符合現在世界的現象，並利用自帕坦伽利以來所學的許多知識及符合轉化意圖的元素，就更容易有此體會。

作為帕坦伽利瑜伽本質的轉化

讓我們根據帕坦伽利的闡述，探索轉化如何與瑜伽的本質相關。本章開頭引用的《瑜伽經》第一章第 2 條，說的是「*瑜伽是心念波動的停止。*」[7]「停止」這個詞的意思是「結束」或「完成」，換句話說，不再有波動或變化發生。「波動」與「變化」意味著大量的變動，或許也意味著「錯誤的感知」。換句話說，當我們的心知發生變化時，通常難以看清事物的本質，因此心智為了讓現實合理，會以不同的方式建構對事物的理解。波動來自於任何時間無法專注於一種狀態而造成的不安和困難。然而，經歷轉化的過程後，穩定性、接受度和平靜通常會提升，並且能夠以開放的態度「看到事物的本來面目」。雖然在現代生活中可能無法每一刻都以這樣的狀態生活，但旅程一旦開始，通常就不會回頭。要探索現代生活，我們必須秉持理性生活在每一天。但與此同時，在經歷轉化後，我們的覺知會有更深的基礎。當舊習慣和舊信念拖累我們時，新的見解和智慧就會指引我們正確的方向。

帕坦伽利的瑜伽八支本質上描繪了一個轉化過程的框架——儘管許多人將它們視為道路上的「步驟」。我的理解是，帕坦伽利的模型並非線性，每一支也不是獨

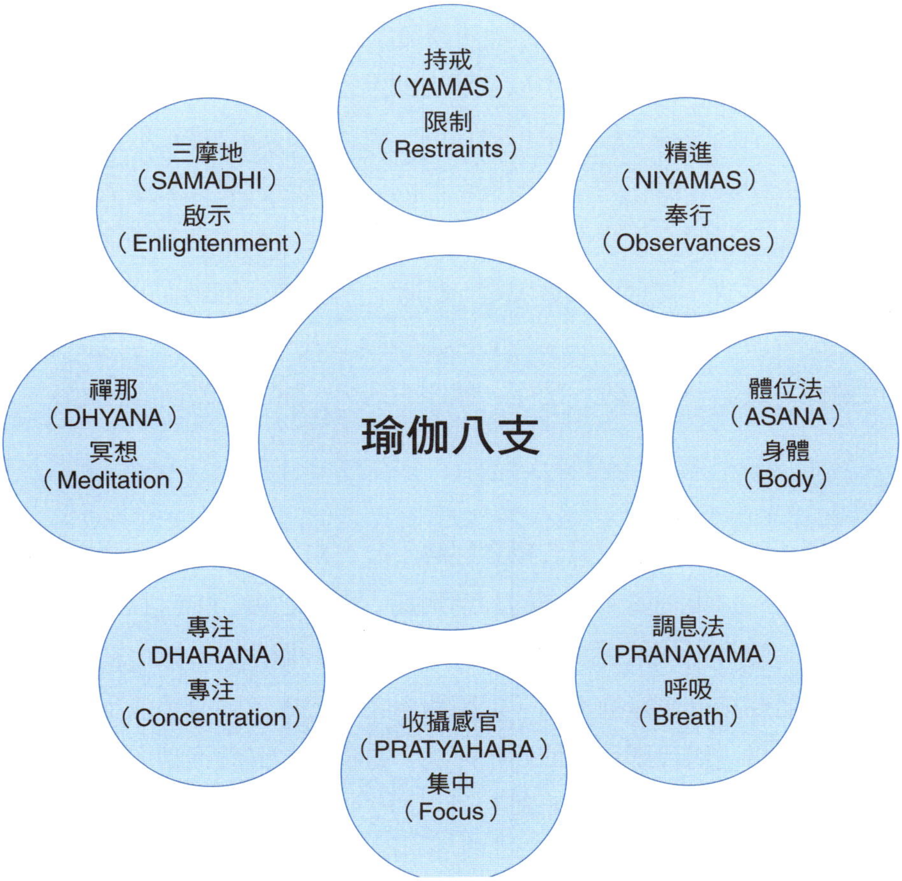

圖 11.1 瑜伽八支

立存在的。它是一個整合模型，將瑜伽描述為一個「過程」而不是「處方」。這是一種從外在到內在、重新塑造身體和心智的運動[8]。

過程的外在部分為四支：持戒（yama）、精進（niyama）、體位法（asana）與調息法（pranayama），可將其視為「轉化的準備」或奠定基礎。如果一個人希望改變，那麼根據生活中所希望創造的事物來落實意圖是有幫助的。比如說，如果我們渴望和平，傷害他人就毫無意義（ahimsa －不傷害，是五個戒律之一）。當我們關注呼吸（調息）並在體位法中保持正念，就會開始注意身體和心智的變化。我們所經歷的一些事情，某些我們可能會喜歡，某些可能不會。在這裡，接受現狀（精進中的知足 [santosha]）對於轉化過程的持續至關重要。收攝感官（pratyahara）可以被視為連接外在和內在轉化過程的橋樑。外在的干擾和內心活動都停止，焦點轉移到當下的直接體驗。專注（dharana）被啟動，覺知進入更深的狀態（禪那，dhyana），並接納從看待事物真實面貌所獲得的新見解（三摩地 [samadhi]）。

瑜伽的八支可以在自主練習中以多種方式進行練習，且一般需要很長的時間才能獲得智慧。在稍後討論的模型中可以見到，現代化的瑜伽療法取向實際上可能會縮短這個過程，使其在很短的時間內實現，因此在當今世界具有顯著更大的療癒價值。透過將八支作為個人化瑜伽療癒的基礎，採用受瑜伽啟發但融合了其他各個學科見解的整合性模型，就有可能實現這一目標。一旦轉化的過程開始，無論採用何種方法，它都會像帕坦伽利可能設想的那樣繼續下去。轉化過程「既深奧、根本，而且不可逆轉。這是一種蛻變，是從一種形態到另一種形態的徹底轉化。」[9]

蛻變與鳳凰

蝴蝶破蛹而出的過程用蛻變的概念理解十分有幫助。古希臘的鳳凰神話也描述了蛻變的過程——這隻美麗而長壽的神鳥飛進「轉化之火」中自我毀滅，但隨後又從餘燼中重生，變得更加炫麗奪目，這是一種重生的概念[10]。轉化之路並不保證毫無痛苦，往往需要接受並擁抱不適。這種觀念在現代生活中似乎違反直覺，因為我們似乎執著於不惜一切代價想立即終止疼痛。這種心態雖然推動了一些偉大的科學發展，但也可能導致成癮和痛苦加劇。

日常生活裡心因性疼痛的現實

然而在某種程度上，遭受心因性疼痛是生活現實的一部分。如同佛陀在四聖諦的第一個聖諦中所闡述——生命包含痛苦。痛苦有大有小，以細微和不那麼細微的形式存在。即使當我們感覺「不錯」時，背後仍然常常有緊張或焦慮。我們生活在一個不完美的世界，從出生的那一刻起，我們就受這些缺陷的影響，而其中有些人受到的影響較其他人更大。但不論程度如何，這都是一個普遍存在的問題，幾乎很少有人能免於其影響。當我以瑜伽療法幫助個案時，幾乎都能在每位個案身上看到不同程度的這種痛苦。

除了無法容忍不適之外，我們所身處的社會愈來愈難處理或補救心因性疼痛。這是否是現今複雜生活所帶來的反效果，而且情況正在惡化？我相信我們大多數人都會在聊天時注意到這種現象。所有人似乎都沒有「足夠的時間」。除了短暫休假之外，他們沒有其他嗜好。他們的生活缺乏目的和意義，而許多人會抱怨自己看到和感受到價值觀喪失。從長遠來看，這種生活方式會帶來痛苦。最初的表現或診斷結果可能是壓力、焦慮或憂鬱。如果不改變，長期的痛苦可能造成無法適應的人走上極端，導致我們在新聞中看到的極端事件，像是校園槍擊、濫用藥物與酒精造成的死亡、家暴和暴力、謀殺和自殺等，還有數不清的例子……。也許有人會問，未來還有希望嗎？

改變的希望

我比以往任何時候都更熱切相信改變是有可能的。將幾乎完全被持續心理痛苦所占滿的生活轉化為更少痛苦、更多喜悅、更多意義和滿足感的生活是可能的。

> 一切行無常，以慧觀照時，得厭離於苦，此乃清淨道。（佛陀）[11]

儘管這樣的經文帶來了希望，但過去三十五年我在自己的生活，以及與瑜伽療癒個案和學生的直接個人經歷，進一步激發了我的希望。真實且永久的改變是可能的。

促成改變的條件

改變取決於支持它的現有條件。「引發」潛在轉化的條件包括存在、覺知、看見和體驗事物的本來面目，以及願意敞開心扉參與並從中學習。沒有靈丹妙藥或快速解決方案，而且每個人所適合的解決方案可能不同，意識到這些也對這個過程中很有幫助，對於協助者來說尤其如此。

再次強調，這種改變可以透過根據古代瑜伽原理以當下為中心、以身體為基礎的過程來促進，同時也藉鑒現代心理學、神經科學和教育過程的相容元素。

轉化性的改變要求將注意力集中在當下，而不是尋找未來或過去的答案來應對眼前的問題。需要的是直接體驗，而非認知過程。直接體驗是一種基於當下的覺知，它既包含了放下，也包含了「做」任何事的過程。需要容忍自己處於未知的領域中，讓洞察力和智慧應運而生，而不是陷入「馬上解決它」的欲望中無法自拔（有時個案和療癒師都會有這種慾望）。

如果這種反直覺的心態能夠被接受和運用，那麼瑜伽療癒師或個人就可以在自己或他人的生活中支持轉化發生的條件。

簡單轉化過程的例子

最近，在與我的姐夫喬的談話中，他問及我所發展的「瑜伽療法的轉化性取向」與傳統醫療中的病理診斷／治療模式有何不同。我通常難以在我的工作場域之外用口語解釋這個過程，因為它顯然更容易透過體驗理解，而非透過認知。但我想回答他的問題。因此，在喬同意後，我選擇給他一個我發展方法的「迷你體驗」作為解答。

我請他閉上眼睛，將兩隻食指放在身前並壓在一起。然後，我開始協助他更融入體驗，並引導他更直接地將專注力放在身體感覺以及當下的覺知。過了一會兒，我問他注意到了什麼。他說他感覺自己更能活在當下，注意到自己的思緒沒有渙散，也沒有思考太多事情，他只是在體驗兩指相觸的感覺。我們繼續進行了一會兒，我請他放下手指，保持閉眼，然後引導他進行一個簡單的認知整合過程。

在他反思完體驗後，我問他體驗如何反映他的生活。他說他注意到自己的生活最近變得很「忙碌」，不再有時間去做想做的事情。在短短的幾分鐘內，他就更清楚地看到問題所在。我們稍微討論了一下，然後我問他想利用這種覺知做什麼。一開始，他的回答有點模糊，但在更詳細解釋概念和使用精準詞語，並回答幾個更進一步的問題後，他決定每天給自己十五分鐘的「寧靜時間」，以便活在當下，並像在練習中一樣保持頭腦清晰。他感謝我在很短的時間內幫助他了解生活中所發生事情的真相。

第二天我們再次交談，他很興奮地告訴我他所做的事情。他在花園裡修剪了許多過高的灌木和樹木，修得美麗極了。他興奮地說，今年他一直逃避整理花園，因為他的生活有很多旅行和家庭事務需要處理，變得太忙碌。但今天早上，在十五分鐘的冥想後，他決定去整理花園。我問他感覺如何，他說太神奇了。直到現在，他才瞭解花園對他生活的意義。這不僅是對花園的喜愛，也是他生活中非常重要的時光。在這段時間，他可以停止思考，只專注於當下，這是幫助他保持頭腦清晰的另一個工具。他的思緒減緩下來，感到煥然一新，並更清楚自己的人生目標以及重要與不重要的事物。他表示：「我等不及再次冥想，等不及明天再去花園了！」。

上述故事也許很簡單，但它涉及轉化過程的本質。儘管這是一個非常簡單的動作，但用瑜伽術語來表達的話，身體就像在練習體位法或手印一樣。要把重點放在呼吸覺知（調息）。要有指導性對話，目的是引起更大的存在和對當下經驗的觀察，藉此減少其他干擾（收攝感官）。 隨著體驗的進展，會有截然不同的狀態，與練習瑜伽上面幾支（專注、禪那和三摩地）的狀態沒有太大區別。

本質上，這個過程也是一種「正念」的形式。一旦參與其中，喬就開始「專注」在他的覺知上。結果，他獲得了在繁忙的日常生活中可能被忽略的洞察力。

轉化過程中的神經科學與以當下為中心的覺知

參與轉化過程的先決條件之一是以當下為中心的覺知。

在現代社會中，我們很少花時間進行「當下中心參照」（覺察到現在正在發生的事情），這是諾曼．法布（Norman Farb）及其研究團隊在二〇〇七年的研究中所創立的術語，反而花時間進行「敘事參照」（以故事形式思考過去或未來）[12]。他們能夠使用功能性磁振造影（fMRI）來證明受試者在任何給定時間內的覺知狀態。事實上，我們大多數人並不花太多時間在當下，而是花時間思考「剛剛過去的事情」或「未來即將發生的事情」上，如法布研究的圖片所示。

與正念相關的是，法布及其團隊發現，透過訓練可以讓處在當下的頻率更高、其時間更長。此外，他們發現那些能夠輕鬆地在兩種不同的參照形式之間切換自如的人，具有更強大的能力。在我與喬的例子中，指導性對話的方式就是將焦點放在即時的當下覺知上，而不是參與「敘述」。然而，除了訓練之外，熟練的引導也可以幫助接受瑜伽療法的個案處於當下，而根據我的經驗，很多個案僅需短短十分鐘就能達成。

與喬的迷你體驗中，另一個關鍵要素是我們之間的關係，他和我在一起感覺很安全。在轉化性工作中，安全感和真實性是個案與療癒師關係的關鍵要素。這種體驗也是開放式並且以個案為中心的。我小心翼翼地不去暗示他被「期望」以任何規定的方式參與這種體驗。這不需要明確表達，而是由過程的語氣和呈現方式來表達，彼此關係也是重要的支持。從心理學的角度來看，這種方法與卡爾．羅傑斯（Carl Rogers）的「無條件正向關懷」理論一致[13]。我沒有進行任何正式的「診斷」，只是接受事物的發展，不帶有任何批判（無條件正向關懷）。我傾聽並認真對待喬所提到的任何事情，讓他可以毫無壓力地表達自己，而不用擔心受到評判或評價（共情傾聽）。我還運用了學習原理，這些原理是根據教育過程中的成人學習理論（成人如何學習），而不是根據以馬爾科姆．諾爾斯（Malcolm S. Knowles）的成人學習理論為基礎教育學（兒童如何學習）[14]。諾爾斯理論中的一個關鍵原則是教師／療癒師要讓學習者／個案參與學習過程，包括參與學習活動和共同制定未來的「學習計畫」。

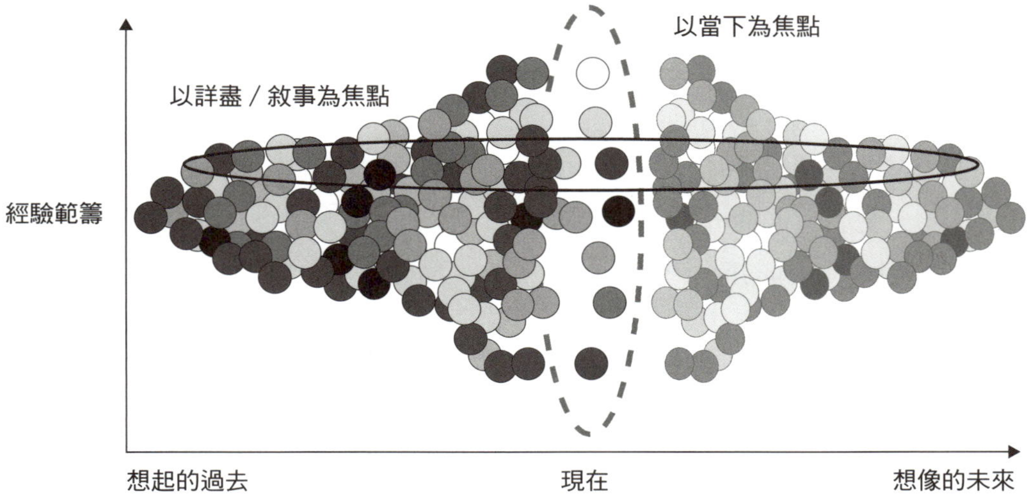

圖 11.2 諾曼 · 法布（Norm Farb）的自我參照模型

資料來源：Farb, N. A., Anderson, A. K. and Segal, Z. V. (2012) "The mindful brain and emotion regulation in mood disorders." Canadian Journal of Psychiatry 57, 2, 70–77. 此經許可轉載。

早在帕坦伽利時代，知識傳播的方式基本上就是自上而下的教學模式。老師負責解釋理論和實作，學生則負責聆聽並實做，而學生的理解會隨時間而加深。權力掌握在老師手中，而學生在過程中是被動的接受者。當時的師徒模式清楚展示了主流的教育理論，權力明顯掌握在老師手中。現代學習理論，特別是在個人賦權受到威脅的情況下，採用了更多權力共享和共同創造的模式。修習古老傳統的人，如修習瑜伽的人，通常對採用現代方法持保守態度，擔心失去傳統的本質。然而，在現代社會中，這些方法實際上可能有助於增強傳統的目標。

這次與喬一起進行的迷你體驗並不是專業的瑜伽療癒課程，其中我本來可以設計更長、更複雜且更引人入勝的內容，但體驗所使用的原則與浴火鳳凰瑜伽療法相同[15]。總之，這是一個轉化體驗的例子，其中包括帕坦伽利瑜伽本質的原則，同時借鑒了心理學和學習理論的進步。我相信，這有助於朝向帕坦伽利瑜伽的最終目標前進，而不會減損或貶低它。對喬來說，他的生活中有更多的「合一」——心與心智的結合。

我們的現代世界需要轉化，而瑜伽可以幫助它實現

隨著世界透過社群媒體和通訊變得更加緊密相連，一方面，我們的生活管理方式變得更加複雜，另一方面，我們與自己的距離也越來越疏遠。看來我們可能正在失去更深層、更有意義的「與自我的連結」。沒有它，我們就無法了解或相信自己，因此就會播下不滿的種子，進而產生壓力、焦慮和憂鬱。在現代世界中苦惱和痛苦增加的原因可能正是因為我們無法「認識自己」。透過認知應用知識似乎比透過更直接的自我體驗更難獲得與自我的連結。即使在瑜伽療癒中，我們的許多現代工作變得更加偏向認知和還原主義（Cognitive），體驗性卻減少了。也許是時候重新強調體驗式學習在瑜伽療癒過程和實施中的重要性了。因此，焦點不再是我們對古老傳統的「瞭解」有多深，而是我們能夠多熟練地透過學習體驗，進而應用這種固有的智慧和知識，改變我們的「存在方式」。

今日的焦點在哪裡？轉化還是症狀管理？

不久前，根據佛洛伊德的觀點，人們認為在治療中能做的最好的事情就是幫助個案恢復「正常」[16]。顯然，今天人們想要的不僅僅是「正常」。如果感到疼痛，我們當然希望首先擺脫它，但在當今世界這種「正常」狀態就足夠了嗎？我們渴望擺脫情緒的困擾，揮別過去的創傷，創造一種沒有日常焦慮和壓力的生活。我們現在也努力追求幸福，脫離掙扎與苦難獲得自由，追求有意義和充實的生活。瑜伽、冥想和類似追求的激增顯然是這種探求的結果。但這些追求的目標是延伸到轉化還是僅止於此？我們是否正在尋找另一個快速解決方案？正如我們從討論中所了解，如果瑜伽和佛教中的目標是「結束」痛苦和苦難，那麼快速解決症狀有助於實現目標嗎？所有瑜伽是否都是轉化過程，還是在某些應用中也可作為快速解決方案？

迄今為止，瑜伽和瑜伽療法的許多實證研究似乎都集中在傳統練習的應用及其在減輕心因性疼痛症狀方面的有效性上。在這一領域的相對成功，使瑜伽療法在主流醫療保健領域取得了優勢地位，讓以瑜伽為主的練習和過程更能被廣泛接受。這些研究的標題清楚地表明了意圖，通常包括「瑜伽對……」或類似的內容，如「對

焦慮和憂鬱症的輔助療法」[17]。與所有事物一樣，近年來的研究熱潮貢獻良多，但也帶來了一些隱憂。對「瑜伽針對…」特定條件的強調可能會無意中讓瑜伽無法作為全面、綜合過程的廣泛觀點。如果主要專注於治療特定的病症，人們是否會傾向於忽略瑜伽作為一種整體、轉化性和持久的促進深刻變革方法的潛力？如果這些研究中的瑜伽與帕坦伽利的典型瑜伽無關，那麼它是什麼？正如安德森癌症中心綜合醫學科（MD Anderson Cancer Center）主任洛倫佐．科恩 (Lorenzo Cohen) 所觀察，「許多 [關於瑜伽] 的論文沒有足夠深入地描述『瑜伽』的含義。」[18]

如果基於某些特定技術或練習而將瑜伽視為「介入」，而不是視為轉化過程的「本質」，那麼研究與結果的焦點和過程就會截然不同。

在二〇一八年瑜伽療法和研究研討會上，醫生兼瑜伽療癒師阿南達．巴拉約吉．巴伐納迪（Ananda Balayogi Bhavanani）在主題演講中將這一趨勢稱為「瑜伽病理學」（yogopathy），並將其與轉化性瑜伽療法區分開來，而這種傳統的治療方法基於帕坦伽利古老瑜伽心理學[19]。

瑜伽療法以控制症狀為主要用途的限制

「引起」症狀的條件，可能會發展成疾病。這些條件通常繁複龐雜，且因人而異，就算不同病患從傳統的醫療體系獲得相同的診斷結果也一樣。大家都知道

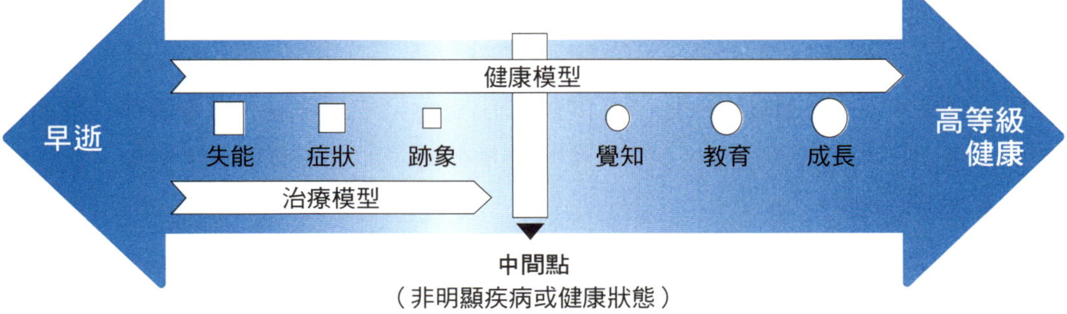

圖 11.3 健康－疾病連續體

「引發條件」或「緣起」這個概念存在於吠檀多和佛學思想裡，而且這兩個古老傳統自古以來都相當重視這個概念[20]。因此，在應用瑜伽療法的時候，首要任務就是了解有什麼樣的獨特條件，背後又發生了什麼事。想了解這些，最好透過接受目前的症狀，並實驗性地探索引起症狀的獨特條件來達成。只有在接受並且認清現實，不受過去或未來體驗創造的「心智浮動」影響時，轉變才會發生。約翰・戴維斯醫學博士（John Travis）於一九七二年首創「疾病－健康連續體」，直到今日仍被使用，這個連續體顯示，人類的健康狀況如何在疾病到最佳健康狀態的範圍內進行理解[21]。

在到達中間點之前，症狀獲得管理，讓人回歸「無明顯疾病」狀態（佛洛伊德的「正常狀態」）[22]。轉變可能發生在模型的任一處，但最常見的發生點是左側的治療區之外，一直到量表的右端。

轉化通常發生於一些改變人生的體驗之後，這些體驗可能是愉悅或不愉悅的，也可能兩者兼具。這種針對自我的「體驗」可能在治療環境下發生，由熟練的瑜伽療癒師或其他受過變化訓練的從業人員引導，但有時也可能只是人生中任何時間地點發生的事件。舉例來說，全景效應（Overview Effect）通常發生在太空人身上，他們在進行太空旅程時經常會體驗到[23]。這種體驗會根據一個人相信的事物，改變他們的「領悟」或知覺。人的價值觀和信仰因此改變，建立新的平衡，也不想再用「舊方式」看待和體驗人生。以下我會分享來自兩個不同理論模型的方法，用來說明如何支持與心因性疼痛相關的變化。

心理治療中的「記憶再鞏固」作為轉化程序

布魯斯・艾克（Bruce Ecker）近期開發出記憶再鞏固理論，用來解釋心理治療的一種做法。在這個做法中，個案可能會經歷轉變，並領悟新的人生哲學，症狀因而不再具有同樣的力量。

艾克將管理症狀的做法與「認同症狀」和「轉化性」的方法區分開來[24]。「認同症狀」解釋為不集中在處理症狀上，而是接受症狀。因為考量到情況，這是個案眼前最好的選擇。將接受表現出來的症狀視為治療程序的起點，儘管效果有限，它們仍被認為是對疼苦的有效反應。

這樣的想法與必須解決或管理症狀的想法明顯不同。比起透過提供解藥嘗試緩解症狀，艾克的後設理論是接受症狀的出現。這種療法的目標是「改變患者的體驗」，從長久以來造成症狀的信念，變成療癒師引導獲得的新體驗、創造新信念。例如從「只能透過索求或沮喪來獲得愛與關懷」，變成「現在我感受到愛，而且注意到我並沒有處於沮喪中」。現在這種愛的感覺和以往不同，並沒有和之前伴隨愛的其他感覺出現。

一旦發現過去信念和現在體驗不符合，我們推測從這時起，神經會自動斷開連結，影響腦部神經可塑性，進而形成新的觀點。這種轉變是由個案的不相符體驗與新信念促成的。考量到這是新的觀點，對個案來說新的信念不僅更合理，而且會成為唯一合理的選項。這樣的變化能在一瞬間發生，症狀也會隨之消失。

轉化可能需要一段時間進行再固化，才能成為新人生哲學的一部分。療癒師會經常讓個案沈浸在體驗中，這些體驗可能為情況提供新的看法，讓信念「再固化」，進而造成徹底「轉化」。經過這種轉化，舊症狀不再具有力量，所以不會再像以前一樣影響生活。有時這種轉化會伴隨因為體驗而「增長的智慧」。智慧增長最有可能在敞開心扉時出現，通常是在脆弱的狀態下，但同時內在感到平靜，透過全新的覺察和更清晰的視角，看待自己的生活。在這個做法中，療癒師的關鍵角色是支持可能讓體驗轉化的「條件」。新的「智慧」通常也會延展到人生的其他領域，以後的轉化也會更加容易。

浴火鳳凰瑜伽療法中的轉變

我在一九八六年透過瑜伽直接的轉化體驗，開發了浴火鳳凰瑜伽療法（Phoenix Rising）[25]。

就像凝聚療法（Coherence Therapy）一樣，浴火鳳凰瑜伽療法採用認同症狀與轉化性的做法。這個做法提供個案以瑜伽為基礎的流程，能夠銜接與回應他們每個時刻的體驗。浴火鳳凰是以個案為本的程序，由療癒師從旁協助，銜接直接體驗。

直接體驗是指從即時感官知覺獲得的體驗。雖然這個協助的過程是基於帕坦伽利瑜伽的核心概念，但與特定可能「造成轉化」的程序並無不同，例如完形療法之父波爾斯（Fritz Perls）的「專注當下理論」，還有卡爾．羅傑斯（Carl Rogers）「個案中心取向」之中的程序[26]。個案經常從這個體驗中獲得新的領悟和覺知，獲得的方法和記憶再鞏固程序中討論的類似。浴火鳳凰療法的要素也和本章前面，我在喬的故事中說明的範例類似。

在近期浴火鳳凰療法的研究中，個案接受五次浴火鳳凰療程，他們回報的主題包含：正念、自我覺知、身心連結、新行為的實際體驗、個案導向、賦權和改變人生[27]。受試者注意到他們對身心連結有更多領悟。他們注意到認知和情緒對身體的影響，觀察到怎麼運用動作和呼吸來改善應對方式，也感受到身體不同區域的念頭和情緒。二〇一五年，加州的治療師及諮商師繼續教育單位（Continuing Education Units）接受浴火鳳凰瑜伽療法訓練為合格課程之一。傳統療法強調「將身體帶進治療的領域」，幫助個案的覺知成長並賦權，成為合格訓練課程顯示了人們對傳統療法的這些方面越來越有興趣。接受過浴火鳳凰訓練的瑜伽療癒師能夠輔助個案進行最適合的體位法。呼吸覺知和專注在身體能夠讓個案過渡並幫助銜接感官收攝，不被目前專注目標以外的感官體驗分心。從這裡開始，個案可在禪那（dhyana）或是三摩地（samadhi，領悟純粹的現實感和隨之而來的智慧）領域中更深入覺知，從中獲得領悟與智慧。在這種具體的體驗之後，我們以口頭和認知的整合，以及「再鞏固」學習作結。

注意，上述的瑜伽療法程序和瑜伽療法中症狀管理的做法不同。症狀管理的重點在於為了教學或開立瑜伽練習處方而對個案進行評估，而不是使用瑜伽療癒師引導的直接體驗作為主要教學程序。銜接直接體驗是造成轉化的做法，透過應用瑜伽程序讓個案銜接「自我體驗」，而不是進行瑜伽練習。透過個案的獨特體驗，無論是執行這個程序，還是將獨特體驗融合進生活，個案都能夠主動發現新方向，而不只是獲得新的方向。

造成轉化的改變程序可能不適用於所有人。對某些人來說，有可能暫時緩解痛苦是短期內唯一可行的做法。另一些人可能因為各種因素，不想選擇需要參與的程序。了解這種做法必須在療癒師的業務範圍內執行，也必須具備鑑別治療是否適合特定個案的能力，對使用這種做法的瑜伽療癒師來說非常重要。

未來的改變

展望未來，轉化取向與症狀管理似乎會在瑜伽療法中並存。兩者都有許多值得學習的地方。顯而易見的是，現在很多心理治療師都意識到，並且積極的想要學習以瑜伽為基礎的具體方法。現今傳統醫療更重視醫患之間的關係了，也更重視透過更強大的關係來讓患者感到自己更有能力，以克服在傳統方法和補充方法中皆存在的低服藥遵從性現象。希望未來進一步研究賦權和遵從性的重要與影響時，可以讓我們更清楚的了解改變過程的關鍵元素，同時推動具賦權特質的轉化性模型能被更廣泛地應用。

應用轉化方法到日常生活

不論你是瑜伽練習者、瑜伽療癒師、醫學專家，還是想要嘗試其他方法的患者，都可以在日常生活中輕易實行這個方法。以下提供簡單的生活應用方式。

每天實施「轉化式瑜伽練習」

- 將瑜伽和冥想融合進生活，不要區分開來。
- 將「日常生活」作為一種練習，同時也要將日常裡的瑜伽作為練習的一部分。這兩者都是覺察的工具。當你採取瑜伽姿勢時，保持好奇並專注於當下，在日常生活中也是如此，每件事都可以是學習與內省的機會。
- 每天早晨很清晰地確認自己想以什麼面貌展現 —— 你想成為誰？然後抓住微小的機會在生活中練習這一點。我每天都會進行這個很好的練習，要做的就只有將一手放在胸前，真誠的問自己：「我今天想在生活中怎麼展現？」
- 保持真實 —— 小心別在未成熟的時機超出自身能耐 —— 面對現實中的困境。這對瑜伽專業人員來說尤為重要。小心別在你的患者和學生面前表現出比實際「更有智慧」的樣子。保持謙遜，承認自己的行為其實還未符合自身所追求的覺悟。
- 每天練習，但偶爾也要給自己放個假，且不要太嚴肅看待自己。最後一句話最為重要。我們不趕時間，如果你需要休息，就休息。有位資深老師就會在教授完瑜伽療法訓練後坐下來，好好看一場恐怖電影。這是她「放下」的方式。適時改變，對其他種練習方式保持開放態度，學會什麼才對你有用（不一定是你「喜歡」的）。這不意味著你要貨比三家的不停尋找下一個，而是真誠且好奇地面對現在真正對你人生好的事物。

- 和你自己連結並互動 —— 你是誰？你要在人生中創造什麼？ —— 接受它，從中學習。承認你在尋覓，繼續尋覓下去。
- 和自己對話、時刻自省，但不要只考慮自己 —— 留意你遇見的所有人。對他人的人生故事就跟你自己的一樣保持好奇，從他們身上學習。
- 不要練習瑜伽，而是投入瑜伽。把瑜伽當作當下的體驗，而非待辦清單上的一項。

  這會讓瑜伽在你生命中的位置截然不同。不要將瑜伽看作例行公事，而是禮物。
- 理解與肯定自己和他人的感受，承認我們是人類，偶爾也會面臨掙扎 —— 這都是人生旅程的一部分。
- 遵循你的見解行動，多相信自己的內心。只有洞察卻沒有付諸行動是無法產生改變的。每一個意識到的新覺察，都要將其應用到生活中，不管有多渺小。
- 享受這趟為人生的旅程 —— 這要不是一趟大膽的冒險，就是一無所有。

結論

不管是身為瑜伽療癒師、醫師、教師或是一般人，都可以在自己或他人的生活中設下供轉化發生的條件。「激發」轉化潛能的條件包括存在、覺知、投入現狀，以及開放、探究、學習的意願。轉化需要專注在當下，而非急忙放眼未來，或念舊的回顧過去來尋找眼前問題的解答。轉化過程也需要相信自身獨特的經驗。就像你「做」某件事那樣，你也必須放手 —— 你得願意置身未知，讓見解洞察與智慧自己浮現，而不是遵從「立刻解決」的本能慾望。

瑜伽的轉化會讓接受者經歷改變，並獲得力量，同時他們也會變得更開放。最初的轉化通常都能讓通往持續成長的門大敞。長遠看來，這會促使人們逐漸具備與自己欽佩之人相似的特質。對我來說，就是像達賴喇嘛（Dalai Lama）那樣有吸引力、有同情心、善良、真誠、性格慷慨的人。更重要的是，平靜的狀態能讓你這個經過轉化的人舒適地生活在人生的混亂中。

老師和課程雖然可以指引方向，但我們每一個人都必須走上自己的路，經歷我們自己獨特的人生。

第十二章

疼痛、成癮與瑜伽

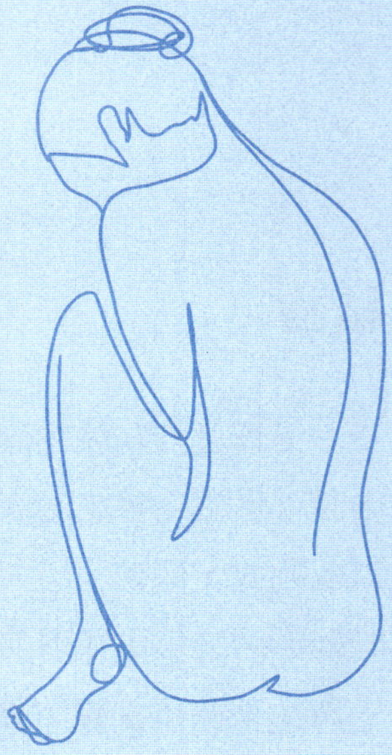

心理學博士、瑜伽療癒師
翠西．桑迪克（Tracey Sondik）

和疼痛患者合作時，成癮是一項重要的考量。社會大眾以及醫療機構都越來越關注鴉片類藥物危機和成癮問題，這對疼痛患者都是重大的議題。而瑜伽經常用來協助成癮。本章會檢視我們對成癮的理解、成癮為何和疼痛相關，以及如何利用瑜伽來幫助成癮患者。本章會聚焦在持戒與精進上。

鴉片類藥物危機

在美國甚至全球，酒精、菸草以及其他藥物濫用都已成為公衛危機之一。根據二〇一四年的全國藥物使用與健康調查，光是美國國內就有 2020 萬（約 8.4%）的成人有藥物濫用問題。最常被濫用的藥物是[1]酒精和菸草，緊接著是大麻、興奮劑、迷幻劑，以及濫用問題日益猖獗的鴉片類藥物。

過去二十年來，鴉片類藥物濫用與成癮已經成為全球健康危機，從健康、社會以及經濟系統影響不同人口結構與文化社會。鴉片類藥物能夠對腦部和神經系統中神經細胞上的類鴉片受體產生作用，進而製造愉悅感並減輕疼痛，這類藥物包括像是海洛因和處方止痛藥，包含嗎啡、羥考酮、維柯丁（Vicodin）和疼始康定（OxyContin）。無論是不是處方藥，鴉片類藥物都極具成癮性，成癮是一個複雜的現象，背後有許多因素，本章稍後會說明。[2]

鴉片類藥物透過與腦部類鴉片受器結合產生作用。類鴉片受器由腦部、脊髓和其他器官中神經細胞的特定蛋白質組成。鴉片類藥物和類鴉片受器結合的當下，會製造快樂的感覺（如海洛因會製造欣快感），並減少疼痛知覺。[3] 許多人回報，使用鴉片類處方藥之後疼痛大幅減緩。如果遵循醫師指示使用，並妥善監控使用狀況，鴉片類藥物其實相當有效，特別是短期內使用。[4] 然而，如果反覆使用鴉片類藥物（不管是處方藥還是海洛因），會抑制體內自然的內源性類鴉片物質分泌，停藥可能會產生嚴重不適。[5] 患者可能會感受到跟服藥前一樣嚴重，或更嚴重的不適與疼痛，因此停止用藥不會是他們的選項之一。

美國各個社群內，特別是年輕族群中，出現令人憂心的趨勢：因為使用類鴉片處方藥導致使用海洛因。這個趨勢進而造成官方公衛機構所說的「鴉片危機」、「鴉片緊急狀態」和「全國流行病」。[6]

自一九九〇年起，醫療機構開立越來越多處方止痛藥，增加速度已經到了令人憂心的地步。在美國，鴉片類藥物處方籤估計從一九九一年的七千六百萬成長至二〇一三年的近兩億零七百萬。[7] 在一九九五到一九九六年之間，處方籤數量在一年內就從三億暴增至八億。一九九六年上市的強效新型藥物，加上二〇〇〇年早期，根據聯合委員會標準強調對疼痛的評估與管理，醫生必須評估所有患者的疼痛程度，導致開立鴉片類藥物越來越頻繁。[8]

鴉片危機的影響範圍相當廣大。據估計，全世界有 2640 萬～ 3600 萬人對鴉片類藥物成癮。[9] 僅僅在美國，估計就有 1180 萬人濫用鴉片類藥物，其中包括濫用處方止痛藥的 1150 萬人，94.8 萬人濫用海洛因。[10] 更令人憂心的是，美國因用藥過量而導致的意外死亡人數。僅僅在二〇一六這一年內，就有兩萬例死亡原因和處方止痛藥有關，另外有 12990 例用藥過量死亡和海洛因有關 [11]（見圖 12.1）。

二〇一六年，每天有 43 人死於處方止痛藥。超過六成濫用鴉片類藥物的人表示，他們濫用藥物的主要原因是想減輕生理疼痛。[12]

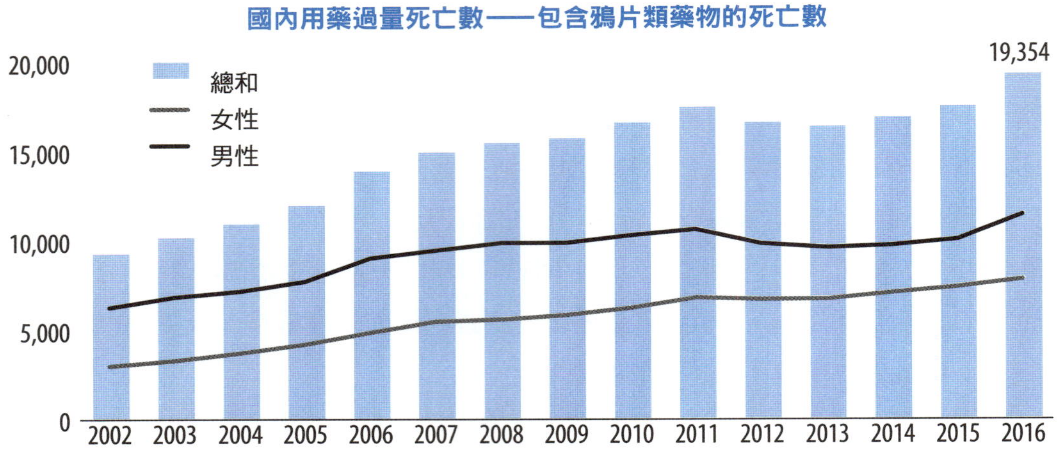

圖 12.1 鴉片類藥物死亡數 [13]

為了處理這項全球危機，美國疾病管制中心和聯邦藥物管理處等組織正在嘗試採取行動，對抗鴉片類藥物的負面衝擊，以及可能致命的後果。二〇一六年，美國疾病管制中心建立針對慢性疼痛開立鴉片類藥物的指南。指南的內容包含：**非藥物療法選項可能對治療慢性疼痛更有效，例如物理治療、運動治療，以及認知行為療法。**[14]

二〇一七年四月，美國醫師學會提出背部疼痛管理的臨床指引，包含以下幾項：對於治療慢性下背痛患者，醫師和患者的首選應該是非藥物療法，包含運動、不同領域的復健治療、針灸、以正念為基礎的減壓療法、太極、瑜伽、動作控制練習、漸進式放鬆、機電圖生物回饋療法、低能量光療法、操作制約療法、認知行為療法，或脊椎徒手治療。[15]

這些指引代表疼痛管理不再需要依賴藥物，而是改為使用輔助與替代醫療（CAM）。這些方針也引發整個成癮領域中更大的改變，越來越多人願意考慮使用輔助與替代醫療來尋求生理、情緒，以及精神上的舒緩，而非藉由藥物濫用達成。在各種情況下，替代療法已成為越來越受歡迎的治療選項，包含心理健康和藥物使用及成癮疾患。二〇〇八年，美國國立衛生研究所（NIH）底下的國家輔助與替代醫療中心發表美國國內使用輔助與替代醫療的初步研究結果。根據研究，二〇〇八年有將近 38% 的成人使用替代療法。[16] 二〇一七年，NIH 發表的新數據顯示，瑜伽、冥想和脊骨神經醫學等健康輔助法的使用量大幅增加。過去五年來，瑜伽的使用量從 9.5% 增加至 14.3%，冥想從 4.1% 增加到 14.2%，脊骨神經醫學則從 9.1% 增加至 10.3%。[17] 這些使用量每年持續上漲，也預期會隨著新的美國疾病管制中心和美國醫師學會建議推出而增加。利用瑜伽、正念，和其他輔助與替代療法治療成癮，現在已然成為該領域的主流。

什麼是成癮？

根據美國成癮醫學協會（ASAM）的定義，成癮是一種主要的慢性疾病，和大腦獎賞、動機、記憶及相關迴路有關。上述迴路失能導致生物、心理、社會及精神方面的特徵性表現。這種疾病的表現方式，會讓個體以病態方式追求通過物質使用，或其他行為獲得的獎勵和／或緩解。成癮的特徵包括無法持續地戒除、行為控制能力受損、渴望、對自身行為和人際關係中重大問題的認識減弱，以及情感反應功能失調。與其他慢性疾病類似，成癮通常涉及復發和緩解的循環。若無治療或未參與康復活動，成癮會逐漸惡化，並可能導致殘疾或過早死亡。[18]

二〇一三年，美國精神醫學學會出版《精神疾病診斷與統計手冊》第五版（DSM-5）手冊，[19] 其中原本是「藥物依賴」和「藥物濫用」的診斷分類有了重大改變。兩個診斷結果合而為一，都稱為藥物使用及成癮疾患，更能符合患者的症狀。「依賴性」這個詞被刪除，因為太常和「成癮性」混淆。除此之外，依賴性可能是正常身體對藥物的反應，這種反應實際上不是「成癮」。根據患者符合多少以下提及的 11 條標準，診斷嚴重度可分為輕微、中度，或是嚴重。[20]

- 施用藥物的量或時間，比應該使用的更多、更長。
- 無法減量或停藥。
- 花費大量時間在取得、使用藥物，或是從使用藥物的影響中復原。
- 有用藥的渴求和衝動。
- 在工作、在家或在學校，會因為使用藥物而沒辦法做該做的事。

- 儘管藥物已經危害到你的情感關係，但還是繼續使用。
- 因為使用藥物而放棄重要的社交、職業或休閒活動。
- 儘管使用藥物會害你身陷險境，還是反覆使用。
- 就算知道生理或心理問題可能是使用藥物造成的，或是因為使用藥物而惡化，還是持續使用。
- 需要使用更多藥物來得到想要的藥效（產生耐藥性）。
- 出現戒斷症狀，藉由使用更多藥物來緩解。

關於人們為何使用藥物，以及為何有些人最後會成癮，有許多理論。研究顯示，許多因素綜合起來，都可能直接或間接導致具有生物脆弱性（biological vulnerabilities）的人成癮，這些因素包含酬賞迴路有生物性缺陷、遺傳傾向、環境和人際關係經驗，以及文化背景。[21] 成癮的心理學理論也曾把使用藥物作為自我治療的一種形式來檢視。這個理論建議，使用藥物是一種緩解不適症狀的方式，生理方面包含慢性疼痛，心理方面則包含壓力、憂鬱和焦慮。[22] 使用藥物和心理健康問題之間有很大的關聯。美國同時罹患心理健康障礙和藥物使用疾患的人數有 7900 萬，占所有罹患藥物使用疾患人數的將近四成。[23] 研究人員現在正開始理解早期創傷和不幸童年經驗對藥物使用疾患的影響。

於一九九八年完成的不幸童年經驗（ACE）研究提供了極具說服力的數據，指出經歷過不幸童年的青少年及兒童，他們產生醫療、精神，和酒精與藥物濫用問題的風險更高。例如被虐待、忽視、父母失和，以及成長過程中家庭成員有成癮問題、心理疾病或犯罪前科。[24] 不幸童年經驗的研究數據經過嚴謹分析，藉此辨明藥物依賴的風險因素。[25] 研究發現指出，曾經暴露在特定極端不幸事件的兒童，包含曾遭受性暴力、肢體暴力或目睹暴力犯罪者，明顯更容易產生某些類型的藥物濫用或依賴。此外，不幸的童年經驗具有累加效果，創傷事件重複越多次、持續越久，就越可能發展出依賴酒精、古柯鹼，或／和鴉片類藥物的症狀。比起遭遇單一創傷事件，重複遭遇創傷事件提高將近兩倍的風險。[26]

藥物濫用的創新療法與預防方法現在涵蓋環境、基因和心理因素的研究，以及童年早期的不幸經驗，以全面了解藥物使用疾患的全貌。這筆來自不幸童年研究的有力數據，轉而用在探討高風險兒童的早期療育上，藉此預防創傷累加的影響。[27]

康復療法

當世界在思考如何處理日趨嚴重的成癮危機，特別是面對鴉片類藥物成癮症時，「康復」這個詞越來越受歡迎，也變得更加重要。

康復有數種定義，不僅限於戒除藥物。專家同意，康復涵蓋藥物使用疾患的症狀緩解，以及提高生活品質的正面改變，改善患者的每個層面。[28]

患者完全停止使用藥物，或減少施用量至安全等級時，方可稱為緩解。嚴重的藥物使用疾患多數更長期，需要數年以及多次治療才能持續緩解。美國藥物濫用與心理健康服務署（SAMHSA）將康復定義為「個人改善健康與福祉，生活自主，並發揮全部的潛力的改變過程。」[29] 成癮者會被貼上許多負面標籤，例如「沒有希望」，如同俗話說「一日癮君子，終身癮君子。」因為媒體描述成癮者的方式，造成許多人仍受到這種消極的康復看法影響，可能會讓人不敢尋求協助。然而，關於康復最新的統計數據顯示，超過一半接受治療的人都能持續緩解，且持續至少一年。[30] 更進一步的說，復發不一定代表治療失敗。想成功治療更嚴重的藥物使用疾患，需要持續評估、微調治療方式，並且利用多種方法。藥物使用疾患與糖尿病、氣喘、高血壓等其他慢性病類似，復發率介於四到六成。[31] 藥物使用疾患復發可能指出，患者需要回歸治療或調整，或是尋找治療的替代方案。如同高血壓患者努力控制血壓，苦於成癮的人也需要持續的照護，才能找到適合的治療方式組合。

根據藥物使用疾患的類型、個人的心理和生理健康，以及取得的醫療資源，有不同途徑和模式能夠幫助康復。根據實證做法，有效的藥物濫用治療應該考量以下幾個原則：

- 成癮是複雜的疾病，會影響腦部功能與行為，但可以治癒。
- 沒有絕對適合所有人的治療。
- 治療必須是隨時可得的。
- 有效治療會照顧到個人的許多需求，不僅是他們的藥物濫用問題。
- 治療持續足夠的時間非常重要（至少三個月）。
- 包含個人、家庭或團體諮商的行為療法是治療藥物濫用最常使用的形式，加上療程中和結束後的同儕支持計畫，例如匿名戒酒會和匿名戒毒會。

- 對許多患者來說，藥物也是治療的重要一環，特別是搭配諮商或其他行為療法時。[32]

越來越多研究支持，在治療藥物使用疾患時，瑜伽與其他正念為基礎的療法能夠作為重要的額外身心輔助法。加入瑜伽可說對全面藥物濫用治療系統非常重要，因為治療目標是徹底改善患者的各個面向，如同圖 12.2 所示。證據相當鼓舞人心，如最近的研究回顧發現，八個隨機對照試驗中，有七個試驗顯示瑜伽對治療酒精、藥物和菸草成癮有效。[34]

研究指出瑜伽對成癮康復的作用機制和正面影響，包含減少憂鬱及焦慮、降低壓力等級、改善心理控制並減少衝動與成癮行為，以及改善對生活的滿意程度。[35]

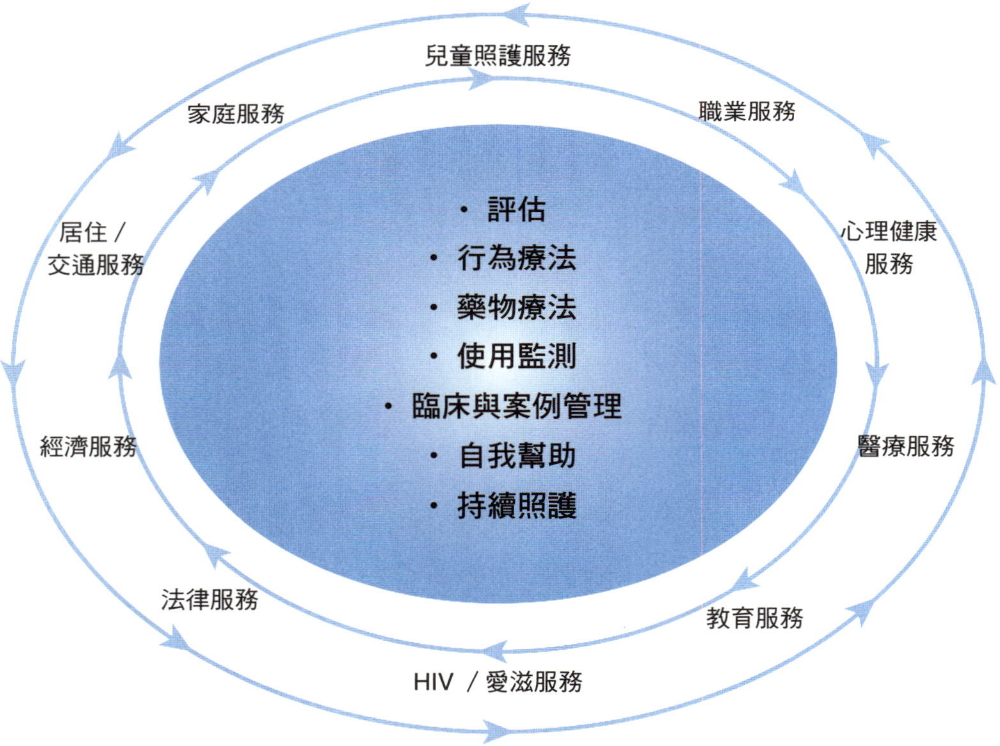

最佳的計畫會提供一系列的療法與其他服務，以滿足患者的需求。

圖 12.2 構成藥物濫用治療的全面整體組成[33]

來源：美國國家藥物濫用研究院、美國國家衛生研究院、美國衛生與公共服務部。

也有越來越多證據支持瑜伽可能對康復的幾個關鍵部分具有正面影響，包含預防藥物濫用、成癮早期治療，以及症狀緩解。[36] 在增加生活滿意度、促進個人發展，以及提升整體心理穩定度方面，瑜伽扮演正面角色；這些面向都是維持緩解的關鍵因素。[37] 最近一項利用瑜伽做為酒精濫用補充治療的研究發現，進行瑜伽練習的組別不僅減少飲酒，受試者的整體生活型態也更健康，瑜伽成為受試者生活的一部分。[38]

瑜伽與康復的認知框架

研究學者對瑜伽背後的機制，以及瑜伽能如何幫助改善成癮問題越來越有興趣。古代瑜伽哲學能提供一個認知框架，讓我們開始了解瑜伽為何是康復重要的一部分。瑜伽認為康復是身心靈的連結，在物質濫用治療中，這個連結經常被傳統行為療法忽略。現在多數跟成癮有關的瑜伽研究不會將瑜伽描繪成全面的生活型態，而是主要聚焦在調息法和體位法的實際練習。然而，需要注意瑜伽也經常會涵蓋冥想、呼吸、營養、生活型態哲學，以及身體淨化。

> 心靈純淨，靈魂也會隨之寧靜，能夠思緒專注、克服感官，以及具備關照靈魂的適應能力。
>
> 《瑜伽經》11.41[39]

如同第四章所述，瑜伽的哲學和帕坦伽利的八支概念能推導出更全面的概念，解釋瑜伽為何能對藥物濫用康復的每個階段都有正面影響。

瑜伽八支對成癮的影響中，最多人研究的部分是調息法、體位法和冥想。體位法或瑜伽姿勢經過證實，會改善成癮者的心情和整體健康，和傳統的有氧運動頗為相似，對神經、呼吸和分泌血清素和多巴胺等抗憂鬱激素的內分泌系統有正面效果。[40] 調息法或呼吸練習包含學習如何調節呼吸、發展有意識的深層呼吸，以及利用呼吸作為平靜內心的基礎，這些練習證實對菸草和藥物使用疾患患者有效。[41]

冥想證實對成癮有幫助，能夠改善注意力控制、改變個人與自己想法的關係，並增加警覺性與幫助放鬆。[42] 正念冥想能夠中斷渴求的感覺，並以正向行為取代，處理用藥的衝動而非使用藥物。[43] 藉由運用調息法和冥想等古法，可以在成癮行為的誘因出現時中斷成癮循環。可以透過集中心念與冥想，搭配抽離感官減少渴求症狀。體位法能夠調適心情，變得更加正向，能夠減少渴求的強度，並幫助維持在持續康復的狀態。

三質性為三個基本元素，無論這些永存的特性或形體為外顯或內隱，都是由三質性所構成。

《瑜伽經》4.13[44]

瑜伽哲學也能作為架構，讓我們理解成癮的根源因素，以及康復之路如何發展。本書第四章中，作者已大致描述過帕坦伽利瑜伽經裡的三質性，分別是惰性、變性和悅性。三質性存在於所有生物中，而且無法屏除。然而，透過瑜伽等生活型態練習，可以增加或減少這些元素。成癮可被理解為惰性狀態，藥物造成缺乏動力、精神委靡，或對生活失去熱情。康復可被視為以下過程：透過激烈的變性行為（活動、恐懼），從惰性成癮狀態（慣性），轉而進入悅性狀態，帶來更多平和穩定與平衡。

若超脫源於身體的三質性，就能超脫生、老、病、死，並覺悟。

《薄伽梵歌》14.20[45]

持戒與精進等其他瑜伽八支也能成為康復之路的重要工具，特別是它們能夠對照到自我協助的 12 步驟，12 步驟是許多康復理論療法中的重要一環。一九三八年，比爾．威爾森（Bill Wilson）首次提出 12 步驟。比爾．威爾森曾和鮑伯．史密斯（Bob Smith）共同創立匿名戒酒會。匿名戒酒會被定位為支援團體，不只強調戒除，也專注在祈禱、冥想、誠實面對自己、彌補過錯和自己造成的傷害，以及相信更強大的存在等等。瑜伽和 12 步驟計畫鼓勵內省，以及發展靈性，這些都是維持康復不可或缺的部分。[46] 表 12.1 列出瑜伽哲學和 12 步驟康復療法的交集。[47]

表 12.1 瑜伽與自我協助的交集

12 步驟	持戒與精進	三質性
1. 我們承認自己無力抵抗成癮，以致生活變得無法掌控。	不說謊：誠實面對自己是康復的必備條件。	惰性／不活動。
2. 開始相信有比我們自身更強大的力量，讓我們回復神智清醒。	節慾淨行：了解過度沈迷於成癮行為會導致失衡，培養自我克制才能恢復平衡。 知足：透過祈禱、瑜伽和冥想，我們學會變得更滿足、對刺激不起反應。	惰性／不活動。
3. 做出決定，將我們的意志和生命託付給我們所認識的神來照看。	對於無上力量的奉獻：透過練習臣服，我們變得更放鬆、更自在。	惰性／不活動。
4. 徹底而無懼地列出我們自己在道德上的優劣之處。	自我研讀：透過投注心力在自我研讀上，誠實檢視自己的行為。	變性／活動。
5. 對神、自己及所有人坦承我們錯誤行為的真正底蘊。	不說謊：承認與說出事實。 不傷害：如果我們已經能夠為自己的錯誤道歉，就要努力遠離暴力。	變性／活動。
6. 做好萬全的準備，以便讓我們所認識的神清理性格中的缺陷。	潔淨：藉由身心靈都保持純潔，取代破壞性行為模式。	變性／活動。
7. 謙卑地懇求我們所認識的神去除我們的缺點。	苦行：練習自律，淨化我們的舊行為模式。	變性／活動。

8. 一一列出所有我們曾經傷害過的人，且願意彌補他們。	不說謊：承認與說出事實，誠實說出我們曾經傷害過的人。 不偷盜：歸還或不偷竊不屬於我們的，生理與心理層面皆然。	變性／活動。
9. 只要有可能，便直接彌補曾經傷害過的人，除非這樣做會對他們或其他人造成傷害。	不傷害：致力於不傷害。 苦行：以嚴格自律促進寬恕，並準備療癒與向前邁進。 不偷盜：歸還或不偷竊不屬於我們的。	變性／活動。
10. 繼續列出個人的道德優劣所在，且當我們犯錯的時候，馬上認錯。	自我研讀：康復成為終生的自我研讀與反思之旅，思考自己的行為，以及這些行為如何影響他人。 苦行：嚴格自律以保持習慣、持續練習。	悅性／純潔。
11. 透過禱告與沉思默想提升我們與我們所認識的神意識上的接觸，只祈求祂賜予我們知曉祂旨意的智慧及將之付諸實踐的能力。	對於無上力量的奉獻：每天投入瑜伽、冥想、祈禱，以及十二步驟練習，維持精神靈性連結。 收攝感官：以意志力專注內在、征服感官的能力。 專注：專注於一個點。 禪那：持續專注／冥想。 三摩地：終極的寧靜。	悅性／純潔。
12. 貫徹這些步驟後，我們的靈性因而甦醒，接著我們要試著將這樣的訊息傳達給其他成癮者，並在日常生活裡的一舉一動中皆實踐這些原則。	不貪婪：隨著靈性覺醒，我們就能不再執著於依附與擁有，也會燃起與他人分享這個方法的使命感。 苦行：嚴格自律以持續靈性修行。 知足：透過自我發現得到滿足。	悅性／純潔。

來源：復原瑜伽十二步驟習作[48]

治療成癮的瑜伽整體療法

瑜伽／生活型態取向

許多人知道，瑜伽或瑜伽生活型態取向是藥物濫用治療的補充或額外療法，能夠輔助戒酒、戒菸，以及鴉片類藥物成癮治療。[49] 雖然瑜伽對藥物濫用康復的所有階段都有效（前提是患者的醫療狀況穩定，也脫離急性戒斷期），研究顯示瑜伽對兩個康復過程中的特殊時期特別有效。第一個時期包含藥物從體內排除後的早期穩定階段，另一個時期則是康復維持期間的預防復發階段，這個階段通常發生在穩定階段的三個月後。在早期穩定階段，研究顯示瑜伽能夠降低心律和血壓，這個機制與交感神經系統喚起相關，在早期康復中不可或缺。[50] 在預防復發階段，規律的瑜伽練習能減輕壓力，改善心情，並培養管理渴求感的應對能力。[51]

有數種以正念為基礎，治療藥物濫用的康復綜合療法會以瑜伽作為更廣泛治療方法的一部分。現在許多人都使用以正念為基礎的介入治療（MBIs）治療藥物濫用疾患，作為全面綜合康復途徑的一部分。目前研究指出 MBIs 能夠減少數種不同藥物的使用，例如酒精、古柯鹼、安非他命、大麻、香菸，以及鴉片類藥物。[52] 正

規律瑜伽練習在藥物使用康復中的應用

短期藥物排除	長期／預防復發期	終生
• 減輕壓力 • 減少喚起交感神經	• 減輕壓力 • 改善心情 • 增加社會支持 • 對抗渴求感	• 改善整體健康 • 減少體重增加 • 改善適應能力與健康

圖 12.3 瑜伽與康復

資料來源：Sarkar, S. and Varshney, M. (2017) "Yoga and substance use disorders: A narrative review." *Asian Journal of Psychiatry* 25, 191–196.

念冥想源自東方佛教以及瑜伽傳統，已經使用數千年。一九七九年，麻薩諸塞大學醫學院（University of Massachusetts Medical School）一名年輕的研究學者喬・卡巴金（Jon Kabat-Zinn），創立了減輕壓力診所。診所提供為期八週的門診課程，稱為正念減輕壓力課程（MBSR），以幫助患者應對壓力與慢性疼痛。

這個計畫以密集訓練正式與非正式冥想為基礎，幫助參加者培養正念。依照MBSR 的定義，正念是「透過有意識、不評判地專注在當下對每一刻的經驗逐漸展開的覺知。」[53] 比起專注在治癒參加課程的人，MSBR 更著重在「接受事物的現狀」，還有尋找參與和接受當下經驗的方法。MSBR 包含身體掃描、靜坐冥想和瑜伽。MSBR 和其他 MBIs 都對藥物濫用康復有效，特別是對成癮者來說，康復早期階段當下可能會有壓力沈重、痛不欲生或不愉快的體驗。[54] 正念練習能夠讓人不帶批判地觀察自己的念頭、情感，以及感覺，進而改變我們和這些感覺的關係。[55] 接受當下是十二步驟的重要一環，也是 MBIs 的基礎。MBIs 也可以培養處理衝動的因應策略，因為接受治療的患者能夠注意到自己對藥物、酒精的渴求，發現能夠透過冥想平息渴求的感覺，進而弱化渴求藥物和實際使用之間的連結。

MBIs 對康復早期患者還有另一個好處，就是減少負面情緒。[56] 焦慮、憤怒或憂鬱都是負面情緒，比起嘗試控制、改變或抗拒這些情緒，患者學會接受並了解所有情緒都只是一時的，終究會過去。我們可以把 MBIs 當作健康生活型態的一部分，MBIs 也包含營養均衡、自我照顧和透過瑜伽進行身體活動。最後，MBIs 幫助患者學會如何專注，並訓練集中心智。這個能力在康復早期非常重要，人們經常被不同的念頭、情感和感覺消磨，而感到精疲力盡。首先會從將注意力放在呼吸和身體感覺上開始，規律練習一段時間後，藉由集中心智在一件事物上，患者的注意力和認知能力會得到改善。[57]MBSR 可以修改為預防藥物濫用復發的療法，加入關於渴求、因應技巧和增進自我效能的特定部分來維持康復即可。以正念為基礎的預防復發法（MBRP）有兩個主要成效：透過正念練習增加對念頭、情感和感覺的覺知，以及利用這些新的正念技巧，更有效應對觸發事件和高風險環境。[58] 瑜伽是MBRP 的主要環節之一，如果患者倦怠、焦躁太嚴重或太容易分心而無法進行其他形式的冥想，也能用 MBRP 代替。[59] 正念導向康復增強（MORE）是另一個藥物濫用康復的 MBI 療法，使用正念冥想練習結合認知重建。認知重建是一種認知行為技巧，能夠挑戰負面認知並增加情緒調節能力。[60]

整合瑜伽療法範例

我想強調說明一個範例，這個範例使用整合瑜伽療程計畫，在整個康復過程中對藥物濫用疾患和心理健康出狀況的個案有所幫助。

托佛中心（Toivo Center，Toivo 在芬蘭文中意指「希望」）位於美國康乃狄克州的哈特福市。這個中心著重在身心健康，有專業人士協助進行瑜伽課和工作坊，內容涵蓋體位法（包含椅子瑜伽）、調息法和冥想。機構也提供其他課程，例如健身與肌力訓練、創意寫作、表達藝術、健走／跑步社團、營養工作坊、鼓圈活動，以及其他全人教育。托佛中心的部分經費來源為康乃狄克州心理健康及成癮服務部，部分則來自私人捐款。

這個療程計畫特別之處在於，托佛中心的工作人員在康復每個階段都會提供服務。托佛中心的瑜伽與健康教練也會走遍整個州，造訪住院戒毒患者、精神健康機構和其他診所提供康復早期患者瑜伽、冥想和其他療癒藝術等課程。這些患者通常無法接觸到輔助與替代療法模式的治療。這些教練甚至每週到收容戒備最森嚴的機構，幫司法精神病患上瑜伽課，許多患者都有嚴重的藥物濫用問題，而且從來沒有接觸過瑜伽。患者在康復之路前進的同時，也持續前往社區中心，在社區中參加托佛的療程計畫。社區中心位於康乃狄克州的哈特福市中心。參與地點交通便利，療程收費低廉，可減輕患者負擔。瑜伽會成為他們生活中的重要一環，也會變成健康生活型態的一部分，建立起戒毒康復的支持網路。

托佛的存在代表以各種形式歌頌人類經驗，以及對向內在尋求指引擁有深不可測力量的信仰。我們相信，所有人都有權利享受瑜伽、冥想或其他我們提供服務的好處，不應受到社會經濟地位、精神病史和／或成癮經驗的限制。[61]

使用鴉片類藥物來治療慢性疼痛已經導致成癮人數以令人憂心的速度增加。雖然更多人理解成癮有多種成因，卻沒有幾個有效的長期解決方案能處理這個日益擴大的危機。人們正在尋求傳統醫療模式之外的協助，來處理自己的慢性疼痛和成癮問題。成癮康復的新療法也隨之出現，結合傳統瑜伽哲學與練習（體位法、調息法、冥想），以及西方心理學治療。過去二十年的研究持續顯示瑜伽大有可為，是慢性疼痛與成癮的有效治療方式。

第十三章

疼痛：令人悲傷的失去

整合悲傷療癒師、正念療癒培訓師、瑜伽療癒師
安東尼奧．索西斯（Antonio Sausys）

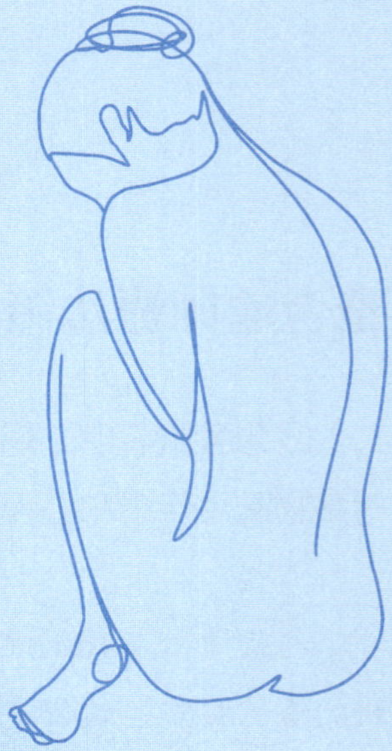

我問：「爸爸，一顆心可以承受多少疼痛？」

他回答：「全都能承受，我的兒子，全都可以。」

也許研究結果與我父親的言論相違背。研究指出我們在面對極端壓力環境時，即使是由情緒引起的，左心室的心肌也會擴張，危及心臟將維持生命的血液打至全身的能力，進而導致疼痛，甚至死亡。過去那些詩人和浪漫主義者所說的「心碎」，今天的科學或許可以將其命名為壓力性心肌病變（stress-induced cardiomyopathy）。

另一方面，瑜伽認為，雖然心碎而死確實可以視為最終結局，但也可以是輪迴的延續，藉此學習更多有效的恢復技能來應對疼痛的心。任何情況下，疼痛都可能打破健康狀態平衡，同時也是一種訊號，暗示需要回到平衡狀態。我們當然與平衡穩定的健康有著緊密連結，我們必須有健康的身心才能正常運作，而當我們失去了平衡狀態，就會感到悲傷。所以無庸置疑地，疼痛是種會令人悲傷的失去。

疼痛與悲傷十分緊密。事實上，疼痛是悲傷最重要的症狀之一，不論是肉體上的還是情感上的。因此，了解這兩個過程如何相關以及彼此互相關聯的涵義就非常重要。

悲傷是什麼？

死亡學（thanatology）領域普遍承認，悲傷是在失去我們親近的人或物時的正常反應。我們似乎理所當然地認為那些我們親近的人事物會一直存在。當它們消失時，我們會感到奇怪、茫然、困惑、難以承受，並且痛苦不堪。有些人會錯把喪親之痛的過程當作病症，實則是人類尋求發洩與表達途徑的正常表現。不過就算悲傷很正常，我們也無法輕鬆跨過這道難關。

每個人經歷悲傷的方式各有不同，各個文化對悲傷也持獨特的態度。這些文化差異也影響了西方心理學家與臨床醫師的意見、看法及信念，他們認定的觀念通常與瑜伽苦行僧（sadhu）、史瓦米（swami）迥異。很遺憾地，西方文化傾向掩蓋起悲傷，完全無視或是隔絕這份情緒，只允許分配最少限度的注意力給悲傷，這讓我們難以了解其本質。

疼痛：主要失去會引發其他次要失去

傳統上我們認為，悲傷是在失去所愛之人後產生的一系列情緒及心理反應。不過死亡不是唯一一種會引起悲傷的失去。某些人可能會因失去珍貴的財產、寵物、工作、夢想或自己的青春而感到悲傷。事實上，人們會因為受傷骨折失去戰無不勝的感覺，定期放送的電視節目不再繼續、最愛的運動鞋品牌停產，都會讓人感到悲傷。[1] 這些損失也會導致悲傷是因為，我們幾乎能和所有事物發展出情感連結，不管它是否具生命力或是壽命的長短。因此跟死亡無關的失去確實有可能造成悲傷。一般來說，情感連結會將某人或某物的存在，與個人的舒適、幸福或安全感聯繫起來。一個人的福祉就取決於連結對象的存在，以及是否可持續接觸。

身為生物，我們的生存需仰賴身體與心理系統正常運作。當刺激損害正常功能，就會造成威脅我們生活穩定的傷害。國際疼痛研究協會（International Association for the Study of Pain, IASP）將疼痛定義為「與實際或潛在損傷相關的，不愉快的感官及情緒體驗」。[2] 這種不愉快的感受可能源於組織損傷，導致身體上的疼痛；也可能源自於對維繫自我整體性的心理連結網絡受到傷害，引發心理上的痛苦。而這種感受也會導致身體或心理上的疼痛。無論是哪種情況，身體或心理生活的整體平衡都會被破壞或喪失。這種失衡可被視為一種主要失去，我們會因為失去對這種平衡的自然依附而感到悲傷。

疼痛無法完全根除；人類不可能控制其存在。你可能會想，假設一個人同時患有述情障礙（alexithymia）和先天性痛覺不敏感（congenital insensitivity to pain, CIPA），那麼他就完全不會有痛覺（述情障礙為一種個人特質，其表徵為亞臨床無法辨識或描述自身情緒；先天性痛覺不敏感為一種罕見的遺傳性疾病，患者無法感覺到疼痛）。不過，目前尚未發現同時罹患這兩種疾病的個案。我們無法控制疼痛存在的此一事實，也讓疼痛成為令人悲傷的失去，因為我們大部分人都需要掌控住事物，尤其是要好好掌控不愉快的感受。值得一提的是，疼痛這種特別的失去是很模糊的。

學者波林・博斯（Pauline Boss）首次提出了「模糊性失落」（ambiguous loss）一詞，指缺乏結束感或清晰理解的失落。原因可能是身體消失但心理上卻依然存在，例如失蹤者的案例；抑或身體仍在但是心理上有缺失，例如因阿茲海默症而失去與家人的連結。[3] 這個詞也可以指一個人失去自己是誰的感知，因而產生心理上的失落。慢性疼痛可能會使一個人性格大變，這也可能導致博斯描述的模糊性失落。一般的悲傷與模糊性失落所帶來的悲傷差別在於，模糊性失落會阻礙結束感，常導致「悲傷剝奪」（disenfranchised grief），這是一種不被社會認可的悲傷。常聽慢性疼痛患者表示他們感覺受到了誤解、遭到排擠，且厭倦於透露自身情況。感覺自己無法和大多數人做到相同的事，無法扮演同樣的角色，以及背負「掃興」的罪名本身就是悲傷剝奪的緣由。

不同文化會舉行不同的儀式來排解悲傷，並支持悲傷者，例如猶太文化的追思會（Yahrtzeit）、墨西哥的「亡靈節」（Day of the Dead），或美國的「陣亡將士紀念日」（Memorial Day）。然而，卻沒有任何儀式是為經受疼痛的人們設立的。相反，疼痛是種儀式性的自我犧牲工具，藉由培養勇氣和力量來祈求神明眷顧。在這種情況中，若無法承受痛苦可能是件更令人羞恥的事。

在悲傷這個領域中，有兩種受到廣泛承認的失去。第一種是最先發生的、初始的失去，常稱作「主要失去」（primary loss）。而因為這種主要失去而產生的其他失去則被稱為「次要失去」（secondary loss）。主要失去較容易辨認，但次要失去可能更不易察覺，且眾人也許並不承認次要失去深刻的情緒強度。次要失去一樣也會造成悲傷，會帶來巨大的悲痛，並讓你反覆體驗因主要失去產生的痛苦。

疼痛作為主要失去，會引起數個次要失去產生。學會辨認次要失去非常重要，因為這樣可以幫助了解這些失去最終如何影響疼痛的主觀體驗。許多次要失去的出現與急性或慢性疼痛無關。可以說，疼痛時間越久，這些失去就會越深刻、越無法離開我們，也許其中最顯而易見的就是「失去無痛生活的理想」。我們都知道，疼痛和失去一樣必然會發生，因為這是人生中普遍的現象。然而，疼痛每次發生時我們某種程度上都會有點意外，因為我們深植的信念認為我們應該沒有疼痛的活著。這會立即占據我們的注意力，打斷疼痛體驗本身。通常疼痛會限制該區域的使用，讓相關功能受到影響，導致「失去功能性」。無法執行我們習以為常的功能（稱為「熟悉的能力」）可能會影響一個人的生計（「失去收入或地位」），又可能導致「失去生活品質」。後果就是我們達成目標的可能性受到威脅（「失去夢想」），且我們看待自己的連貫性也可能受到挑戰，導致「失去自我意象」。若是這種失去足夠深刻，還會引發「失去認同」，不論是心靈還是身體上的。這樣一連串的失去必定會使疼痛加劇，且必須承認是這些失去影響了個人的疼痛體驗。

我發現請每個人填一張「失去表格」可以幫助他們辨認從前可能沒有意識到的失去，也能藉此幫他們了解自己經驗中的多面性。為了便於理解，下方的表格與我向他們提供的類似（當然是空白的），請他們「列出他們正在處理的主要失去，然後找到至少三個與之相關的次要失去。」

這些失去的綜合影響會在身體裡累積起來，不論失去的多寡、重要還是不重要。如果將某些失去斷定為微不足道，因此不值得考慮，可能會加劇困惑、孤獨和羞恥感，而這些恰好也是疼痛的常見後果。

表 12.1 瑜伽與自我協助的交集

主要失去	次要失去	
• 疼痛	• 失去無痛生活的理想 • 喪失功能性 • 失去熟悉的能力 • 失去收入 • 失去地位	• 失去生活品質 • 失去夢想 • 失去自我意象 • 失去身體認同 • 失去心理認同

悲傷的症狀——疼痛是其中一個重要症狀

每個人都有不同的悲傷方式；同樣地，每個人感受疼痛的方式也都是獨特的。然而，與悲傷過程和疼痛經歷相關的情緒、身體及心理症狀存在著一致性。

表格 13.2 中列出了一些最常見的悲傷症狀（經霍華德・朗奇 [Howard Lunche] 同意改編）。[4]

表格 13.2 悲傷的症狀

身體	情緒	心理
• 疼痛 • 喉嚨緊繃 • 胸腔緊繃 • 呼吸規律改變（呼吸急促——頻繁嘆氣） • 疲勞、力竭、沒精神 • 睡眠規律打破（失眠或嗜睡） • 進食規律打破（過度飲食或厭食） • 心臟節律改變（心搏過緩、心搏過速、心律不整） • 消化系統紊亂 • 全身緊張 • 煩躁不安、易怒 • 對刺激的敏感度上升 • 口腔乾燥	• 震驚、麻木 • 傷感 • 憤怒 • 罪惡感、後悔 • 焦慮 • 空虛 • 為逝者悲哀 • 孤獨、渴望、期盼 • 怨恨 • 「我應該做到更多的」 • 恐懼 • 不安 • 無助、感覺事物脫離控制 • 對自身的關注減少 • 「不在乎」、「有什麼關係？」 • 憂鬱 • 渴望與逝者重聚 • 自殺想法 • 背叛、不忠的感覺 • 「心情像是坐雲霄飛車」 • 解脫	• 負面預期思維 • 懷疑 • 困惑 • 失去方向 • 心不在焉 • 健忘 • 無法集中 • 易分心 • 難以專注並參與某事 • 沒有動力 • 期待見到逝者 • 期待逝者的呼喚 • 必須一再講述關於逝者的故事 • 夢見逝者或想到逝者的畫面 • 否認 • 想到其他死亡與失去

社交	行為	精神
• 不再進行社交活動 • 遭到他人孤立 • 社交慾望降低 • 面對「喪偶」、「單身」等標籤 • 藉由「照顧他人」來隱藏悲傷 • 失去老朋友、結交新朋友	• 哭泣（有時很突然） • 尋找逝者 • 攜帶特殊物品 • 前往墓園 • 建造並維護祭壇 • 保持逝者物品完好 • 觀看逝者的照片或影片 • 聆聽逝者的音檔 • 向逝者說話 • 迴避會引起悲傷的狀況 • 改變日常生活 • 「保持忙碌」 • 繼承逝者的行為舉止	• 關於神的問題：問跟神有關的問題，例如為何神允許這一切？ • 問與逝者有關的問題，例如他們現在在哪？他們還好嗎？他們能看到我嗎？我能再次見到他們嗎？我死後會發生什麼？ • 感覺到逝者的存在 • 聽到、聞到或看到逝者 • 肯定死亡、信念動搖 • 體驗敬畏、驚嘆及神祕的感受 • 反思自己的生命有限 • 感覺自己需要繼續和逝者的關係

看了這張表格後，不難理解為什麼正處於哀悼的人們會相信自己生病了！悲傷與疼痛（尤其是慢性疼痛）的症狀非常相似。不管疼痛的由來是背部扭傷等傷害、疾病等持續性原因，還是根本就沒有明確的原因，疼痛作為主要失去都會導致悲傷，其產生的症狀與慢性疼痛相關症狀相似。舉例來說，兩者都會出現疲勞、睡眠障礙、食慾不振以及情緒變化。疼痛相關的次要失去也可以加入這些症狀清單中。慢性疼痛可能會限制一個人的行動，造成靈活度、力量與耐力下降。隨後，難以進行重要或愉快的活動也會導致缺陷與絕望。

這些症狀的嚴重程度取決於與失去對象的關係。一般來說，這段關係越深、越相互依賴、越緊密，則症狀就越嚴重。另一個重要的決定性因素和失去本身的情況有關。在這方面，情況越是出乎預料、複雜難解、給人創傷，症狀就越強烈。威廉·沃登（William Worden）稱這些因素為「悲傷的中介者」（mediators of grief）。[5] 又因為這些因素也能透過相似的方法影響疼痛強度，所以也可稱為「疼痛的中介者」。舉例來說，如果與疼痛相關的經驗無關生存，例如綁鞋帶，對上關乎生存的經驗，如餵飽自己，那麼兩者的疼痛強度可能不同。同理，如果疼痛來自非創傷經驗的可預測後果（如攀登峭壁後雙腿疼痛），對上工作時一根手指遭切斷的突發疼痛，則疼痛強度也不同。

疼痛與悲傷是密切相關的兩種人類基本經驗，兩者會進入一個特定的反饋迴圈，互相使對方持續存在。不論是身體的疼痛還是情緒的疼痛，本身都是一種悲傷的症狀，會導致失去，進而引發悲傷的過程。這兩者有著相似的神經傳導路徑，也證明了它們的關係。身體與情緒疼痛有著相似的神經元特徵：前島葉以及前扣帶迴的活化。近期關於悲傷的研究也顯示相近區域出現了活化：前扣帶迴皮質（anterior cingulate cortex, ACC）、後扣帶皮質（posterior cingulate cortex, PCC）、前額葉皮質（prefrontal cortex, PFC）、腦島以及杏仁核。[6]

截至目前，關於悲傷的可測量科學數據仍顯不足，需要進一步的研究。西方心理學界通常認為身體只是後續步驟進行的地方，他們聲明悲傷過程主要還是在頭腦發生的。近期心理學、免疫學及內分泌學領域有更多研究都顯示悲傷等情緒過程影響的不只是我們的心智功能。心理生理學說明了足以改變人生的大事如何影響一個人幾乎所有身體與心理構成，包括思維模式，一直到情緒狀態、免疫功能與整體健康。西方科學才剛發現並紀錄瑜伽練習者很久以前就透過冥想觀察所建立的連結。這種對人類和其過程與機制的整合看法，對於改變疼痛管理與調節的觀點來說至關重要。這也是瑜伽療法的關鍵組成。

個人參與的影響

雖然西方醫學與東方哲學之間有許多不同，不過兩者也有不少相同之處。實踐的重要就是其中之一。二十世紀時認為我們的大腦只在特定時期發育，一旦過了那段時間，我們基本上就會一直保持，永遠不會改變，形態和功能都會定型。不過這些觀念已然受到挑戰，後來發現大腦有許多功能直到成年晚期都還是可塑的。[7] 人可以有意識的根據經驗，深刻影響大腦的物理結構及功能組織 —— 大腦能改變，也確實在改變。我們從事不同活動時，神經細胞間會形成新的連結，這些連結又會透過重複活動得到加強，彼此互相連接。我們重複活動的次數越多，連結就會越持久。[8] 雖然這個過程是自動進行的，實際上我們可以藉由增加有意識的練習來提高得到理想結果的機會。既然疼痛具有強烈的主觀成分，透過學習新方法與疼痛連結，以及練習新方法來應對疼痛，我們處理疼痛就能更如魚得水。

巧合的是，有兩項瑜伽的核心原則都能確保精神發展，分別為阿伯亞沙（abhyasa）與拜拉格亞（vairagya）。阿伯亞沙可以解讀為「練習」，也就是要抱持著努力不懈的態度，達成並保持穩定的平靜狀態。拜拉格亞可解讀為「不執著」，學習放下遮蔽真我的執著、厭惡、恐懼以及虛假身分。拜拉格亞是悲傷諮商的核心，因為悲傷是我們因執著而付出的代價。如果我們的幸福依賴於任何存在，那麼苦痛是必然的，因為所有事物終有消亡的一天。阿伯亞沙則是疼痛管理的核心，因為其提倡在疼痛中保持平靜。如果一個人能培養出堅定的信念，能堅定付出努力以選擇通往穩定平靜的行動、話語與想法，那麼這個人就能大幅改變疼痛體驗本身。

很明顯神經可塑性與瑜伽都非常重視練習。在我看來，在充分利用神經可塑性練習的指南中，瑜伽是最完整也是最全面的。可以說瑜伽就是在實踐神經可塑性！瑜伽提供了我們練習方法，而非接受技師推拿，或依賴具有成癮性的止痛藥。讓個人得以將事物掌握在自己手裡，他們的自我效能就會提高，並透過反覆練習利用內在資源的新方法，有效改變他們對疼痛的看法。

那麼我們又為什麼需要練習？和六千年前的印度人以瑜伽姿勢練習冥想的理由相同 —— 因為解決苦痛的想法人皆有之。我們都需要因應機制。我們都需要治療來舒緩我們不眠不休又痛苦的身心靈，不過最重要的是，我們需要沐浴在內心平靜中即能獲得的那份知識。[9]

悲傷諮商及療法中很關鍵的一點是減少苦痛。這個領域內的權威已提出了悲傷的幾項特點，認為需要解決這些問題才能完成正常流程。在所有思想家之中，我認為威廉．沃登（J. William Worden）[10] 提出的模型最適合瑜伽理想中的練習。他在模型中將這些特點命名為「任務」，這個詞清楚表示了這些過程中實際會有的動態。其中包含：

1. 接受已經失去的事實。
2. 排解悲傷的痛苦。
3. 習慣新環境。
4. 開啟新生活前，找到與失去的人或物長久的連結。

針對第二項任務，沃登寫道：「我們必須承認並處理疼痛，否則疼痛就會透過身體症狀或某種異常行為表現出來。」[11] 這項任務在我們的討論中尤為重要，且這也指出我們可以透過有意識的努力及針對性的練習來減少疼痛。如果是這樣，能協助我們辦到這一點的練習有哪些？

藉由凝視法平衡對疼痛的情緒反應

疼痛不論作為情緒本身還是特定感受的組成部分，都與情緒生活有著深深的聯繫。疼痛會產生情緒，情緒也會反過來影響疼痛；疼痛與內分泌系統的關係在細胞層面上就證明了這點。嚴重疼痛會影響內分泌系統，導致腎上腺、性腺、甲狀腺分泌激素，包括下視丘 - 垂體 - 腎上腺軸的活化。壓力反應長期活化可能致使身體多處系統發生損害。[12]

有一組瑜伽淨化技術能用來釋放情緒、想法，或困在身心靈內的肉體體驗，稱作潔淨法（shatkarma）。凝視法（tratak）為《哈達瑜伽明燈》（*Hatha Yoga Pradipika*）中提到的第六項，也是最後一項潔淨法。《哈達瑜伽明燈》和《葛蘭達本集》（*Gheranda Samhita*）、《希瓦本集》（*Shiva Samhita*）並列哈達瑜伽三大經典。一般認為凝視法對平衡松果腺很有用，因為凝視法有助調節其他內分泌腺的功能，很適合以此入手平衡整體內分泌系統。平衡松果腺可能也有益於調節受到悲傷或疼痛影響的睡眠週期。

松果腺會對進入視神經的光做出反應，因此凝視法似乎能夠影響松果腺的功能。這項作用有助於藉由影響戰逃反應來調節壓力、調整免疫系統、減少失眠、舒緩焦慮、改善記憶，還可以增強專注力與意志力。[13]

凝視法（tratak）

- 在舒適坐姿下伸直你的右臂，大拇指向上豎起，拇指甲面向自己。如果你需要支撐手臂，可以彎曲右膝，用膝蓋來撐住手臂，再加一個靠枕之類的支撐物來達到想要的高度。
- 在與雙眼齊高位置找一個有段距離（至少三公尺遠）的物品作為焦點，保持手肘打直。將大拇指放到眼睛與遠處焦點間，與視線成一直線。作為焦點的物品不能太大，像是門把或是畫一個小黑點就很適合。
- 聚焦在你的大拇指上，保持一分鐘。
- 轉移焦點到遠處物品上，保持一分鐘。
- 焦點重新回到大拇指上。
- 轉移焦點的過程再重複三次（總共六次）。練習時盡可能不要眨眼。

建議時間：練習總長六分鐘，其中包括六次一分鐘的聚焦與三次轉換焦點。如果目的是改善睡眠，可以在就寢半小時前練習一次，起床半小時後再練習一次。

注意事項：一定要避免不必要的壓力，且要忍耐一些不尋常的體驗，像是看到兩根大拇指或兩個遠處焦點 —— 這些都會隨著時間改變。

禁忌：青光眼患者應注意疼痛，並根據需求調整練習，減少聚焦時間或降低轉換焦點的次數。[14]

資料來源：安東尼奧．紹西斯（Antonio Sausys）的《排解悲傷的瑜伽》（*Yoga for Grief Relief*）。

因為目前對疼痛的了解著重的是其主觀性，在練習中加入想像或對練習有益的想法可以轉換疼痛體驗的本質，我建議練習者用遠處焦點來替換代表「無痛狀態」的符號或圖像，這樣的更改有助身陷疼痛的人轉移注意，也可能減少放在疼痛體驗上的注意力。

相對禪修（Pratipaksha bhavana）——
重新思考自身疼痛的對立面

情感與思想有著緊密關聯，而思想又與環境有著密切聯繫。這兩者會各自以不同且錯綜複雜的方式影響對方，這是瑜伽核心原則的另一個例子，表達了一切存在之間的相互聯繫。

現實充滿二元的概念 —— 日與夜、熱與冷、動與靜。每個人的生命中都有健康與疾病、年輕與年老、出生與死亡。我們頭腦的思維運作也是如此，傾向將這些對立的概念視為完全不同的事物，似乎毫不相關、彼此脫節。事實上，如果頭腦不知道其中之一，就幾乎不可能知道與之對立的概念。瑜伽追求的是一體性、非二元性，最終明白相反的概念不過是同一連續光譜的兩端。聲音存在是噪音，聲音不存在是寂靜 —— 對立的兩邊同在聲音這一光譜上。人們感知一個情境是嘈雜還是安靜，取決於他們的注意力在聲音光譜上的哪個位置。這個位置產生任何變動都會促使注意力發生改變。

帕坦伽利是位偉大的瑜伽智者，他撰寫《帕坦伽利瑜伽經》這部集結了格言與至理名言的傑作，其中就很好的表達了這項原則。他在書中建議我們如何對抗消極想法，或是覺得與所有存在脫節所帶來的痛苦後果。他寫道：「Vitarka badhane pratipaksha bhavana」[15]，意思是「當受到消極想法侵擾，應該想到與之相反的積極想法」。有些人將這個概念連結至「正向思考」。大腦還是太過聰明了，無法對此全盤接受；這項練習的最終目的不是做到替代，而是讓注意力向當下體驗的對立面移動。

若要更深層次的更改注意力，可以讓注意力搖擺至雙邊，主動造訪兩個對立面，而非讓人生不可控的事件推著我們。假如我們覺得冷，可以先想像自己非常冷，再想像自己非常熱，來改變我們對有多冷的評估。這種搖擺在瑜伽練習中相當關鍵。這就是為什麼我們會先做前彎，又做後彎；我們會向右彎身，又向左彎；我們會練習，接著放鬆。由於疼痛是種主觀的體驗，一個人可以藉由練習相對禪修重置注意力，以調整自身感知。

「橫跨對立面」——相對禪修

採取一個你能夠維持一段時間的姿勢。盡量避免移動，跟隨你的注意力去感受你的疼痛。

- 盡可能清楚感受你的疼痛。
- 接下來，想像疼痛慢慢增長。
- 讓疼痛繼續增長，直到你的一切就只有疼痛，除了疼痛什麼都不剩。
- 現在，感受疼痛開始消退。
- 讓疼痛持續消退，直到回到你一開始的強度。
- 想像疼痛繼續消退，直至完全消失。
- 繼續見證你的感受，並看看你的疼痛現在如何了。

你可以想像疼痛是一顆球，練習改變球的大小，或當成聲音，調整音量高低，又或者單純將疼痛看作感受，直接修改你的感知。你可以利用任何疼痛相關的概念，只要是你覺得簡單或感覺更有連結的部分都可以。

扮演信使的疼痛——疼痛的後設溝通（meta-communication）

在印度教不同版本的創世神話中，都相信住在永恆幸福與和平中的眾生之主（Prajapati）希望出現改變，但這是不變的平靜狀態下不會有的。眾生之主為了帶來改變，犧牲並分裂了自己——他所有力量都化為了我們所知的太陽、行星、我們的身體元素，以及宇宙。隨之而來的是疼痛和苦痛，因此為了讓眾生之主回歸完整，為了重拾純粹的幸福與和平，我們必須克服疼痛。在這個情況下，疼痛是脫離整體所帶來的結果，同時也是重回整體的方式。

「悲傷可以成為憐憫的花園。如果你向一切保持開放的心態，你在追尋愛與智慧的人生路上就能讓疼痛成為最大的同伴。」

—— 魯米（Rumi）

那麼，以疼痛為伴可以帶來什麼樣的智慧？根據瑜伽哲學，世間萬物都是融合在一起且作為整體運作的。疾病、衝突，乃至疼痛與苦痛的主因就是因為忽視這種融合，表現得好像這不是事實。這個不言而喻的道理與疼痛的一般定義相符，疼痛的起因是真實或感知到的傷害，抑或任何事物的綜合功能受損，像是我們的心理結構。整個宇宙都是作為整體運作的 —— 這就是為何與此相反的表現會導致運作失常。接著，疼痛是在「呼喚整體」，也是在提醒我們宇宙的運轉方式，以及為何忠於這點如此重要。疼痛最能將我們的注意力帶回我們自身；疼痛會干擾我們在外界的參與，並阻止我們前進。根據佛教教義，人出生時眼睛就能看見；他們不需要到學校學習分辨白天和夜晚的視線。我們來到這世上，就已具備了讓生活連通所需的所有訊息。魯米表達的相當美麗，他寫道：「我們不是大海中的一滴水，我們是一滴水中的整個大海。」要接近宇宙知識，可以先接近我們自己 —— 只因我們容納了宇宙的所有知識。

史瓦米．薩特南達（Swami Satyananda）提供了一個工具，能連結我們擁有宇宙知識的這一面：內在寂靜（antar mouna）。「antar」的意思是「內在」，「mouna」則是「寂靜」。內在寂靜是將心從感官對象上抽離的技巧。其有五步驟，目的是協助人們從外界現實抽離，也就是離開正在體驗的事物，以接近「正體驗現實的人」。此處的概念就像，一面鏡子即使反映出了一輛車也不會變成車，始終只是鏡子，若能分辨其中的不同，在面對疼痛時可能會非常受用，因其可以幫助我們了解，疼痛不等同於我們自身，我們只是正在體驗疼痛的人。[16]

內在寂靜的第一步

- 聽所有聲音，辨別哪些大聲，哪些小聲；哪些遠，哪些近；哪些聽過，哪些未聽過⋯⋯
- 感受你的雙耳⋯⋯感受外耳的溫度、形狀，接著感受中耳，甚至是內耳。
- 感受見證著聲音的你自己⋯⋯不是聲音，也不是雙耳，而是見證著所有聲音的你⋯⋯

參考以下為疼痛改編的版本：

- 感受你的疼痛，辨別疼痛何時較強，何時較弱；哪些層面是你已知的，哪些是未知的⋯⋯
- 在感受你的疼痛部位⋯⋯感受這個身體部位的外形、溫度、表面，以及越往身體深處是什麼感覺⋯⋯
- 感受見證著疼痛的你自己⋯⋯不是疼痛本身，也不是疼痛的身體部位，而是見證、觀察著疼痛的你⋯⋯

我們大多時候都只專注於外界，然而疼痛將我們的注意力帶到內部的能力極為強大，能防止我們在外界分心。內在寂靜、相對禪修等練習則能讓一個人的整體性融合起來。藉由體會悲傷的核心理念，也就是一切事物皆短暫，我們重新與這個宇宙的精神存在法則建立了聯繫。這樣做有助我們與正常運作所需的智慧相連結。

如何應對疼痛帶來的訊息

疼痛不只關乎感覺，更關乎我們對其抱持何種態度。正是這些不愉快的感受導致了我們人類將疼痛與苦痛折磨連結在一起。

因為疼痛有著讓人不快的特性，人們常覺得必須征服、避免，或至少控制疼痛。我們面對疼痛通常是不友善且充滿敵意的。如果把疼痛想像成敲門告訴你「你的房子著火」的人，想必你不會用這種態度對他！若是完全遠離疼痛，反而會產生與疼痛潛在訊息相反的結果，與融合相互矛盾。要是我們可以不抵觸，而是「接受」這則訊息呢？沃登說明健康的悲傷方式大致如何進行時，提出「處理悲傷帶來的疼痛」[17] 應作為第二道任務。處理這些感受包含以下四道基本步驟，處理疼痛也是同理。步驟如下：

1. 命名
2. 辨認
3. 管理與調整
4. 維持功能

命名是指，給我們正在處理的感受找到合適的名稱。一個人可能會對自己的悲傷感到氣憤，這兩種情緒都是真實的，而此時若能清楚悲傷才是核心感受，可以幫助我們專心繼續步驟。同樣，準確找到疼痛的名稱也能幫我們應對疼痛。**辨識**——將身心狀態與行為對應到某種感受或疼痛的發作、過渡或結果階段。**管理**——學習如何因應特定感受的特性及表現來應對，還有**調整**——實行調整策略在處理感受和疼痛中是相當重要的一環，目的是維持生活功能。悲傷之際，在我們有能力好好處理疼痛前，疼痛都會占據注意力重心，使我們無法完整體驗悲傷的過程。

為了與痛苦的訊息產生聯繫，還可以探索疼痛部位與特定情緒和精神相關因素之間可能的關連。因為一切事物都相互連結，所以宇宙的資訊在每處皆有體現。一個人的肌膚狀態和他們與「邊界」間的關係存在某種聯繫。脖頸疼痛可能是在提醒你改進情緒自我與心理現實間的關係，因為上胸部體現了情緒自我，而頭部則體現了心理現實。當身體不平衡體現，比如脊椎錯位或椎間盤突出，而我們無法確認疼痛緣由時，這種關聯性會更加明顯。疼痛區域或身體部位可能會帶來什麼樣的心理聯想？這些區域又表現出了靈性智慧的哪些面向？

我們也可以分析哪些動作、想法或話語可以減少甚至消除疼痛，以此了解疼痛訊息。我曾遇過有些人摸索這些相關性時表示：「意外不就只是意外？」我不同意。沒有什麼「只是」，因為世間萬物都是相連的，無一例外。這就像是說一棵樹「就只是」樹，不屬於森林，也和我們呼吸的氧氣無關。其實樹和我們同屬一體，我們的身、心、靈也不分彼此。也許疼痛是我們已經脫離了融合的提示。回歸融合並傾聽身心傳達的訊息可以減少或終止疼痛。我們通常會在疼痛侵擾時下定決心改變，這正證明了我們應該觀察自我，並和自我建立緊密關係。等到保護我們的心理和情感防彈衣（由緊張和僵硬組成）受損時，我們才會尋求治療。由過去的疼痛織成的防彈衣如今又受到疼痛影響；走進的路也就是走出的路 —— 兩端皆在同一個光譜上。

知曉真相

我們常認為疼痛雖然無可避免，但可以避免因疼痛的心理及情緒反應而產生的苦痛折磨。疼痛無可避免這件事在我看來是「宇宙最大的玩笑」導致的。我們容納了宇宙中所有知識，卻忘記了這件事，疼痛正是來提醒我們必須記住這點的。帕坦伽利在描述人類苦痛的根源時，提到了五項本質：1. 對真理的無知；2. 自負，或者說錯把自己僅僅等同於心智和身體；3. 依賴，仰仗外界事物的存在來決定我們的福祉；4. 厭惡，將希望寄於我們不喜歡的事不要發生；5. 懼怕死亡。

違背宇宙的秩序無論如何都會導致疼痛。若是相信我們依賴的人或物會永遠存在，就會帶來極致的悲痛。我們可以練習「斬斷依賴」來減少未來的苦痛，也就是製造新的依賴對象，同時牢牢記住我們依戀的一切終有一日會消失。

在疼痛的情形下，我們可以問自己哪些融合的部分是我們還未認識到的，以及做什麼可以重新建立這種融合，從而平息苦痛。

疼痛讓我們認識到的智慧能夠教導我們處理疼痛，例如「一面鏡子即使反映出了一輛車也不會變成車，始終只是鏡子。」**我們終究不等同於疼痛，我們只是感覺疼痛的人**。除了疼痛，我們還能與自己的哪些部分產生聯繫？

還有一個例子是關於萬物的無常。**我們的疼痛同樣會有消失的一天，也許是因為疼痛自己停止，也可能是因為我們學會和疼痛共處**，並找到自身中疼痛不作為要角的其他部分。關於疼痛，我們的問題勢必比答案更多，而這也是宇宙秩序的一部分。問自己這些問題，就是我們獲取所需知識的方式。

第十四章

疼痛照護中的慈悲心

物理治療師、瑜伽療癒師
雪莉・普羅斯柯（Shelly Prosko）

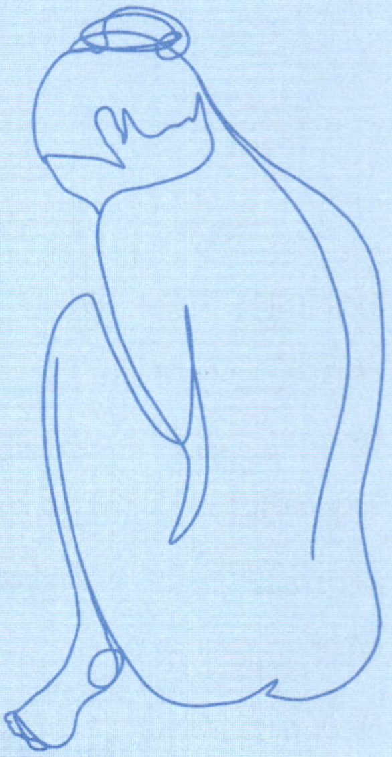

身為健康照護從業人員，我們的角色之一是為疼痛患者提供照護。有人可能會認為，慈悲心是任何健康照護從業人員角色的固有部分，包括照料疼痛的人。我們確實不需要花一整章節來討論這個話題，畢竟，慈悲心是關懷的核心，[1] 應該是對疼痛患者的自然反應，不是嗎？然而，研究顯示，提供慈悲心照護的能力因各種因素而異。[2] 許多健康調查和報告得出的結論是，在醫療保健中缺乏慈悲心，而許多人認為在世界某些地區的慈悲心赤字正在增加。[3]

本章將簡要描述健康照護從業人員為疼痛患者提供的慈悲心照護的重要性，以及在疼痛患者和健康照護從業人員中培養自我疼惜的價值。

瑜伽提供了一個可貴且容易接觸的框架，以增強和支持慈悲心疼痛照護。若能將瑜伽融入慈悲心和自我疼惜模式，將對疼痛照護中生物 - 心理 - 社會的方法貢獻良多。

什麼是慈悲心？

在深入探討疼痛照護中的慈悲心之前，讓我們來探索一下慈悲心的涵義。慈悲心並沒有一個標準的定義，而且有很多種解釋。簡單來說，慈悲心是「對他人釋出善意」。在《牛津慈悲心科學手冊》（*The Oxford Handbook of Compassion Science*）

中，許多主要的慈悲心研究者證明慈悲心可以被描述為一種情感、動機、特質、態度，甚至是一種行為組成部分，[4] 如該手冊中最廣泛使用取自戈茨（Goetz）等人的定義，指出慈悲心包括兩個組成部分：1. 對疼痛和痛苦的覺知，以及 2. 緩解這種痛苦的渴望和動機。[5]

必須注意的是，對疼痛和痛苦的覺知以及緩解它的動機也適用於自己。另一個定義強調了這一點，它指出慈悲心是「對自己和他人的痛苦保持敏銳，並承諾試圖緩解和預防它」。[6]

什麼是自我疼惜？

自我疼惜研究者克莉絲汀・娜芙（Kristin Neff）將自我疼惜簡單定義為「對內在的慈悲心」。[7] 描述自我疼惜的三個元素分別為正念、普遍人性觀和仁慈，以下將更深入介紹這些元素。[8]

- **正念**：首先，我們必須完全專注於當下並且保持覺知，使自己能觀察、確認並接受當下正在經歷疼痛或痛苦，而不加以判斷。有時，如果我們犯了錯誤或做了不健康的決定，甚至不會意識到自己對自己感到憤怒、內疚、羞愧或不滿。我們通常希望修復、避免或抵制疼痛與不愉快，盡可能使其消失。然而，為了緩解疼痛或痛苦，第一步是要有覺知，然後承認並接受我們確實在受苦。娜芙還討論了過度認同問題，亦即個人對特定故事不斷緬懷或患有陰影時所發生，她建議用正念來取代過度認同。
- **普遍人性觀**：我們能認可疼痛或伴隨痛苦的感受是他人也有的經歷時，就能瞭解在痛苦中我們並不孤單。對於說了不應該說的話、做了不想做的事情或沒有做自己認為應該做的事情、做出了不好的選擇或以不自豪的方式對待某人所引起的羞愧或內疚，這些經歷每個人都有，是提醒我們自己並不孤單或孤立的例子。其他人和我們一樣都有這些經歷，我們不是唯一面對困難的人。娜芙提醒我們，在失敗或犯錯時，這並不是讓我們與他人產生孤立，而是讓我們團結在一起的原因。[9]

- 仁慈：自我疼惜的這一個要素主要是在痛苦中向自己展示仁慈、安慰、支持和愛的感覺。我們常常對自己進行評判和自我批評，因為認為這有助於改變我們的行為，或者可能是在犯錯時只會使用的唯一策略。然而，證據顯示，如果以非批判的方式向自己提供仁慈和支持，而不是自我批評，更有可能在犯錯後改變行為或再次嘗試。[10] 娜芙指出，透過自我批評來改變行為的動機來自於恐懼，而透過仁慈和慈悲心來改變行為的動機則來自於愛和渴望緩解自己的痛苦的願望。[11] 從自我疼惜衍生的行為改變可能會帶來更持久、更堅定的喜悅，而這種喜悅能夠促進治療之旅和如第十五章所描述的幸福感。

評量慈悲心

由於慈悲心沒有標準定義，因此難以準確研究、評量和確定慈悲心的效果是一種特質或是一種實踐。然而，慈悲心研究通常使用特定幾種慈悲心量表。史特勞斯（Strauss）等人進行了一項系統文獻回顧，其中包含九種慈悲心的自我報告測量。其中兩種是自我疼惜量表，而其他七種則是衡量對他人慈悲心的量表。[12] 所有評量的整體效度、信度和可解釋性都被認為有所不足。然而，作者們認為一部分研究的弱點原因可能是他們使用的慈悲心定義與量表所依據的定義不同。其中一些量表表現出較強的力度且可能具有臨床用途，有助於衡量與疼痛照護相關的慈悲心要素，對於患者和照護人員皆具有參考價值。作者得出的結論是，未來的研究有必要開展更健全的慈悲心問卷調查，以更好地評量慈悲心及其有效性。[13]

對疼痛患者的慈悲心：在疼痛照護中的價值

強而有力的證據顯示，在醫療保健中提供慈悲心可以增強照護品質、改善患者治療效果和患者滿意度、加強治療同盟、改善慢性疾病患者的管理、保持健康照護專業人員的福祉、減少職業倦怠的機率，甚至可以減少醫療成本、醫療糾紛和醫療疏失。[14]

研究還顯示，慈悲心作為健康照護提供者的個人特質，與各種正向的健康結果相關，比如說改善身體、心理和情感健康，以及減少壓力反應與焦慮等。[15] 我們可能認為慈悲心是所有人天生擁有的特質，特別是那些選擇從事提供健康照護作為職業的人，因此，就不需要特別訓練慈悲心。然而，研究顯示，每個人的慈悲心能力可能有所不同，且慈悲心的決定因素極為複雜，可能取決於具體情況。[16] 吉爾伯特（Gilbert）和馬斯卡羅（ Mascaro）概述並探討了慈悲心的抑制因素，包括一系列對慈悲心的恐懼、障礙和抵抗。[17] 這些抑制因素可能會影響個人為疼痛患者提供慈悲心照護的能力。

儘管慈悲心被視為醫療保健的重要元素，但有證據顯示，在醫療服務中可能缺乏慈悲心照護。[18] 許多組織認知並提倡以患者為中心的照護，而根據美國醫學研究所的定義，以患者為中心的照護包括考慮到個人的願望、偏好和需求。[19] 即使如此，以患者為中心的照護雖然包括了真誠的關懷和尊重，但通常也達不到富有慈悲心的照護。[20]

慈悲心照護也可能改善疼痛患者的自我照護。阿曼（Arman）和霍克（Hok）一項引人注目的研究顯示，患有持續性疼痛的女性只有在能夠從健康照護提供者那裡體驗到愛心和慈悲的照護後，才能成功邁出正向自我照護的第一步。這些女性回饋表示，她們感到自己受到歡迎、有人傾聽、富有價值而且生活完整。作者總結道：「對於患有複雜痛苦的人來說，自我照護需要的不僅僅是建議、教育和訓練。只有在患者體驗到受到照顧的感覺時，健康之道才會開始。」[21]

一些研究人員告誡我們，不要將缺乏慈悲心照護的所有責任都歸咎於健康照護提供者，因為還有可能增加環境挑戰的組織障礙和外部因素，導致無法提供慈悲心照護。[22]

看來慈悲心疼痛照護對於疼痛患者和健康照護從業人員都可能深具價值，但慈悲心是否可以培養呢？

我們能訓練自己增加慈悲心嗎？

越來越多的研究顯示，慈悲心似乎是一種可以培養的特質，我們可以透過參與某些正念和慈悲心冥想練習來增強我們的慈悲心反應。[23] 已有研究顯示，以慈悲心為中心的訓練可以導致生理上的變化，促進對他人的慈悲心反應。[24] 辛格

（Singer）、博爾茲（Bolz）[25]以及塞帕拉（Seppala）等人[26]提出了幾種以慈悲心為中心的可用訓練計劃，其中一些已經用於慈悲心結果研究中。塞帕拉等人在二〇一四年進行了一項研究，探究了一個以慈悲心為中心的常用訓練工具——慈心禪（loving-kindness meditation）[27]對健康照護提供者的慈悲心、復原力和患者照護的影響。作者們的結論是，「慈心禪可能為防止職業倦怠、促進復原力，以及提高患者護理品質等提供了可行、實際且省時的解決辦法。」[28]

喬安・荷里法斯（Joan Halifax）是一位佛教禪宗老師、人類學家和生態學家，而她持有不同的觀點。她表示，我們無法直接訓練慈悲心，但可以透過訓練慈悲心的組成部分來為慈悲心做好準備。[29]荷里法斯認為，將慈悲心定義為「對個人的痛苦感到關心並有動機緩解痛苦」是狹隘的定義，因為慈悲心是一個從多個程序的互動中產生的漸進歷程，而這些程序本身並不是出自於慈悲心。[30]她認為，如果一個人練習這些元素或程序，就有機會從自身（活著且不斷變化）與環境的互動中產生慈悲心。

荷里法斯的「實踐慈悲心啟發式模型」是她為健康照護人員設計的架構，[31]該模型包括六個領域：注意力、情感、意圖、洞察力、體現和參與。在此我們簡要回顧每個領域及其在疼痛照護中的適用性和重要性，並透過範例說明健康照護人員如何在臨床實踐中整合每個領域。

- **注意力**：訓練慈悲心的第一個領域是專注或集中注意力。保持穩定的注意力需要不鑽牛角尖的思考以及不批判任何事物。在正念冥想訓練中體驗到的這種認知控制可以幫助提升判斷力，對他人的批判減少，並可能更容易認知到他人的痛苦。[32]研究還顯示，在冥想訓練之後，執行需要注意力之任務的能力得以提升。[33]健康照護提供者將注意力立即應用的例子是在治療過程中不斷努力專注在當下，並面對任何出現的事物。完全專注於患者和當下，不讓思緒遊走或陷入故事細節中。這可能包括專注於自己的呼吸或任何出現在自己體內的身體感覺，讓自己穩定專注在當下。人們也可以透過進行正念覺知練習，專注於呼吸、身體、想法、情感和微妙能量，作為治療互動之外的獨立個人練習來訓練注意力領域。
- **情感**：情緒或情感領域包括覺知到和調節我們的情緒，並培養如仁慈等正面情感。荷里法斯將仁慈描述為一種情感過程，從中延伸出溫柔和關懷。[34] 研究顯示，這些正面和利社會的情緒可以幫助判斷力和決策能力，而負面情緒則可能產生相反的效果並降低判斷能力。[35] 已證實慈心禪（LKM）能有效增加慈悲心反應。[36] 內感受覺知練習已被證明可以增加我們對自己身體感覺的存在和覺知，並可能提高我們感知自己和他人情緒的準確性。[37] 我們對自己的情緒越清楚意識，就越有可能調節它們。我們對他人的情緒越清楚意識，就越有可能恰當地回應並滿足他們的需求。研究還顯示，當我們能自我調節情緒時，就可以提升應對壓力的能力。[38] 所有這些能力都是在疼痛照護中提供慈悲心反應的關鍵因素。

- **意圖**：將設定意圖作為實踐或書寫題材的人，通常聲稱這是一種能影響過程和結果的強效練習。如前所述，慈悲心必須包含緩解痛苦的動機才是慈悲心。[39] 因此，設定並保持緩解痛苦的意圖對於慈悲心是至關重要的，[40] 並使慈悲心與同理心區別開來。[41] 就算沒有緩解個人痛苦的願望或動機，一個人也能有同理心；相反地，一個人在有或沒有同理心的情況下也可能給予慈悲的回應。作為健康照護提供者，我們可以透過在每次與患者互動開始前設定清楚的意圖來實踐。當我們設定並遵循一個意圖，並在整個治療過程中持續關注它時，就可以專注於互動背後的目的。這個目的可能會影響我們的思想、語言、聲音、肢體語言和行動，進而影響期望方向的進展，創造一個現實或結果，其建立在我們與疼痛患者之間的共同價值上（而不是對治療結果產生依附）。泰勒（Taylor）舉了以下一個簡單而實用的例子，說明了治療師如何在診所中實踐意圖設定：[42] 在患者之間洗手時，設定以下三個意圖：1. 全心投入並優先照顧好自己；2. 全程陪伴疼痛患者；3. 回想互動的主要目的和意圖：幫助減輕這位疼痛患者的痛苦。你甚至可以對自己默默地重複這句話：「我在這裡是為了服務。」許多人實踐後認為設定意圖非常有效。試一試，體驗一下結果。
- **洞察力**：如果我們實踐了上述領域，就能更清楚地洞察疼痛患者的痛苦。這可能提高我們的換位思考能力，使我們有更好的判斷力並且朝真相邁進，提升我們的臨床決策能力、批判性思考能力和給予慈悲心回應的能力。[43] 吉爾伯特（Gilbert）和馬斯卡羅（Mascaro）主張，「以冷靜而富有洞察力的心態處理問題，讓我們將反思的智慧應用於各種情況，是慈悲心訓練的一個共同焦點。這不僅是為了幫助我們保持在『當下』，隨著時間的推移，還能幫助創造有助於我們定位自身的生理條件，進而建立一個以慈悲為核心的自我認同。」[44] 里法斯還提醒我們保持一種「治療性謙卑」的感覺，不要執著於超出我們控制範圍的結果。由於人類是複雜的生物，將複雜理論應用於治療互動，並將互動視為複雜且意外的過程是合理的。正如泰勒在第三章中所述，治療互動的結果是不可預測且不可事先陳述的，因此我們必須對多種結果或可能性的出現抱持開放態度。[45]

- **體現：**體現是指在周圍環境背景下，存在於你的身心中的主觀體驗。正如先前提到的，我們越能與我們自己當前的生理狀態保持一致，我們就越有可能進行自我調節，並對周圍人的狀態保持敏感。[46] 反過來說，這可能讓我們更準確理解疼痛患者的需求，因此連結和提供所需慈悲心照護的能力有所提升。作為健康照護提供者，在治療互動期間增強體驗的一種方式是在與患者和當前情況相處時，保持感受到自己身體的感覺。換句話說，同時關注你身體中所發生的事情以及患者和周遭環境所發生的事情。覺知到你的呼吸或身體感覺可以開啟通往體現之門。
- **參與：**「服務若不是根植於愛與慈悲心，便無法實現。找到自我的最好方法，就是在服務他人中捨棄自我」。[47]　——聖雄甘地（Mahatma Gandhi）

荷里法斯的實踐慈悲心模型的最後一個領域本質上是「慈悲的行動」。對上述領域的巧妙運用導致慈悲心回應的出現，這種回應是基於倫理、價值、實際和治療師與疼痛患者之間的合作關係。慈悲心回應還會受到最佳實踐和治療師的經驗和見解的影響，可能包括提供策略、給予建議、協助疼痛患者設定目標和制定計劃、積極傾聽、推薦實踐方法、提供富有慈悲心的諮詢、[48] 提出鼓勵性的開放式問題或給予患者反思和體驗的空間和時間。

行為神經科學家和心理學家史蒂芬・波吉斯（Stephen Porges）強調，慈悲心也必須包含「尊重個人體驗自己疼痛的能力」。[49] 從神經生物學的角度來看，如果我們急於解決人們的疼痛，卻沒有確認他們的疼痛經歷，就可能會觸發人們的生理防禦機制，包括啟動交感神經系統和「迷走神經功能下降」。[50] 這可能會對疼痛產生負面影響，進而在無意中與慈悲的照護相違背。於是，我們可以思考：我該如何將服務做到最好？我可以學到什麼？這個人需要什麼才可以成功？吉爾伯特（Gilbert）和馬斯卡羅（Mascaro）指出：「慈悲的意圖應該支持著獲得行動智慧的承諾。」[51] 參與領域還包括了自我疼惜行為或自我照護實踐。可以透過呼氣和洗手來表示互動結束，表示你的工作完成了，讓你能以清晰和全新的角度進行下一個治療互動，再次讓慈悲心湧現。[52]

需要注意的是，這六個領域彼此相互配合，分開說明只是為了方便解釋。每個領域都受其他領域影響，並且受不斷變化的個人和環境背景所影響。表 14.1 概括了健康照護人員透過在治療互動中運用荷里法斯模組的六個領域來培養慈悲心的例子，並將每個領域與瑜伽概念和練習並排比對。

表格 14.1 健康照護人員如何透過訓練荷里法斯啟發式實踐慈悲心模型的六個領域來培養慈悲心的例子，[53] 含與瑜伽概念和練習的呼應

荷里法斯啟發式實踐慈悲心模型的領域	例子：在治療互動期間	瑜伽概念和練習
注意力	• 在治療互動期間全神貫注，不讓思緒遊走或陷入故事中。 • 透過呼吸或體內出現的身體感覺作為穩定專注在當下的方法。	• 專注（dharana），禪那（dhyana）。 • 在治療互動之外進行專注的正念練習，專注於呼吸、身體、思緒、情緒和微妙能量，作為獨立的個人練習：層鞘（kosha）掃描。[54] • 智慧瑜伽（Jnana yoga）和克里亞瑜伽（Kriya yoga），以及視線焦點（drishti，專注於單一目標）的練習，特別是訓練注意力。
情感	• 覺知並調節情緒。 • 培養仁慈、關懷和其他利社會／正向情緒。 • 傾聽理解，而不是嘗試解決問題或評判。	• 奉愛瑜伽（Bhakti yoga）和克里亞瑜伽（Kriya yoga）包含了慈悲心練習。 • 作為治療互動之外個人練習的冥想：收攝感官（pratyahara）包括了內感受覺知練習和慈心禪（LKM）。[55]

意圖	• 在為患者洗手時設定三個意圖：1. 全心投入並首先照顧好自己，2. 全程陪伴疼痛患者 ，3. 回想互動的主要目的和意圖：幫助減輕這位疼痛患者的痛苦。[56] • 默默對自己重複這句話：「我在這裡是為了服務。」	• Sankalpa（願望）：意圖練習。 • 在動作練習或任何行動之前進行觀想。
洞察力	• 進行上述領域將培養洞察力。 • 練習治療性謙卑。 • 對於多種結果的出現保持開放態度。[57]	• 實踐「不貪婪」（aparigraha）、「知足」（santosha）、「敬神」（ishvara pranidhana）的概念。
體現	• 在治療互動期間保持對自己身體的感覺。 • 覺知到你的呼吸或身體感覺可以開啟通往體現之門。	• 體位法（asana）、調息（pranayama）、收攝感官（pratyahara）作為個人練習，在治療互動之外進行。
參與	• 培養以上領域將產生慈悲心回應，是道德的、基於價值的、雙方可以接受的而且實際的，亦即慈悲心的行動。 • 可能包括提供建議、策略、傾聽、為患者提供反思的時間和空間，尊重和確認患者的經驗。 • 我如何將服務做到最好？我可以學到什麼？這個人需要什麼才可以成功？ • 在療程結束時呼氣，表示工作已經完成——這讓你能以清晰和全新的角度進行下一個治療互動。[58]	• 瑜伽是「行動中的技能」[59] • 行動瑜伽（Karma yoga）和克里亞瑜伽（Kriya yoga）。

改編自：Halifax, J.（2012） *"A heuristic model of enactive compassion."* Current Opinion in Supportive and Palliative Care 6, 228–235.

整體來看，慈悲心和慈悲六領域是一種技巧，能夠透過訓練培養。健康照護從業人員用慈悲心來照顧疼痛患者，對患者和健康照護人員來說都是難能可貴之事。從業人員也會感受到慈悲心訓練的健康益處，包含保護自己不受職業倦怠影響。瑜伽要怎麼融合進這項訓練呢？

瑜伽與慈悲心

在《瑜伽經》1.33，帕坦伽利將慈悲心稱為 karuna，karuna 是對受苦之人展現的四種態度之一。[60] karuna 這個字來自梵文的 kara，意思是「去做」，也蘊含「採取行動」來減輕痛苦是慈悲心的一部分之意。有趣的是，我們發現瑜伽哲學、娜芙（Neff）的自我疼惜元素和荷里法斯的慈悲六領域有共同之處。這其實不是什麼令人驚訝的發現，考慮到瑜伽的目標就是減少痛苦，也可以被理解為一種展現慈悲心的體驗過程，如本書第四章所述。來看看瑜伽和上述理論模型的共同之處吧。

瑜伽和娜芙的自我疼惜三元素

- **正念：**在瑜伽中，自我實現是一個整體概念，在此之下，覺察則是所有道理的驅動力。如本書第四章與第九章所述，我們發現收攝感官這一支中特別強調覺知的概念，收攝感官是一種內感受覺知練習。我們也在第四章的持戒與精進看到類似的概念：不說謊（誠實面對狀況）、知足（接受現況）與自我研讀（全神貫注在內在探索和探究當下的真我）。正念也是瑜伽冥想的其中一個面向。
- **普遍人性觀：**瑜伽的本質包含帶著完整、圓滿，且合一的感覺連結自我與連結他人。瑜伽這個詞能被翻譯成「合一」或「連結」。在第四章中，我們討論到個人能透過瑜伽練習「實現潛在的連結或合一，進而展現平和與慈悲。」在第十五章中，蘇利文敘述察覺到社交孤立和孤獨會對健康產生負面影響，瑜伽對疼痛患者的可貴之處在於加強社會連結，以及將個人連結到意義、目的，和凌駕於個人之上的存在。

  《瑜伽奧義書》[61] 說，我們全部都是完整的，並且互相連結，因為我們的本質相同。在和別人互動時，這些道理給我們反過來審視自己的機會。我們在他人身上看到的，也同時存在於自己身上，透過這個概念，我們能夠從慈悲心中尋求庇護，並且得到庇護。道理提醒了我們，彼此之間的共同點遠多於差異。我們的不完美是自己的一部分，不完美也帶給我們至上的真理與領悟，領略生命，以及一同作為人類活在地球上的意義。連結到凌駕於個人之上的存在，能讓我們學會臣服，也就是慈悲的技巧之一。瑜伽稱之為對於無上力量的奉獻（ishvara pranidhana）。

- **仁慈**：不傷害（第四章說的勝王瑜伽第一支），指的是不傷害所有生命，並保持仁慈之心，也包含對自己仁慈。在《瑜伽經》1.33 中，對受苦之人應該抱持的態度有四種，仁慈就是其中另一種態度，懷著仁慈面對的對象也包含自己。[62]

瑜伽與荷里法斯的啟動慈悲六領域

- **注意力**：和勝王瑜伽的第六、七支很像，包含心智集中（專注）和禪那（冥想），我們第四章有提過。《瑜伽經》1.2 的 chitta vritti nirodhah，翻譯為瑜伽是「停止心念的變動或波動」。[63] 或是專注平息心智的波瀾。《瑜伽經》1.34 到 1.36 言明，個人可以透過專注在呼吸、身體感官或身體內部細微的能量感受，集中心神並平息心智的波動。[64] 智慧瑜伽、克里亞瑜伽和凝視焦點（集中在一件事上）練習，重點都在於訓練注意力。
- **情感**：情緒覺知和情緒調節也是瑜伽的一環。如第四章與第九章所述，內感受覺知練習也稱為收攝感官，是勝王瑜伽的第五支。慈悲和其他培養正面情緒的冥想練習，包含仁慈、愛和感恩也包含在勝王瑜伽的第六支與第七支中，也就是心智集中以及禪那。奉愛瑜伽和克里亞瑜伽也涵蓋慈悲心練習。
- **意圖**：瑜伽常常教導我們能量會跟隨意圖流動，所有行動都由意圖開始，接著化為文字，最後付諸行動。[65] 實際執行古典瑜伽體位法之前，會先視覺化進入與退出體位法的動作。這個程序會為有意識的動作設定清晰的意圖，並讓意圖創造現實。在瑜伽中，意圖（sankalpa）意指一個人許下的誓約與承諾，時時支持與提醒我們自己的價值觀、榮耀我們最深層的意圖。意圖能夠喚起行動，提醒我們自己真正的本質，引導我們的選擇。[66]
- **洞察力**：瑜伽經 3.17：「平凡字句與意義的知識是混亂的。通過靜坐冥想，便能真正理解萬物的表達。」[67] 荷里法斯療癒人性的概念，可以連結到瑜伽的不貪婪、不擁有或不執著於物品、想法或信念。這個連結可以被引申為不執著、不依附於「修復」疼痛患者的需求，也不執著於問題必有解方的這個想法（線性思考）。知足（滿足與接受）以及對無上力量的奉獻（放手、臣服）之間亦有所關聯，畢竟要得到洞察力，並帶著這份洞察力充滿慈悲心的進行疼痛照護，就必須接受與臣服目前的狀況以及結果。

- **體現：**瑜伽體位法是體現的練習之一。體位法教我們在每次練習認可與擁抱自己的身心，留意與接受我們不停改變的體驗。體位法教我們藉由全神貫注在練習，探索當下身心靈每分每秒的風吹草動。隨著持續探詢，我們逐漸理解自己的身體，最終內感受和本體感覺都能得到強化。健康照護人員能夠在治療互動之外，定期練習體位法、收攝感官和調息法，以培養與增強身體經驗，藉此在治療互動中更快進入與體驗體現。
- **參與：**參與本質上是瑜伽的一部分。《薄伽梵歌》把瑜伽形容為「行動的技巧」。[68] 和這領域相關的有 karuna、kriya 和業（karma）。讀者應該還記得，karuna 是梵文慈悲心的意思，karuna 的意思是「去做」，並暗指減輕痛苦的行動是慈悲心的一部分。kriya 這個字則是一個梵文動詞，意思是有意識的自主行動。透過有意識的設定意圖，想要帶著正念、關懷、仁慈回應與行動，慈悲心就會成為一種 kriya。如第四章所述，業力瑜伽包含無私奉獻之舉，不期待任何回報。

總而言之，瑜伽不僅能練習慈悲六領域，並變得更熟練，瑜伽本質上也是一種培養慈悲心的練習。

它教我們接受當下、擁抱當下，並全面覺知、完全認可、接受自己和他人的痛苦。瑜伽透過更深層的認可我們的真實自我，提醒我們自己的本性，並點出痛苦本是無常，進而帶我們採取消除、減輕和避免未來痛苦的行動，也就是 kriya。

瑜伽哲學與實踐和現在研究慈悲心的學者觀察提出的現象，兩者之間有共通點存在。根據這些共通點，瑜伽可以當作解釋慈悲疼痛照護的架構，並用來服務患者。

患者自我疼惜：疼痛照護的價值

培養自我疼惜能夠幫助疼痛患者，自我疼惜也應該被列入慈悲疼痛照護的一部分。之所以這樣認為，是因為我曾經和疼痛患者合作，並傾聽他們的故事，我的同事也告訴過我一些小故事，還有越來越多證據顯示，自我疼惜對健康有益，不侷限於疼痛患者身上，一般人也會得到相同的好處。

我們知道持續疼痛會影響情緒和心理健康。患者可能會對自己和他人產生憤怒的情緒，感到挫折、羞恥，自責、批評自己，或是感到焦慮及恐懼，以上只有列出幾個慢性疼痛患者的常見經驗而已。[69] 越來越多研究顯示，對多數人來說，自我疼惜都能抵抗這些負面情緒。若是以健康的一般族群而言，自我疼惜感較高的人身心都更健康，更有動力，對生活滿意，心理復原更快，也擁有適應環境的技巧，能夠應對失敗，行為對健康更有益，更能和社會連結，對壓力的生理反應也更健康。他們也會接收到更少負面影響，例如較不容易耿耿於懷、焦慮、憂鬱、恐懼失敗，也較不會對自己的身材外貌感到羞辱。[70]

不過自我疼惜在慢性疼痛患者身上又有什麼作用呢？

自我疼惜和慢性疼痛研究

初步研究顯示，自我疼惜感較高的慢性疼痛患者，應對疼痛的自我效能更好、得到更多正面影響，也比較不會將疼痛災難化，同時疼痛失能程度更小，也獲得較少負面影響。[71] 普蒂（Purdie）和莫里（Morley）做了一個小研究，有 60 名疼痛患者參與，結果顯示「自我疼惜感高，和負面影響顯著減少，以及迴避、災難化、耿耿於懷的可能性降低有關。」[72] 同一組慢性疼痛患者抽樣得到的證據也顯示，自我疼惜和更能接受疼痛存在，降低憂鬱、焦慮的程度和減輕壓力有關。[73] 自我疼惜和更能接受疼痛存在之間的關聯值得注意，因為越來越多研究支持，慢性疼痛患者接受疼痛存在有其重要性。根據研究結果，接受疼痛存在的好處包括減輕憂鬱、焦慮以及身心失能狀態，接受疼痛存在也可能和生活品質提高與行為改變有關。[74] 接受疼痛存在和正念高度相關，正念也是娜芙自我疼惜概念的第一個要素。正念包含覺察當下，並承認正在經歷疼痛與痛苦。從瑜伽的角度來看，不說謊（誠實）是瑜伽其中一支，如同第四章所述。一般相信，想要抗拒或迴避正在發生的事，會導致進一步的抗拒、緊繃與痛苦。但是，當正在經歷疼痛的人勇於承認經歷疼痛的事實，能夠幫助當事人更明瞭必須做什麼來改變現狀，尋求更多減少疼痛與痛苦的可能性。有證據顯示，瑜伽的其中一環，也就是透過正念冥想自我調節，能夠調控疼痛。[75]

到目前為止，我們只有針對一部分的研究進行討論，這些研究把自我疼惜看作與疼痛之間關係的其中一個特徵。直到今天，只有兩個公開研究把自我疼惜當作治療疼痛患者的方式研究。查賓（Chapin）與其他作者進行了一個研究，找來 12 個慢性疼痛患者，參與為期九週的標準化培養慈悲心訓練課程。課程包含經由引導進行正念慈悲心冥想，以及在每週兩小時的課堂上進行討論。慈悲心冥想會紀錄自主練習，也會安排回家作業，例如寫一封充滿慈悲心的信給自己。結果顯示疼痛嚴重度和憤怒情況都顯著減緩，患者也更能接受疼痛存在。[76] 卡爾森（Carson）和其他作者對 43 個慢性下背痛患者，進行為期八週的慈悲冥想計畫，並研究效果。計畫包含每週九十分鐘的團體課，課堂上會引導受試者進行慈悲冥想、團體討論和團體活動，也會鼓勵患者每天自己獨立進行慈悲冥想。結果顯示，患者的疼痛強度減緩，心理壓力與憤怒也減少了。[77]

慈悲訓練對疼痛患者產生正面效果，背後的確切機制尚不明確。越來越多研究指出，慈悲練習會活化負責與內源性鴉片系統連結的腦部區域。[78] 慈悲訓練似乎也會透過向上調節與社交、歸屬感有關的系統，增加正面影響，而非透過向下調節負面影響來進行。這與情緒調節過程中的認知重新評估機制有所不同。[79]

慈悲訓練能夠讓疼痛患者以仁慈、慈悲應對自身的挑戰與困難，而非透過羞恥、埋怨和憤怒回應，進而導向更健康的行為，改善壓力管理策略和抗壓性。[80]

要證明自我疼惜訓練對疼痛患者有效，並且適合做為治療方式之一，需要更嚴謹的研究來驗證。而目前也尚不清楚自我疼惜訓練是否會產生不良的副作用。

範例：疼痛患者的自我疼惜瑜伽練習

聆聽疼痛患者的故事讓我發現，許多人會因為各種原因覺得有罪惡感，像是無法全程遵照健康照護人員的指引、無法參與特定活動、不能為家庭做出貢獻或負起責任。有些患者報告，他們會感到羞恥，理由是自己不夠健康、治療不見起色或是不如他們期望的專注和集中。

在本書第一章中，貝爾頓指出疼痛患者可能會覺得很難對自己展現善意，特別是在強烈感到羞恥、罪惡、憤怒、悲痛、傷心、絕望、失去目標、無助和自己毫無價值的時候。貝爾頓也說明，包含她自己在內的疼痛患者可能會「覺得自己不再像自己，我們或許也不會喜歡自己現在的樣子。」[81]

她以慢性疼痛患者的角度，形容自己在自我疼惜方面感受到的掙扎：我有很長一段時間都對自己蠻生氣的，也感到沮喪，還經常打擊我自己，因為我搞不懂疼痛的事，或是沒有正確應對疼痛，又或是該好起來的時候卻沒有好起來。我在疼痛中也會打擊自己，責怪自己沒有處理得更好，照著我應該做的方式去處理。[82]

第一章裡面，她還說：在疼痛最嚴重的那幾年，我連花時間照顧自己都會有罪惡感。我覺得自己好自私。照顧別人輕鬆多了，我甚至願意為此犧牲我自己的幸福或健康。我花了一點時間才了解，我也有自己的價值，我也值得照顧。我值得被善意和慈悲對待，就和其他在疼痛中掙扎或是受苦的人一樣，我們全都值得仁慈和疼惜，也值得被照顧。

據貝爾頓所述，正念冥想讓她在疼痛時減少反應，更能接受現況。同時，她也能對各種可能性保持好奇心，敞開心胸。例如接受全新的敘事，進而改變了她的疼痛經驗。

以下是在痛苦的時刻，運用瑜伽練習培養自我疼惜，並應用娜芙慈悲三元素作為框架的範例。[83]

有位男性的疼痛加劇，只因他做了在他口中本應該輕鬆快速完成的庭院工作，他也因此感到挫折與憤怒。他無法完成答應妻子的「簡單」任務，因而產生罪惡感，覺得自己無能又沒用。他對不知道如何抑制疼痛感到羞愧，尤其他已經在療程上花了那麼多時間、心力和金錢。

1. **正念**：注意、承認並接受你正處在苦痛階段。簡單的掃描層鞘[84]，留意所有五個層鞘的特徵：注意想法及情緒的大致狀態、注意你的呼吸（呼吸平緩還是急促、呼吸頻率及深度、呼氣吸氣的時長、呼吸的聲音、鼻孔在呼吸時的感覺，包括呼吸的溫度）；注意身體的大致狀態（身體感覺、體溫、緊繃程度）；注意你的整體活力狀態；以及最後，看看你是否能感覺到和自己的「真我」連結，或者感受到自己的靈魂。注意大腦正下達的所有判斷、正創造的所有詳盡故事。好好觀察每個層鞘內的特徵，不要嘗試做出任何變動。

2. **普遍人性觀（Common humanity）**：你要認知到其他人也曾有過相同的經驗。你不是一個人，承認這件事也許會帶給你一點慰藉。試著默念或大聲誦唸以下這句梵咒三次：「Loka Samasta Sukhino Bhavantu」，意思是「願世界和平祥和」。誦唸這句梵咒的意義在於，為眾生創造更多歸屬感與感受愛的能力，也讓人類得以感覺到和諧的連結。[85]
3. **仁慈**：趁此機會將仁慈也投向自己吧。你可以練習慈悲手印（karuna mudra）這個傳達了悲憫之心的瑜伽手勢。[86] 捧起雙手，呈不對稱的祈禱手勢，左手指腹觸碰右手手指的根部。吸氣時，想像這口氣正在軟化你的心臟周圍（前後與兩側），再對自己重複默念：「沒事的」。呼氣時要慢慢來，並想像將心臟周圍的緊繃感都釋放了，再用不疾不徐、和緩、寬容的語調重複：「這就夠了」。慢慢重複幾個呼吸，等到你準備好就可以停下。現在你可以練習不同的手印或自我肯定法，來向自己投射仁慈與愛。

總結來說，初步研究支持疼痛患者練習自我疼惜有正面效果，因此自我疼惜有其必要。我認為自我疼惜練習對於輔助減緩與管理疼痛有新穎、安全又有助益的效果，並能在疼痛照護的生物 - 心理 - 社會模式中發揮重要作用。

健康照護人員的自我疼惜：疼痛照護的重要

目前我們已討論過健康照護從業人員提供充滿憐憫慈悲的照護的重要，也討論過疼痛患者培養自我疼惜的重要。

不過我也相信健康照護人員培養自我疼惜同樣極具價值。首先，稍早本章已提過，有證據證明自我疼惜對身心健康有許多積極效益，例如情緒復原能力提高，以及面對壓力時的生理反應變得更加健康。再者，初步研究顯示自我疼惜練習可以降低臨床倦怠與同理心疲勞發生的機率。[87] 第三，已經證明自我疼惜的提升與對他人關懷的增加有關聯。[88] 健康照護人員練習自我疼惜可以增進他們和疼痛患者間的治療關係，並改善治療效果和照護品質。[89]

我相信健康照護人員一定清楚慈悲照護的重要性，並懷抱著最真誠的心去提供這樣的照護。然而，證據顯示這條路上存在一些障礙。也許是因為缺少來自組織的支持、工時過長、遠超負荷的工作量和文書工作、缺少和病患接觸的時間、來自職場和家庭的壓力、對沒能提供預想中的照護而感到自身不足，甚至是罪惡。以上都可能導致我們提供患者憐憫慈悲反應的能力降低，更有甚者還會導致倦怠與同理心疲勞。[90] 職業倦怠狀態的特徵是自律神經系統失調。波吉斯表示自律神經系統失調會同時降低我們表達和接受慈悲心的能力，也包括給予和接受自我疼惜的能力。[91] 雖然我們不會每次都有能力解決組織或外部支持帶來的挑戰，但我們還是可以做一些事來照顧自身狀態和內部支持系統，尤其是如果我們的內在能力不足時。娜芙表示，自我疼惜「似乎可以提供關懷他人所需的情緒資源」，以此「減輕照顧者疲勞」。[92]

如何訓練健康照護從業人員進行自我疼惜？

培養自我疼惜的方法有很多種。前面已提到過有著慈悲本質的瑜伽系統，還有其他不同系統都算是方法之一。可以選擇參加正式訓練課程、練習簡單的小技巧，或是趁著一天中的空閒時間練習也可以。慈悲冥想已經證明可以提高自我疼惜[93]，就算只是十分鐘的練習也有效。[94] 蕭娜・夏比洛（Shauna Shapiro）等人研究了一群參加正念減壓課程的健康照護人員，發現他們自我疼惜的能力增加了，同時壓力程度也得到了降低。[95] 由娜芙和克里斯多福・葛莫（Christopher Germer）提供的正念自我疼惜（Mindful Self-Compassion）課程涵蓋了諸多慈悲冥想練習，且他們的研究表示，課程參與者對自身和他人的慈悲心都有所增長，對生活的滿意度也提高了。[96] 然而，請記得近期對於慈悲心的研究方法尚不具有足夠的可信度。因此，我們看研究結果時務必要記住這點。

範例：健康照護人員的自我疼惜瑜伽練習

以下會以實例說明健康照護人員在苦痛下應如何藉由瑜伽來培養自我疼惜，且會使用娜芙的自我疼惜三要點[97]作為框架。

想像你與某位患者交流時，也許曾對他感到挫折、煩躁、憤怒或冷漠。你並沒有全神貫注在當下，你的注意力放在了當時你認為更優先的事上。因此，你在會診期間表現得不耐煩、漠不關心，甚至還有些魯莽。會診過後，你產生了罪惡感，因為你感覺到了這些負面情緒，又表現得不符合你的價值觀。也許你還在生氣，甚至感到絕望，因為你沒有足夠的時間留給患者或要提供他要的資源。你可能會注意到你正在責怪自己或他人沒有幫上忙，沒有治好患者的疼痛。

1. **正念**：暫停一下，將你的注意力帶到身體和呼吸上。承認並接受：「好，我沒有做出好的選擇。我很清楚我感到罪惡、羞愧還有憤怒。這個時刻對我來說相當艱難。」此時你可以練習下方介紹的恢復呼吸法[98]（The Resurrection Breath）。

恢復呼吸法[99]

恢復呼吸法可以提醒我們重新開始，並再次專注於當下。如果我們專注於每個時刻，就會發現一切都在變化。對「此時此刻」保持專注可以幫我們更輕鬆地度過變動的經歷，而非受到過去追趕，也不是過早放眼於未來。

方法：先將頭置於正中位置，用鼻子吸氣。接著頭轉向左肩，同時用嘴巴輕輕吐氣兩次，發出「哈……哈……」的聲音。這次吐氣象徵把過去拋在腦後。接下來吸氣再將頭部回到正中位置。頭部轉向右肩，輕輕的抿起嘴吐氣。這次吐氣象徵把未來送往我們觸及不到的地方。吸氣，頭部再回到正中位置，表示新的開始。吐氣，將下巴往心臟中心靠近，讓自己更專注、更清晰的連結至當下。

2. **普遍人性觀**：你可以對自己說：「我是人類，我不是唯一有這種經歷的人。我做了不好的選擇，就跟很多人在這種情況下會做的一樣。我們的生命就是一場練習。」把你的雙手交疊到心臟上，默默對自己重複說：「我並非獨自面對苦痛」。

3. **仁慈**：如果你親近的人犯下了類似的錯，你會對他說什麼？你自己也該得到同樣的建議。提醒自己，你下次還有機會給出不同的回應。在冥想練習中，我們會提到每次分心都要「重新開始」。冥想導師雪倫·薩爾茲堡（Sharon Salzberg）表示，我們每次思緒游離時其實都是一個改變的機會。我們可以趁此機會在冥想練習中加入仁慈和疼惜。她表示這不會破壞什麼，我們就只是重新開始了。[100] 每當我們做出了不滿意的決定或是犯了錯，都可以利用同樣的概念來練習。原諒自己，並與自己來一場充滿慈悲的對話，提醒自己，此刻還有機會「重新開始」。

慈悲疲乏（Compassion fatigue）：過度慈悲是否會導致倦怠？

作為專業健康照護人員，我們每天暴露在人們的疼痛、苦痛與故事之下。人們期待我們帶著慈悲心傾聽他們，並提供品質良好的照護。然而，未曾有過正式的教育或訓練來教我們如何展露慈悲，或是如何持續提供慈悲照護不產生倦怠。有些人相信，長期展現過多慈悲與同理心會導致倦怠和疲乏。[101] 他們認為避免同理心或限制慈悲心可以保護健康照護人員，讓他們免於職業倦怠和慈悲疲乏，但是「慈悲疲乏」的概念正處於慈悲科學研究者的爭論之中。[102] 文獻指出會導致倦怠與疲憊的是過度同理，而非過度慈悲。[103] 同理心指的是共感他人情緒的能力，不管這情緒是好是壞。我們對一個人的疼痛與苦痛可能會有不同的同理回應，例如同理關懷（empathic concern）或同理心疲勞。[104] 同理心疲勞又稱個人苦惱 [105]，指的是共感處於苦痛或疼痛中的他人的負面情緒，卻難以承受。如果我們過度認同他人的苦楚，可能會造成心疲勞，使我們感到不適，最後降低我們提供慈悲回應的能力。[106] 另一方面，慈悲指的是承認一個人的苦痛，「並且」有緩解他苦痛的動機。[107] 同理心或同理回應最後不一定會走向慈悲。[108] 再者，同理心對慈悲心來說既不必要，也不構成慈悲心的要素。[109] 證據顯示，同理心與慈悲心兩者在神經生物學層面上就是不同的。[110] 功能性磁振造影研究指出，當一個人暴露在他人的苦楚之下，慈悲心會讓與正面情感、愛與親社會關係（love and prosocial affiliation）相關的大腦區域產生活躍；同理心則是讓與同理疼痛網路相關的大腦區域產生活躍，和負面情感相關。提升慈悲心可以「防止過度同理他人苦痛所帶來的潛在危害」。[111] 且「同理心可能導致倦怠」，但「慈悲心可以促進恢復力」。[112] 如同前面所說的，塞帕拉等人的研究證實慈悲心訓練（慈悲冥想）可以幫助健康照護人員促進恢復力，並防止他們出現倦怠。[113] 綜上所述，也難怪奧爾嘉．克里梅茨基（Olga Klimecki）和塔妮亞．辛格（Tania Singer）會於二〇一一年將慈悲疲乏重新定義為「同理心疲乏」。[114]

也許和職業倦怠更有關係的是健康照護人員想要「修復」或「治癒」患者的那份不屈不撓，他們專注在對患者做一些事來「修復」他們，而非只是從旁協助患者自己的痊癒過程。若成為患者內部資源與過程的促進者，讓他們得以一步步接近更好的自我疼痛照護、健康及福祉，反而可能保護健康照護人員免於職業倦怠。瑜伽療法作為這個漸進過程的架構，是一個能有效達成慈悲疼痛照護的方法。

慈悲疼痛照護

本章先前已著重在健康照護人員培養對疼痛患者的慈悲照護，以及健康照護人員與疼痛患者培養自我疼惜的重要。根據吉爾伯特提出的慈悲心的三個方向，以上皆可以成為慈悲疼痛照護的一部分。三個方向包括，對他人的慈悲、來自他人的慈悲，以及自我疼惜。[115] 這三種分類可以作為有用的出發點，幫助我們區別疼痛照護的各種特質。不過，考慮更全面的慈悲疼痛照護計畫也很重要，因為慈悲醫療非常複雜，有許多因素相互影響。[116] 因此，若要大幅改進慈悲疼痛照護，需要系統化的思維及方法。舉例來說，除了本章討論過的要素外，這份計畫可能還會涵蓋：疼痛患者的親朋好友抱持著慈悲心對待自己和他人，包括疼痛患者本人；健康照護機構和機構領導者的價值觀符合慈悲照護的理念（不只是以患者為中心的照護，也要承諾提供並支持一個環境，讓健康照護人員和患者雙方都可以培養慈悲心）；最後，提高整個社區的公眾意識和理解，讓他們了解對自己和他人（包括疼痛患者在內）

的慈悲心有多重要，還有這份慈悲心能帶來的醫療好處、如何練習等等。下方表格 4.2 提供了慈悲疼痛照護可能的模型概要。

表格 4.2 全面慈悲疼痛照護模型

慈悲疼痛照護
• 健康照護人員培養對疼痛患者的慈悲照護。
• 健康照護人員與疼痛患者培養自我疼惜。
• 疼痛患者的親朋好友抱持著慈悲心對待自己和他人，包括疼痛患者本人。
• 醫療機構及其領袖都符合慈悲照護的理念；機構承諾提供並支持一個環境，讓健康照護人員和患者雙方都可以培養慈悲心。
• 提高整個社區的公眾意識和理解，讓他們了解對自己和他人（包括疼痛患者在內）的慈悲心有多重要，還有這份慈悲心能帶來的醫療好處、如何練習等。

結論

受疼痛困擾已久的人們來找我們時，常常急切希望我們能聽到、看到、相信、了解、支持並幫助他們。身為健康照護人員，我們會在系統限制內盡可能以自身知識及經驗做到最好。但我們能否更進一步？

本章讓我們看到了慈悲心在疼痛照護中的重要，涵蓋健康照護人員對患者的慈悲心，以及患者和健康照護人員各自的自我疼惜。儘管研究尚不確定慈悲心在疼痛照護中究竟有多重要，多不可或缺，但越來越多的研究、數不勝數的治療經驗都支持訓練慈悲心和自我疼惜有益，且對疼痛患者和我們健康照護人員都適用。慈悲疼痛照護根據當下情況，需要我們理解患者的疼痛及受苦經驗，也需要我們明白這些經驗，並且有勇氣以對雙方最好的方式去回應。這要求我們提供患者一個安全的空間，並耐心傾聽他們的故事，我們才能知道獨屬於他的慈悲回應應該是什麼樣的。

慈悲照護也意味我們要有能力促進患者與我們自身的自我疼惜，這任務可不簡單。

目前還沒有一本指南來教專業人士如何變得更有慈悲心，進而分享給我們的患者。但是瑜伽提供了這個指南，也提供了許多不同的方法增長我們體內與對他人的慈悲心，甚至是愛。作為醫療從業人員，我們可能會對「愛」患者這個想法感到困惑或不舒服，也許會認為這很奇怪、不恰當，或是超出了我們的實踐標準。然而，請參考生物學家亨貝托・馬圖拉納（Humberto Maturana）這段關於愛的定義：愛是「允許另一方成為自己的合法他人」。[117] 根據他的定義，我建議我們確實可以和患者建立「愛的關係」。喬萊塔・貝爾頓（Joletta Belton）曾問疼痛權威學者洛里默・莫斯利（Lorimer Moseley），給疼痛患者最重要的一則建議是什麼，他的回答是：「愛與被愛」。[118] 我相信愛和慈悲（以及這兩者的神經生物連結）是疼痛患者所需的全面疼痛照護中，最受忽視的缺失部分，讓他們難以茁壯、難以輕鬆生活。

本章提及所有形式的慈悲疼痛照護都能成為去愛的方式，或是「允許另一方成為自己的合法他人」的方式。這裡的他人也包括我們自己。瑜伽練習能幫我們體驗自我疼惜和自愛之間微乎其微的差距，慈悲照護和彼此相愛之間也同理。瑜伽療法為慈悲疼痛照護提供了獨特的架構，也給予了許多容易接觸、安全又有效的練習，增進了我們的慈悲心與這段愛的關係，讓疼痛患者以及我們這些幫助患者的人都能受惠。

第十五章

連結、有意義的關係與人生目的

在疼痛照護中的社會和存在性議題

物理治療師、瑜伽療癒師
瑪麗莎・蘇利文（Marlysa Sullivan）

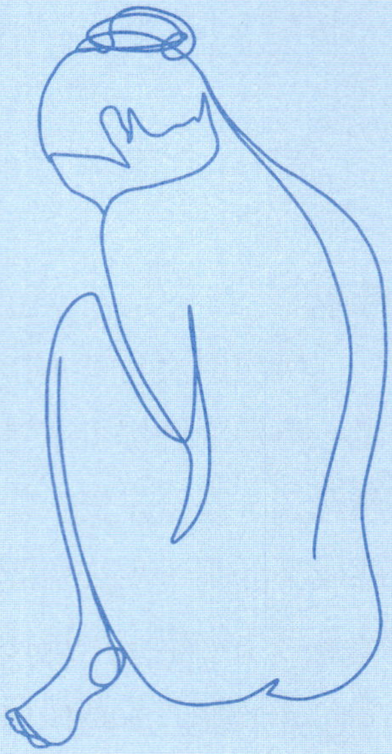

前言

因為慢性、持續的疼痛而產生的社會和存在性問題，可能會對個人的健康和福祉產生重大影響。[1] 從事之前自己感到有意義且愉快的職業或休閒活動時，參與能力產生了變化，也可能會大大改變或降低個人的生活品質。當自我概念、社會角色、生活目標或期望受到挑戰時，疼痛患者可能會質疑自己的核心信念或價值。這種與生活（包括與自己）互動方式改變的困境需要明確介入策略，並著重於自我認同、社交關係和生命目的的轉變等問題。

本章的焦點將放在以下三個主題上：連結、有意義的關係和人生目標，這些主題源於疼痛患者的社會和存在性問題，最重要的是疼痛患者的個人生活或主觀經驗。此外，也會討論這些主題與負面健康結果的關聯，特別是與疼痛的相關性。靈性和意義式幸福感（eudaimonic wellbeing）是兩個研究方向，思考如何運用它們來恢復慢性疼痛患者個人的幸福感。最後，將探討瑜伽療法的哲學和實踐如何作為一種急需的療法，來幫助解決疼痛患者的社會和存在性問題。

瞭解這些主題對健康、幸福感和疼痛的影響

連結

經歷慢性疼痛可能導致連結喪失，連結喪失可能包含與自己（包括對身分、自我概念和自己身體的感知）以及與他人（包括社會角色、社交關係、職業和休閒活動）的隔離。[2] 內外部身分的喪失可能導致一種存在危機。疼痛患者瞭解自己以及他們如何融入世界的方式發生了變化，因此有必要重新建立內部凝聚力和自我認同感，以及適應和瞭解他們在世界和人際關係中的位置。

曾經受到喜愛並可能是構成個人自我概念基礎的職業和休閒活動可能會變得難以進行，疼痛患者必須解決對過去身分（內部和外部）的渴望與他們目前的狀態和能力之間的矛盾。[3]

愛德華（Edwards）等人 [4] 探討慢性疼痛患者所面臨的這種存在挑戰，發現了患者與自我的連結喪失，並擴展到自己在世界中的位置或角色的連結喪失。疼痛患者描述了與身體的連結減弱或對身體的覺知減少，包括對身體或疼痛部位的拒絕、疏離或分離。[5] 此外，患者認為身體的疼痛部位是一種威脅或「對自我的攻擊」，占據了其生活的各個層面，導致出現無助、孤立、被困、排斥和疏離等感覺。[6] 社會角色和身分的喪失被描述為過去和現在自我的不一致，有著對過去自我的渴望。[7] 人們將這種自我認同的「瓦解」描述為個人完整性和價值、自主以及自我效能感的喪失。[8]

治療疼痛患者的重點之一是幫助他們與自己的身體、自我認同或自我概念重新連結，以及他們的社交世界和世俗參與。當務之急是幫助他們創造重新辨認個人價值觀和目標的機會，以及新的生活方式和與世界互動的方式。透過這些經歷，個人可能會找到自主或自我價值，最終實現內外身分的整合感。

有意義的關係

雖然建立有意義的關係是連結這個主題的一部分，但也值得獨立討論，因為它對個人的幸福感有莫大的益處。

有意義的關係對個人的整體健康和疼痛有深遠的影響，而重點在連結的「品質」。研究顯示，客觀和主觀（或感知性）社交孤立[9]間的健康影響存在差異。客觀孤立指的是人際關係的「實際」數量、距離或頻率減少。感知性孤立指的是「感覺」到缺乏有意義的人際關係而感到孤立，與社會互動的數量、距離或頻率無關。

社交孤立的負面健康影響與感知性社交孤立有關，而不是與客觀孤立有關。感知性社交孤立可以預測負面的健康結果，與社會互動的客觀特徵（如婚姻狀況、生活安排、距離、數量、頻率或與他人相處的時間）無關。[10]社會支持、社會網路大小和社會活動頻率的研究證實，感知性社交孤立是對健康產生負面影響的風險因素，包括死亡率和發病率。[11]重申的是，他人的存在並不足以解決孤立的主觀經歷，因為預測對健康和幸福產生正面影響的是互動的品質，而不是數量。[12]

感知性社交孤立對整體健康影響的研究

- 這是廣泛性死亡率和發病率的風險因素，包括高血壓、代謝綜合症、認知衰退和阿茲海默症。[13]
- 它影響功能限制和憂鬱症狀，也受其影響。[14]
- 它對逆境的保守轉錄反應（CTRA）基因表達譜產生正調控，顯示發炎過程增加和免疫力下降。CTRA 基因表達譜被認為是促進許多慢性病條件的潛在因素，如心血管疾病、神經退化性疾病以及癌症。[15]
- 研究發現，社會支持的影響有助於調節早期創傷對日後負面健康結果的負面影響。[16]

感知性社交孤立對疼痛影響的研究

- 更強烈的感知性社交孤立與慢性疼痛（包括腰痛和類風濕關節炎）患者中較低的身體功能和更大的缺陷有關。[17]
- 研究發現，感知性社交孤立可以預測疼痛對慢性疼痛患者生活活動的干擾程度。[18]

- 較低的社會支持感知與更大的痛苦、疼痛嚴重程度，以及對慢性疼痛的適應能力降低等有關。[19]
- 已證實社會支持有助於改善慢性疼痛患者的疼痛行為、疾病活動性和焦慮。[20]
- 根據報告，患有慢性疼痛的人，如腰痛、慢性骨盆疼痛和子宮內膜異位症患者，對社交孤立有更強烈的感知。[21]
- 社會困擾和疼痛困擾之間具有相互關係，當其中一個領域（社會或疼痛）的困擾經驗增加，會導致另一個領域的潛在困擾增加。[22]

人生目的和意義

患有慢性疼痛可能代表需要重新評估對生活中的期望、目標，甚至是有關生命意義或目的的信仰。患者可能變得無法參與那些曾經賦予生活意義和目的的活動，因此有必要重新評估自己的身分、價值觀和生活目標。[24] 曾經提供意義的事物與現在可接觸或可得的事物之間的鴻溝加深，這可能導致對人生的理想幻滅。意義減少使人必須重新探索，尋找生命中的新意義和新目的。[25]

生命意義和目的與整體健康之間關係的研究

- 據發現，具有人生意義和目的對於整體死亡率具有預測性，擁有高目的性與低死亡風險相關。[26]
- 人生中有更高的目的：
  - 與降低多種疾病風險相關，如阿茲海默症、輕度認知障礙、中風和心肌梗塞。[27]
  - 與更好的認知功能相關，甚至在大腦有器質性病變的情況下，可能對認知障礙和阿茲海默症的風險具有保護作用。[28]
  - 與早上和全天唾液皮質醇水平較低相關。[29]
- CTRA 基因表達譜（上述與發炎過程增加和免疫力下降，以及與慢性病相關的基因表達譜）的影響如下：
  - 生命中有更高的意義和目標與這種基因表達譜的負調控相關。[30]
  - 特別值得注意的是，目標感和意義對 CTRA 基因表達譜的影響比感知性孤立的影響更強，從而提供了一種可能具有重要作用的潛在干預，以對抗此類孤立帶來的負面健康影響。[31]

人生中意義感和目標與疼痛關係的研究

- 生活中具有意義感可預測慢性疼痛患者（如下背痛、關節炎、頸部疼痛和頭痛）的幸福感。[32]
- 較低的意義感和較低的幸福感、較低狀況接受度有相關，而較高的意義感則和較高的幸福感、較高狀況接受度相關。[33]
- 較高的人生意義感預測了患者的運作，並與更好的調整相關，以因應慢性疼痛，例如較少的憂鬱症狀、較低的疼痛強度、使用更少止痛藥物以及提高生活滿意度。[34]

如前述所示，連結、有意義的關係和人生目的的主題，有助於實現最佳的生理和心理健康，以及提高功能。因此，對於慢性或持續疼痛中的患者來說，解決這些社會和存在性層面的問題是至關重要的。

醫療人員可以透過執行轉變性的重新發現過程來協助疼痛患者。患者可以學習如何重新與自己的身體連結、重新定義自我身分、建立有意義的關係，並在生活中找到新的意義或新的目的。這種正面的照護方法讓患者有可以探索自身意義的基礎，並重新塑造個人與社會身分。[35]正如本書以及本章後半部分所介紹，瑜伽療法提供了這種轉變的哲學基礎，以及為個人量身訂作的各種練習。

靈性和意義式幸福感（在下文中定義和討論）提供了互補且引人深思的研究途徑，幫助減輕迄今為止討論過的負面健康結果。此外，它們也引導出了一些方法，可以幫助個人恢復並重新創造連結感、有意義的關係和人生目的。

靈性作為促進連結、有意義的關係與目的的方法論

在本章中，有關宗教和靈性概念的區別可以透過以下三個主題來概括。

1. **連結**：靈性通常包括一種從內在到外在超越實體或能量的連結感或合一感。[36]
2. **有意義的關係**：心靈智慧通常可促進正向、有意義的社會連結與關係的發展，方法為教導美德、正向情緒狀態以及鼓勵利社會行為。心靈教導所鼓勵的正向情緒狀態包括：愛、希望、樂觀、幸福、敬畏和喜悅。強調的美德和利社會特徵包括：寬恕、誠實、感恩、耐心、謙遜和憐憫。這些正向的心理狀態、美德和利社會行為替有意義的社會連結、關係、社會支持與社群奠定了基礎。[37]
3. **人生目的**：靈性包括意義和目的的探索，以及為生活賦予這樣的意義。[38] 心靈教導經常傳達一種世界觀，透過這種世界觀，可以重新評估諸如痛苦之類的負面事件。透過意義創造，個人可以重新解釋他們的處境，使痛苦成為個人成長和轉變的機會，而不是對個人身分的威脅。[39] 瑜伽療法強調世界觀和對事件重新評價的這種轉變，同時透過瑜伽療癒師或瑜伽練習來促進，使其來自於人的內心。

更多有關靈性與疼痛之間的關係

研究顯示，靈性可以提供一種有價值的因應資源，改善慢性疼痛（如腸躁症和肌肉骨骼疼痛綜合症）中的生活品質。[40] 心靈因應策略已被證明可以提高疼痛容忍度，進而提升運作與以下這些條件下的活動參與：關節炎、慢性疼痛、鐮刀型紅血球疾病、偏頭痛與頭痛。[41] 靈性還與感知疼痛程度的降低相關。[42]

心靈因應策略可以透過以下方法促進連結、有意義的關係和人生目的。祈禱可以讓個人與內在資源或大於自我的感覺相連，且被發現可以減輕疼痛強度，並提升心理健康和正向情緒。[43] 在心靈社群中可以建立有意義的關係，包括在面對疼痛等逆境時尋求心靈支持。[44] 靈性有助於對生活狀況進行正向的重新評估，讓人有自我成長與重新定義生命目的的機會。舉例來說，應該重新審視面對疼痛等逆境的能力，有助於個人培養正向心理和利社會特徵，如慈悲心。[45]

由於許多慢性疼痛患者使用心靈形式的因應，臨床醫生要注意並敏銳察覺患者的心靈問題，並將心靈融入照護中。[46]

意義式幸福感

對於探討培養連結、有意義的關係和目的的重要研究方向之一是意義式幸福感（Eudaimonia）。

亞里斯多德表示，一切事物都有最終目的、終點或目標。[47] 幸福感描繪的就是這種人類生活的最終目的或目標，即健康成長、過好生活，或者過得「卓越」。亞里斯多德描述了兩種類型的快樂，而其中一種可以達到幸福感的目標。享樂式的快樂是指暫時的體驗，如愉悅或舒適，這可能會、也可能不會促進生命中的長期健康成長或幸福。[48] 幸福感的快樂學雖然不一定與短期的愉悅或舒適有關，但表現出的是一種堅定的快樂或幸福，更準確的概念就是健康成長。[49]

在研究中，幸福感與個人成長、個人發展、意義和生命目的等概念相關，並且與享樂主義的主觀愉悅或短暫輕鬆的幸福有所區別。[50]

與瑜伽相關且源於亞里斯多德對幸福感的教導、值得注意的主題還有德行倫理學。德行倫理學包含的原則有勇氣、謙遜和耐心等。個人應該探索這些道德原則，使其能夠與這些價值觀保持一致，以實現「卓越」或健康成長的生活。[51] 實現幸福感就是遵循美德生活，因為這有助於「個人卓越」的實現。[52] 亞里斯多德用於練習美德的方法論，可以應用在瑜伽的道德原則（持戒和精進）上，幫助培養正向的心理和利社會特徵的發展。

中庸之道和持戒與精進

尋找過度和不足之處

- 選擇一個持戒（yama）或精進（niyama）。它可以是不傷害、知足、誠實、寬恕、勇氣、謙卑、忍耐等。
- 每條道德原則都可以依照意義的光譜範圍來理解。一端是這種美德的過度，另一端則是這種美德的不足，中間是亞里斯多德所教導的「中庸之道」。
- 花點時間寫下你所選擇之原則的過度和不足之處。
  - » 舉例來說：真理

過度：你決定自己所認為的真理為真，不考慮他人的觀點或感受。

不足：你從不表達你的真理或觀點，且不斷懷疑自己認為的真理為何。

- 「中庸之道」是什麼？
  - » 每種美德都有從過度到不足的範圍，而中庸之道是位於中間的平衡位置。
  - » 對於真理：在表達「你的真理」、觀點、感受和需求，以及考慮他人的觀點、其他「真理」、其他看待和理解方式，兩者之間的平衡是什麼？
  - » 寫下你所選擇之美德的中庸之道。
- 你的天性或傾向是什麼？
  - » 你是否傾向堅持自己的意見或觀點，而不管其他的？
  - » 您是否傾向不以犧牲自己的需求、價值觀和理想，來堅持自己的觀點？
- 你是否能思考並探索這種美德的中庸之道，並從平衡的美德出發，與世界和他人互動？

意義式幸福感作為促進連結有意義的關係與目的的方法論

根據發現，兩種幸福感（享樂主義和意義式幸福感）對健康的影響有明顯差異，而且人們也發明了特定的測量工具來區分兩者。[53] 享樂式幸福主要透過主觀快樂、愉悅、感覺良好或正面情感 [54] 來評估。意義式幸福感則透過測量最佳運作、健康成長和人生目的來評估。[55]

一個成熟的測量工具描述了六個面向，將意義式幸福感與享樂幸福感區分開來。[56] 這六個面相包含：自主、環境掌控、個人成長、與他人的正向關係、人生目的和自我接納。[57] 這些面向與本章主題中的連結、有意義的關係和目的相關。

連結

自我接納、自主和環境掌控與我們與自己和生活連結的主題有關。自我接納包括意識到自己的優點和缺點，以及對自己和生活做出積極評價的能力。[58] 自主包括自我決定感和個人信念，以及按照自己的價值觀生活的能力。[59] 自我接納和自主都有助於形成強大且完整的自我概念，提升對自己的價值觀、信念、需求、優點和限制的認識。這種自我認識有助於個人與更深層的自我意識保持一致和連結，進而實現更大的自信、自尊、能動性和自我效能感。

環境掌控包括駕馭和滿足周遭環境需求的能力。當一個人可以有效管理自己的生活狀況時，就有機會學會與周圍的世界建立連結並更積極地參與其中。[60]

有意義的關係

與他人建立積極關係的衡量標準包括與他人建立密切且有價值的連結和關係。[61] 如前所述，探索有意義的關係的存在很重要，因為影響和預測幸福感的是關係的品質，而不是與他人互動的數量或次數。[62]

意義和目的

個人成長和人生目的都與這個主題相關。在個人成長中，個人能夠看到自己隨著時間的推移而學習和成長。個人能夠探索自己的天賦，並將生活情況視為帶來改變和個人發展的機會，疼痛的經歷也包含在其中。人生目的面向調查人們感覺到自己的生活有多少意義和目的之程度。[63]

意義式幸福感對整體健康的影響

意義式幸福感對整體健康影響的研究

- 對 CTRA 基因表達譜（先前提過其正調控與發炎過程的增加和免疫力的減弱有關）的影響如下。
  - 根據發現，人生的意義和目的會降低這種基因表達，進而有助於調節發炎和免疫過程。[64]
  - 對 CTRA 基因表達譜的影響，意義式幸福感比起感知性社交孤立的影響更大，因此可能補償感知性社交孤立對健康的負面影響。[65]
  - 意義式幸福感六個面向中的五個（人生目的、環境掌控、自我接納、自主、與他人的正向關係）預測會對 CTRA 基因表達譜產生負調控，與人口統計資料和其他健康變數無關。[66]

- 享樂主義和意義式幸福感可能具有類似的情感結果，但對 CTRA 基因表達譜產生不同的影響。意義式幸福感與這種基因表達的負調控有關，而享樂式幸福與正調控相關。[67]

➔ 意義式幸福感提升與以下相關：

- 減少唾液皮質醇與發炎前期細胞素數值、降低心血管疾病風險，而享樂式幸福對這些生物標記的影響較小。[68]
- 對負面刺激相關的杏仁核活性較低，對正面刺激回應中的高級皮質結構參與較多。[69]

➔ 根據發現，缺乏意義式幸福感會增加全因性死亡率，與年齡、性別、種族、缺乏身體活動，以及心血管疾病、癌症或中風等因素無關。[70]

與疼痛相關的意義式幸福感研究

➔ 研究顯示，患有纖維肌痛症（FM）的個人其意義式幸福感較健康對照組和患有類風濕性關節炎（RA）的人低。[71]

- FM 患者在意義式幸福感六個面向中的四個，包括：環境掌控、人生目的、與他人的正向關係和自我接納上得分較低。[72]
- 在個人成長的面向得分上，FM 患者較健康對照組低，但不低於 RA 患者。
- 意義式幸福感更高的人經歷的缺陷和疲勞較少。
- 意義式幸福感調節了社交網路大小和缺陷之間的關係。[73]

➔ 意義的存在預測了慢性疼痛條件下的幸福感，更高的意義與患者功能更好，以及對慢性疼痛的最佳適應相關，包括更少的憂鬱症狀、較低的疼痛強度、較少的用藥以及更高的生活滿意度。[74]

在照顧患有慢性疼痛的人時，人生目的、自我接納、正向關係和環境掌控的意義式幸福感領域似乎是最重要的領域。[75] 這些領域也反映在本章對連結（透過自我接納與自己的連結，以及透過環境掌控與世界的連結）、有意義的關係和人生目的的關注上。瑜伽療法提供了整合這些領域到疼痛照護中的新方法。

瑜伽療癒、靈性和幸福感：共同基礎與效果

由於這些社會和存在性問題對整體健康和痛苦經驗的顯著影響，識別適當且有效的干預策略至關重要。迄今為止所描述的事物可以被視為一種相互影響的事件循環，其中包括以下因素：個人、人際和存在感連結的喪失；感知性社交孤立；缺乏有意義的關係；失去意義和目的；包括痛苦經驗在內的負面健康影響（見圖15.1）。

靈性和幸福感根據前面敘述都是改善連結、有意義的關係和人生目的的策略，同時有助於緩解與疼痛生活相關的負面健康影響。

靈性可能改善健康和幸福感的過程，這些過程與瑜伽共享，包括：支持個人和存在感的連結；培養有助於改善與他人關係的利社會和正向心理特質；培育一種世

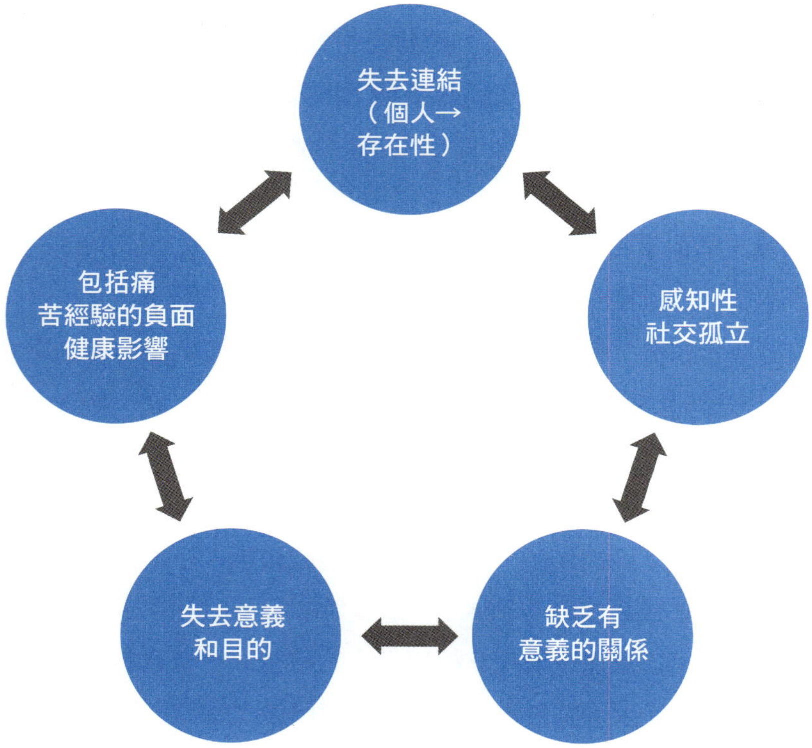

圖 15.1 喪失連結、孤立、意義和目的，以及負面健康影響之間的循環關係

界觀，對生活情況進行正向的重新評價；以及志同道合的社群。[76] 瑜伽還被證明可以改善幸福感的各個方面，包括個人意義、人生目的、有意義的關係和自我接受。[77]

當瑜伽療法與其哲學基礎保持一致時，就變成了可以實現靈性和幸福感益處的強效方法論，以培養連結（存在性、人際、個人）和人生目的（見圖 15.2）。這些哲學基礎將在下文中討論，其與慢性或持續性疼痛患者的社會和存在性問題有關。

瑜伽的哲學基礎，如覺知、法則、持戒和精進的領悟，可以解決疼痛患者的社會和存在問題，促進連結（個人、人際和存在性）和目的。透過培養自我接納、自我理解和自主，可以培育個人連結。透過理解人與人之間的連結或團結，以及正向心理和利社會特質的培養，可以改善社交關係。從更存在性的角度來看，個人可以實現自己與更大事物之間的連結。透過對生活狀況的重新評價，可以培育目的，使

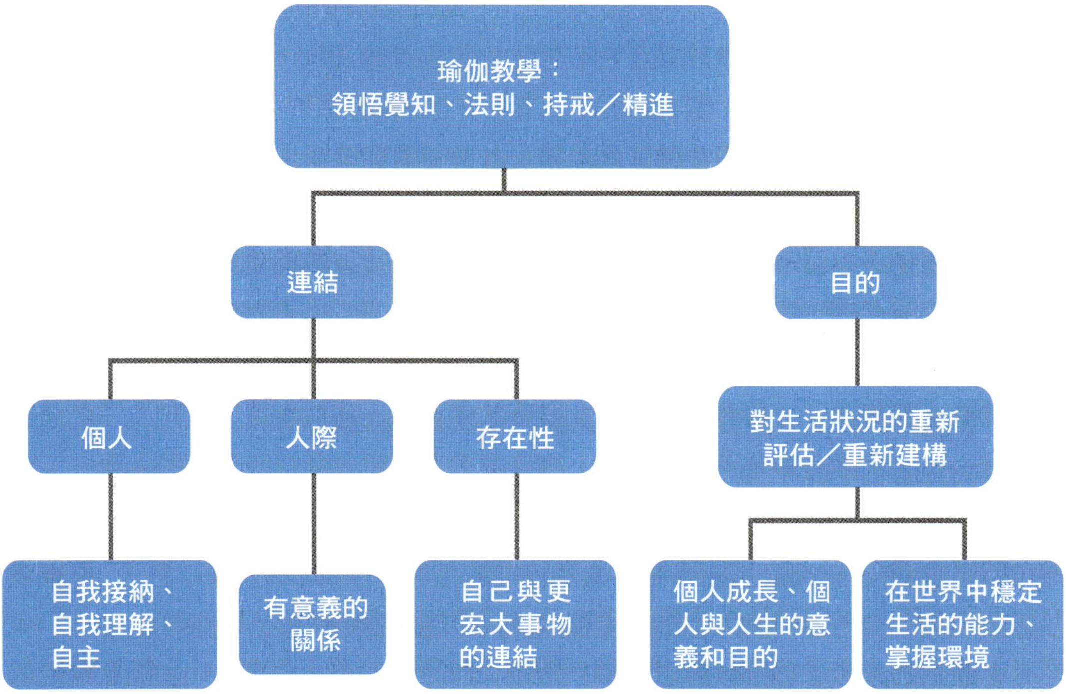

圖 15.2 透過瑜伽教學解決社會和存在性的問題

負面事件成為個人成長和重新獲得個人和生命意義或目的的機會。由此可能出現健康成長和成功探索世界的能力。

瑜伽與幸福之間的連結

《薄伽梵歌》中寫道：

明晰之樂，初似毒藥，終如甘露，源自於自我瞭解的平靜。（18.37）[78]

瑜伽教導我們，在身體、心靈和環境不斷波動的背後，是一種堅定、持久的喜悅狀態，這種喜悅源自於對自我的認識，即內心「覺知」的平靜。痛苦的減輕源自於辨別性智慧的發展，使人能夠區分不斷變化的事物（身體、心智和環境的所有現象）和不變的事物（潛在的意識）。[79]

最近，我和一群同事提出了瑜伽療法的解釋性框架，透過改變與身體、心智和環境波動的關係和認同，可以減輕在疼痛、疾病或缺陷的經歷中的痛苦[80]（詳見圖15.3）。 瑜伽教導我們，這種與不變覺知的堅定喜悅的連結，可以幫助減輕或緩解痛苦。

根據這個框架，疾病、疼痛或缺陷可以改變個人對身體、心智或環境的關係，進而產生痛苦的經驗。同理，痛苦也可以改變個人對身體、心智或環境的關係，改善疼痛或疾病。以倫理探究和辨識為重點的瑜伽療法可以幫助個人重新定向身分、意義和目的。法則等概念對此過程至關重要。

體位法、調息和冥想的練習都是在支持法則和意義式幸福。即使存在疼痛、疾病或缺陷，對身體、心智和環境的關係都會改變，進而緩解痛苦並實現真正的意義式幸福。

以上引用自《薄伽梵歌》的一段話中，將認識自己並將其視為不變覺知的平靜等同於「眾神的甘露」。這種喜悅不是一種短暫或微不足道的體驗，如舒適或愉悅。相反地，它是一種持久的喜悅，可以存在於疼痛等困擾中。

亞里斯多德和瑜伽都教導了如何分辨持久而不變的幸福或喜悅，和短暫愉悅的經歷之方式。亞里斯多德所教導的德行倫理學提供了一種探索的方法論，有助於提

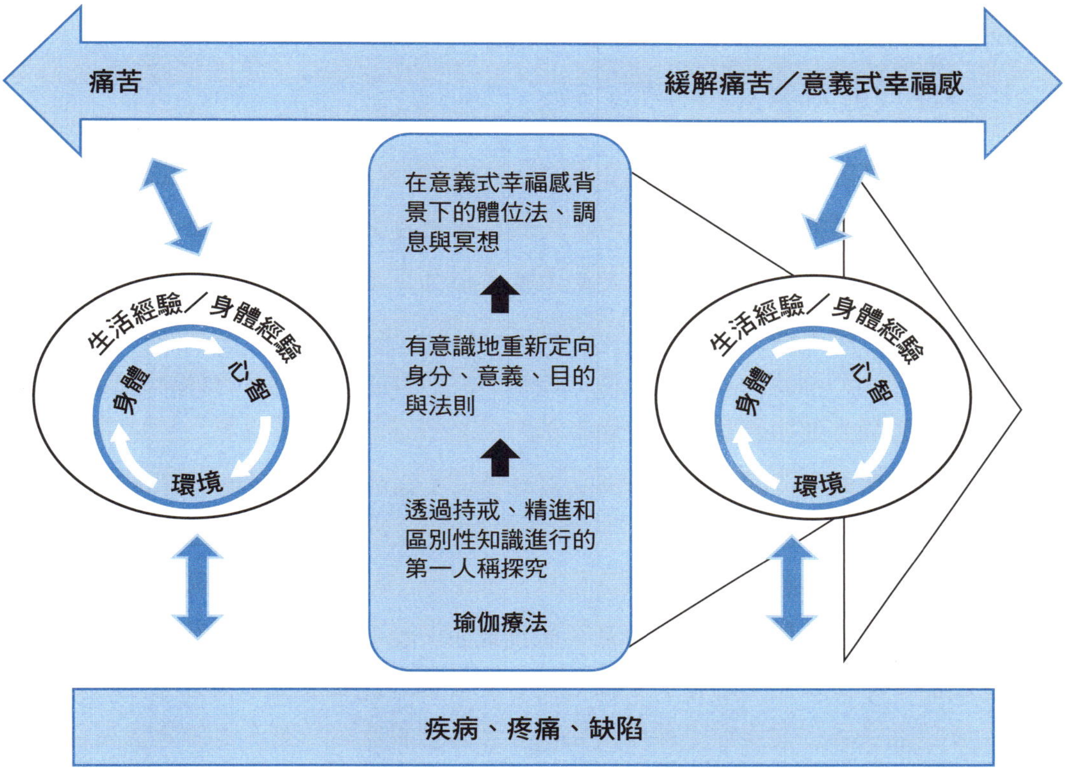

圖 15.3 瑜伽療法解釋模型

資料來源：Sullivan, M., Moonaz, S., Weber, K., Taylor, J.N., & Schmalzl, L.（2018）「Towards an Explanatory Framework for Yoga Therapy Informed by Philosophical and Ethical Perspectives.」《替代療法與健康醫學》21 卷 1 期，38–47 頁。

升自我認識。因此，倫理探究形成了通往幸福感的持久「喜樂」的實際行動之道。上述引文也同樣說明了瑜伽強調實現意識喜悅的道路源於實現對自我的理解。

瑜伽的練習有時可能「像毒藥一樣」，因為它要求人們延遲或擱置即時的滿足感。然而，瞭解自我是「覺知」所產生的快樂會培養堅定的喜悅，可以獨自存在而不受疼痛等外在情況所影響。總而言之，意義式幸福感的「幸福」和瑜伽所培養的「喜悅」是來自自我理解的平靜或平等，是持久而不變的，並從自律的努力中所獲得。

瑜伽療法促進疼痛患者連結與目的的方法論

存在性連結

高我是持久喜悅的源頭……當一個人認識到高我，所有的生命都是一體的，不變的，無名的，無形的，那麼一個人就不再害怕了。在我們認識到生命的合一之前，我們都活在恐懼之中。

《鷓鴣氏奧義書》[81]

但在那裡有合一……這是生命的至高目標，至高的寶藏，至高的喜悅。

《廣林奧義書》[82]

正如一塊鹽投入水中，溶解後無法再次取出，儘管無論我們在哪裡嚐到水，它都是鹹的，即便如此，親愛的，獨立的自我溶解在純粹意識的海洋中，無限且不朽。

《廣林奧義書》[83]

瑜伽中的存在性連結源於認識到個人內在的覺知與萬物中的覺知，本質上是相同的。自我是一切相同意識的實現。上述引文說明了瑜伽教義中對生命合一的理解，以及實現個體自我消融的目標或意圖。瑜伽教導，對生命和他人分離的錯覺造成恐懼或痛苦。只有當我們理解與一切和更大事物的連結時，才會產生持久和至高的喜悅。

正如前文所述，瑜伽教導了一個實現這種覺知和合一狀態的過程，無論環境或情況如何都存在於身體、心智和環境中。[84] 瑜伽有能力促使轉化性體驗，包括從自己、他人和更大事物延伸的連結感，這已在文獻中有所描述。[85]

將自我視為是與所有生命以及更高存在合一的狀態的領悟，可能能帶來更多積極的影響。其中可能包含視野的擴展，以幫助個人重新詮釋、重新建構或重新定義疼痛經驗。個人有可能從經歷中找到意義，促進個人成長並重新設定生命目的，並培養與自己和他人的接受和連結。體驗合一的狀態還有助於促使或協助發展正向的心理和利社會特質，如喜悅、和平和慈悲心，進而改善社交關係和對生活的健康參與。

當這種教學內容被納入瑜伽的各種練習的意圖時，如在本書和本章結尾的例子中所描述的動作、呼吸和冥想，個人可能學會以不同的方式理解如疼痛等逆境經驗。當個人瞭解到他們在痛苦經驗中可以獲得這種更大的連結時，就可以擴展視野、獲得重新詮釋和從經驗中學習的能力、培養對自己和他人的慈悲或耐心的正向特質，並實現充滿目的的生活。

人際連結

那些領悟到所有生命都是一體的人，無論身在何處都像回歸故里，並且在一切眾生中看見自己。

《鷓鴣氏奧義書》[86]

……以平等的眼光看待一切，他在眾生中看到了高我，並且在高我中看到了眾生。

《薄伽梵歌》（6.29）[87]

……只要存在分離，一個人就會看到另一個人與自己分離，聽到另一個人與自己分離，聞到另一個人與自己分離，與另一個人說話時與自己分離，想到另一個人時與自己分離，認識另一個人時與自己分離。 但是，當自我被領悟為生命不可分割的合一體時，誰可以被誰看到，誰可以被誰聽到，誰可以被誰聞到，誰可以與誰說話，誰可以被誰想到，誰可以被誰認識。

《廣林奧義書》[88]

如同前面的引文，這些摘錄描述了瑜伽中的一項基本教導，即認識到所有生物內在都存在相同的自我，並意識到生命的不可分割性。個人學會不再將他人視為與自己分離。相反，個人學會看到自己和他人之間的共同性和共享經歷，這有助於促進有意義的、高品質的人際關係的發展。這一點不能被過分強調，因為在本章早些時候提到，有意義的人際關係有助於創造社會連結的正向健康影響。意識到自己和他人之間的不可分割性對於建立有意義的社會連結至關重要。

透過意識到自己與他人之間的連結，可以培養正向的心理和利社會特質或價值觀，例如慈悲、善良和耐心。到目前為止，練習者歸功於他們的瑜伽練習有助於改善他們的人際關係，包括在互動中培養更大的耐心、平和、善良、寬容和尊重。[89] 此外，更多的慈悲心與瑜伽實踐相關聯。[90]

瑜伽中持戒和精進（道德原則）的教學內容對這一過程至關重要，因為它們鼓勵對正向心理和利社會特質的探究和實際應用，如不傷害或知足。

瑜伽可能還透過參加瑜伽課程幫助減少對社交孤立的感知，培養有意義的人際關係。個人可能在課堂上找到志同道合的社群，可以在那裡結交新朋友，或與朋友或伴侶分享共同的活動。[91]

此外，值得一提的是，瑜伽已被發現有助於緩解感知性社交孤立對 CTRA 基因表達的影響，進而有助於調節發炎和免疫過程。[92]

個人連結

《薄伽梵歌》教導：

但是，當一個人在自己內心找到快樂，感受到內心的喜悅和純粹的滿足時，就沒有其他事情需要追求。（3.17）[93]

[瑜伽] 的修行者內心有喜悅、快樂和光明；他成為無限的精神，找到了無限的純粹平靜。（5.24）[94]

瑜伽教導一個自我探究和自我反思的過程，可以幫助培養自我接納、自主和個人成長。個人在探索對身體、心智和環境的關係和反應的習慣模式等方面得到支持。透過瑜伽的哲學與實踐（包括動作、呼吸、冥想及道德原則），我們得以深入理解這些習慣模式與內在覺知間的區別，正如本書所闡述及本章尾末的練習那樣。這些實踐引領個人走上一個旅程，最終實現上述引文中所描述的內在喜悅、純粹滿足和「無窮寧靜」的本質。

這些瑜伽的教導和練習可以幫助處於疼痛患者擴展視野，重新詮釋經歷，使逆境成為個人成長的機會。最終，學會以新的方式與身體感覺、心智和環境建立關係。培養善良、知足、耐心和接受等特質，除了能提升與他人的關係，也能讓個人重新與身體連結。如不傷害、誠實和知足等持戒和精進可以應用於自我，以獲得更多的自我疼惜、自我接納和自我照顧。為此，瑜伽練習者描述練習是促進個人成長和轉變的一種方式，包括更深刻、更自覺和更正向的因應機制的發展。[95]

早先提到疼痛可能導致與自己的身體疏離、拒絕或脫離的情況。[96] 研究顯示，練習瑜伽與更好的身體覺知相關，包括內感受、本體感覺和前庭系統的運作歷程。[97] 如第九章所述，瑜伽的冥想運動以及其他練習，可以幫助促進與身體的重新連結。

人生目的和意義

寧可不完美地履行自己的職責（法則），也不要把別人的職責做好；一個人的行動與本質相一致時，就能避免罪惡。

《薄伽梵歌》（18.47）[98]

瑜伽對於法則的哲學概念有助於理解和因應人生目的的概念。法則這個詞有很深的涵義，也是許多如《薄伽梵歌》等瑜伽教學的核心。[99]

根據理查德．米勒（Richard Miller）敘述，法則（dharma）一詞的詞根源自梵語的 ṛta —— 與宇宙的整體和諧合一。我們的生活方式與法則一致時，就會與宇宙整體達到共榮共存。和宇宙一致共榮時，我們也能在內在感受到這種和諧（理查德．米勒，口頭與書信）。法則也可以解釋為維持自身與周遭他人生活的行動（此一概念在第四章中有詳細的描述）。[100]

上述《薄伽梵歌》的引文強調了理解屬於自身法則的必要性。如果個人不按照自己的法則行動，可能會對個人和／或世界造成傷害。因此，個人應在生活的每個情況中探索正確行動的道路，好在自己和他人之間達到有支持、幫助或一致性。這有助於個人、人際與環境的和諧。要履行法則，個人必須探索並理解自己正確行動之路，而不是採用不屬於自己的道路或生活方式。

如前所述，慢性疼痛可能會改變一個人的價值觀、意義和期望。這可能包括改變了參與先前職業或娛樂活動的能力，而這些活動是個人相當喜歡或是可以提供身分認同或目的感。由於可能失去目的、與他人或生活的有意義互動，或堅持過去的理想，個人可能因此感到痛苦。因此，疼痛經驗成為重新發現或重新定義價值觀、意義和目的的機會。

法則的哲學基礎可以作為瑜伽許多練習的方向，包括道德原則、動作、呼吸和冥想。道德原則（持戒和精進）可以成為自我探索和自我發現的過程，使個人能夠重新評估和重新建構如疼痛等逆境。這個過程可能有助於釐清新的目的和意義，使個人能夠發現並重新調整自己的生活方式，朝向與自己、他人和所處世界和諧共處的方向前進。

瑜伽的其他練習，如動作、呼吸技巧和冥想，也可以用來幫助個人進入平靜、知足或永恆喜悅的狀態，反映出法則的和諧或與覺知的連結。個人因此學會使用這些瑜伽技巧影響生理和心理狀態，調節身心，找到平靜的狀態，減輕或緩解苦惱。透過綜合應用瑜伽的練習，個人獲得多種工具和途徑，以恢復對內在和外在連結或和諧的感覺，以及重新找到人生的目標。至此，瑜伽練習者回饋表示，這種練習有助於促進更大的目的感和對更大利益的貢獻。[101]

聚焦於持戒和精進，作為倫理探究

持戒和精進對於這個過程至關重要，作用是幫助連結、有意義的關係和人生目的。它們提供了倫理探究的原則，可以幫助個人探索並建立新的價值觀、意義和目的。這種自我反思的過程可能有助於培養正向的心理和利社會特質，讓個人重新建立與自己、他人和生活的連結。此外，還可將重新建構經驗的能力作為個人成長的機會，並最終找到在生活中健康成長的新方式。

亞里斯多德和瑜伽等不同智慧傳統都強調倫理反思，引起了對這一類教學和練習的重視。亞里斯多德強調倫理反思是實現幸福的途徑，而瑜伽則是實現法則的途徑。[102] 兩者都表達了道德原則，如善良、寬恕、慷慨和誠實，引導練習者走向健康成長和和諧的道路。[103]

透過持戒和精進練習倫理探究有促進幸福感的潛力，而其對死亡率、身心健康、基因表達譜、疼痛強度、疼痛調適（包括使用止痛藥）、以及促進更好的幸福感都有顯著的影響。[104] 愛德華（Edwards）等人 [105] 寫道，透過處理疼痛的道德體驗，可以促進對身體、身分、意義、價值觀、期望和目的的重新連結，使人學會重新正向面對自己、他人與生活。[106]

關於持戒和精進的研究相對有限。一項小型研究對兩堂瑜伽課進行比較，其中一堂包含持戒和精進，而另一堂則沒有。兩組在憂鬱、壓力、希望和靈活性方面都有改善。然而，只有在包含道德原則的課程才發現焦慮症狀的改善與唾液皮質醇下降。[107] 在另一項研究中，姿勢瑜伽（定義為沒有哲學理論或持戒／精進的課程）與身體覺知和慈悲心的改善相關。然而，身體覺知的改善與利他主義呈負相關。[108]

在與慢性或持續性疼痛患者合作的瑜伽練習中，聚焦於持戒和精進可能是一個重要的方向，有助於轉變、重新發現或重新調整他們的價值觀、意義和目的，以促進更健康的參與和對自己、他人和生活的連結。

透過持戒與精進練習

我們將以誠實和知足作為我們一開始的道德原則，然後再加入不執著。

以舒適的姿勢坐一下，準備好寫東西。花一些時間思考誠實和知足的概念。思考以下觀點，並寫下任何對你來說重要的東西。

- 是否有任何記憶浮現，比如圖像或文字來代表誠實和知足的概念？
- 身體中是否有一種感覺，你可以感受到誠實和知足的圖像或概念的某個部位？
- 加強你身體中這兩種感覺。知足和誠實的感覺都要加強。為每一個感覺花時間加強，來回切換。
- 注意是否有一種動作或姿勢，可以幫助你加強誠實和知足的感覺。花時間在它們各自的姿勢中加強這兩種感覺。
- 嘗試並探索一些姿勢，如穩健的站立姿勢、放鬆或恢復性的姿勢、有節奏的移動姿勢。
- 當你使用誠實和知足的概念並能夠強烈感受它們時，注意其他什麼會浮現，像是情感、情緒、信仰、渴望。
- 留意自己試圖抓取，與當下感受不同的事物，嘗試改變你正在經歷的經驗。如果疼痛出現，允許它存在；如果不適感出現，允許它存在；如果其他的思想、情感、想法將你拉開，也讓它們存在。需要時隨時調整姿勢。
- 什麼是滿足於當下體驗的意義？在其他崛起和衰落之間保持與誠實的連結是什麼？
- 在你與他人的關係中，以及在你的生活活動中，從知足和誠實的角度與自己相處意味著什麼？
- 注意一下是否留下了一種姿勢或動作和內在感覺，它可以提醒你誠實和知足，這可能成為你加強這些道德原則的一種練習。

結論

研究已顯示社會與心靈的福祉降低所帶來的負面影響，如感知性社交孤立和生命意義或目的的減少，對於包括疼痛患者、其他人的健康都會造成嚴重負面影響。瑜伽療法提供了一種新穎的方法論來解決這些疼痛照護的社會和存在性問題。透過瑜伽療法，患有慢性或持續疼痛的人可以找到對個人、人際、存在性的連結，以及生命中目的的新感受。

關於作者

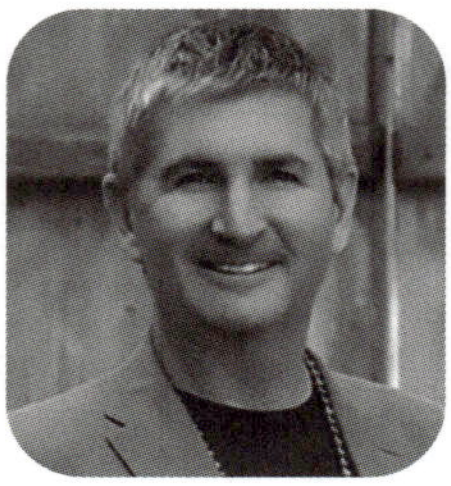

尼爾・皮爾森（Neil Pearson）

物理治療師、復健科學碩士、健康推廣學士、C-IAYT 認證瑜伽療癒師、瑜伽聯盟 E-RYT500 認證

尼爾・皮爾森是物理治療師兼英屬哥倫比亞大學（University of British Columbia）的臨床助理教授，更是一名資深瑜伽老師、瑜伽療癒師，創建醫療人員及瑜伽療癒師的「疼痛照護瑜伽」（Pain Care Yoga）訓練計畫。尼爾是加拿大物理治療疼痛科學部（Physiotherapy Pain Science Division）的創始主席，曾獲加拿大疼痛學會的「跨專業疼痛教育卓越獎」，著有對話式患者教育讀物，也在多個瑜伽療癒師訓練計畫中擔任講師。尼爾開發創新資源，共同參與研究，也指導想要加強治療專業的醫療人員與瑜伽從業人員。

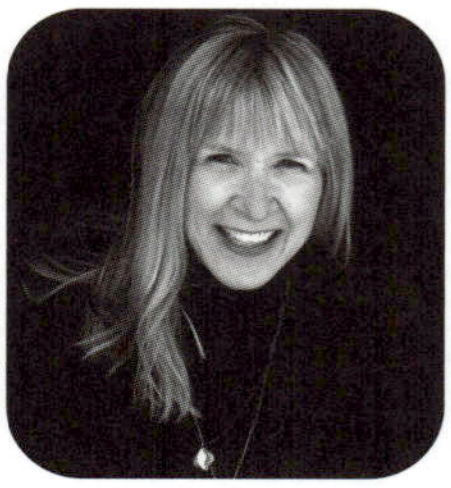

雪莉・普羅斯柯（Shelly Prosko）

物理治療師、C-IAYT 認證瑜伽療癒師

雪莉・普羅斯柯是一名物理治療師、瑜伽療癒師，並在 PhysioYoga（www.physioyoga.ca）擔任教師，是許多人敬重的先鋒。她提倡整合瑜伽和現代醫學，聚焦在加強慢性疼痛患者照護、處理骨盆問題，以及職業倦怠。她同時任教於大學和瑜伽療癒學校，經常出席國際研討會，為學術研究作出貢獻，並在線上與線下指導醫療人員，為他們提供各種進修課程。雪莉仍在加拿大西爾萬湖（Sylvan

Lake）從事臨床治療師工作，她相信培養富有意義的連結、慈悲心與喜悅，對康復與健康有益。

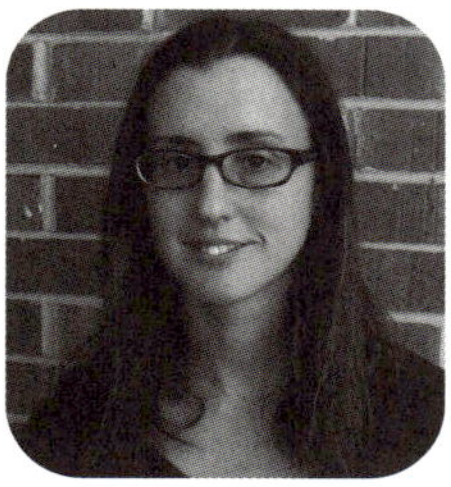

瑪麗莎・蘇利文（Marlysa Sullivan）

物理治療師、C-IAYT 認證瑜伽療癒師

瑪麗莎・蘇利文是物理治療師、瑜伽療癒師，專門與慢性疼痛患者合作。她在馬里蘭整合健康大學（Maryland University of Integrative Health）瑜伽療癒碩士學位學程擔任教授，也擔任艾默利大學（Emory University）教職，教授整合瑜伽與物理治療。主要研究領域為發展說明瑜伽療法的理論架構，藉此協助在研究和臨床用途應用瑜伽。她透過國際合作與教學，推動瑜伽療癒師職業發展。

提摩西・麥考克（Timothy McCall）

醫學博士

提摩西・麥考克是暢銷書《瑜伽是良藥》（直譯，*Yoga as Medicine*）的作者，以及醫學教科書《瑜伽在健康照護中的原理與實踐》（直譯，*The Principles and Practice of Yoga in Health Care*）的共同作者兼共同編輯。從二〇〇二年起擔任《瑜伽期刊》的醫學編輯，也在《國際瑜伽療法期刊》的編輯群服務。現居美國佛蒙特州柏靈頓，在世界各地舉辦瑜伽療法研討會，並投入教學。最近出版《拯救我的頸椎：一位醫生的東西方抗癌之旅》（直譯，*Saving My Neck: A Doctor's East/West Journey Through Cancer*）。更多介紹請見 DrMcCall.com

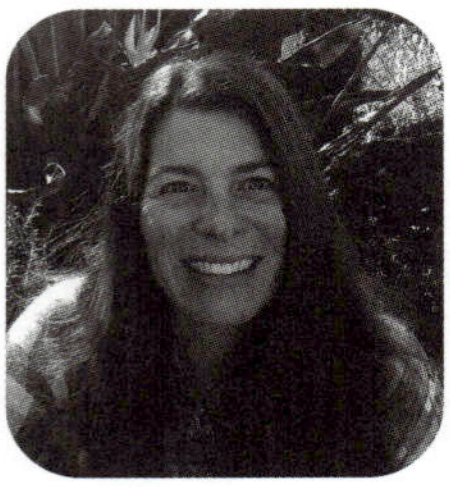

喬萊塔・貝爾頓（Joletta Belton）

喬萊塔・貝爾頓共同創建非營利組織「無限可能倡議」（Endless Possibilities Initiative），旨在幫助疼痛患者提升生活品質。組織開設體驗學習靜修所與工作坊，供疼痛患者與醫療人員使用。喬萊塔在個人部落格 MyCuppaJo.com 透過科學觀點講述她的故事，為其他疼痛患者帶來希望，並向醫療人員分享她針對疼痛與康復的真實經驗與見解。

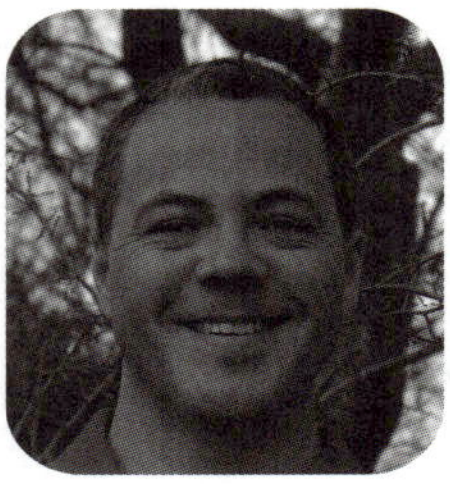

馬特・顎博（Matt Erb）

物理治療師

馬特・顎博是一名物理治療師，主要領域為身心整合照護。專長為慢性疼痛，包含頭痛與偏頭痛。他是利用復健療法實踐整合式醫療照護的先驅，並提倡讓治療師具備安全支持與協助全人體驗的能力。他非常欣賞瑜伽、智慧傳統，以及瑜伽經典道統。馬特除了是身心醫學中心（The Center for Mind-Body Medicine）教職員，也是 Embody Your Mind 創辦人，並持續在亞利桑那州土桑市執業。

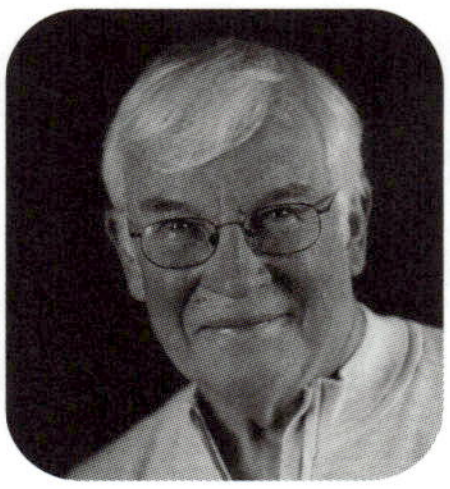

麥可・李（Michael Lee）

社會科學碩士、C-IAYT 認證瑜伽療癒師

麥可・李是浴火鳳凰瑜伽療癒學校（Phoenix Rising Yoga Therapy）的創始人，這是一種領先的、基於瑜伽的心理情緒健康療法，也是國際瑜伽療癒師協會認證課程。麥可曾於多場會議上發表主題演講，包括新加坡國際瑜伽導師協會（IYTA）

會議、二〇一六國際瑜伽療癒師協會會議、瑜伽期刊會議（Yoga Journal Conferences）、家庭治療網絡期刊（Family Therapy Networker）、二〇一八澳洲瑜伽協會（Yoga Australia）、二〇一八日本瑜伽療癒會議（Japan Yoga Therapy Conference），以及二〇一八年的首次全球聯合瑜伽療癒會議。

麥可著有兩本著作：《浴火鳳凰瑜伽療癒》（直譯，*Phoenix Rising Yoga Therapy*）與《化壓力為幸福》（直譯，*Turn Stress Into Bliss*）。他也是兩份出版品的貢獻作者，分別是以 APA 格式出版的《臨床中的運動與表達技巧》（直譯，*Movement and Expressive Techniques in Clinical Practice*），以及近期出版的《瑜伽療癒與整合醫學：古代科學碰上現代醫學》（直譯，*Yoga Therapy and Integrative Medicine: Where Ancient Science Meets Modern Medicine*）。麥可也開設課程給心理治療師，以及希望應用基於瑜伽的體現正念方法於治療與改變生活上，並在全球各地授課。

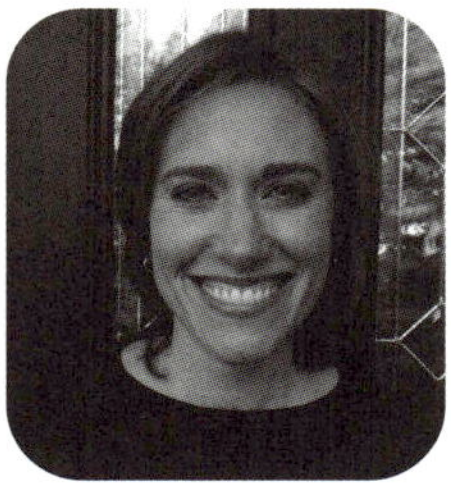

史蒂芬妮・穆納茲（Steffany Moonaz）

博士、C-IAYT 認證瑜伽療癒師

史蒂芬妮・穆納茲是美國馬里蘭州巴爾的摩的一名瑜伽療癒師與學者。她現今於馬里蘭整合健康大學（Maryland University of Integrative Health）帶領臨床與學術研究。馬里蘭整合健康大學也是美國唯一提供瑜伽療癒理學碩士課程的學校。她創立了關節炎瑜伽學院（Yoga for Arthritis），提供瑜伽課程及訓練給關節炎患者與幫助他們的專業人士。她的第一本書《關節炎瑜伽療法：全人運動與生活》（直譯，*Yoga Therapy for Arthritis: A Whole Person Approach to Movement and Lifestyle*）於二〇一八年由 Singing Dragon 出版。

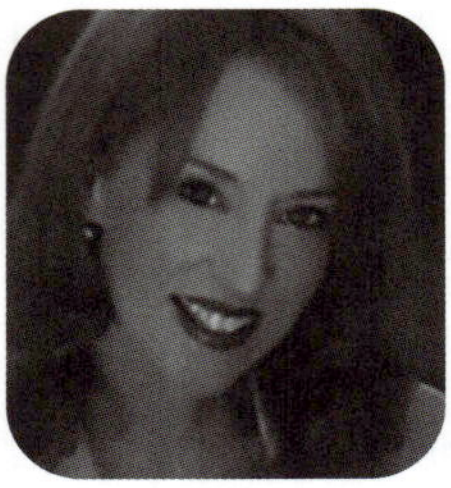

洛芮・魯賓斯坦・法琪奧（Lori Rubenstein Fazzio）

物理治療師、物理治療博士、應用科學碩士、國際瑜伽療癒師協會認證療癒師

洛芮・魯賓斯坦・法琪奧博士於洛杉磯的私人診所進行整合物理治療及瑜伽療法（www.mosaicpt.com.）。自一九八〇年代起，她一直充滿慈悲心的幫助長期患有疼痛的人們，她的專業也時常出現在全國新聞與報章雜誌中。她是羅耀拉瑪麗蒙特大學瑜伽研究所與進修課程（Yoga Studies graduate and extension programs at Loyola Marymount University）的教員，也是瑜伽與慈悲照護的終生學生及實踐者。

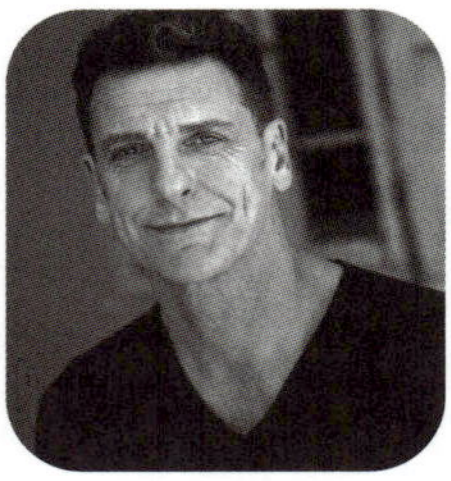

安東尼奧・索西斯（Antonio Sausys）

文學碩士、整合悲傷療癒師、正念療癒培訓師、C-IAYT 認證瑜伽療癒師

安東尼奧・索西斯是一名身體心理學家與瑜伽療癒師，專精悲傷諮商與療法。安東尼奧任職於國內外數間大學與學校，他也在靜修處、靜修中心與瑜伽練習室帶領靜修。他是世界瑜伽理事會（World Yoga Council）的成員，健康瑜伽（Yoga for Health）和國際瑜伽療法大會（International Yoga Therapy Conference）的創始人與執行董事，也是電視節目 YogiViews 的主持人。他著有《排解悲傷的瑜伽：改變你悲傷身心的簡單練習》一書（直譯，*Yoga for Grief Relief: Simple Practices for Transforming Your Grieving Mind and Body*）（New Harbinger）。

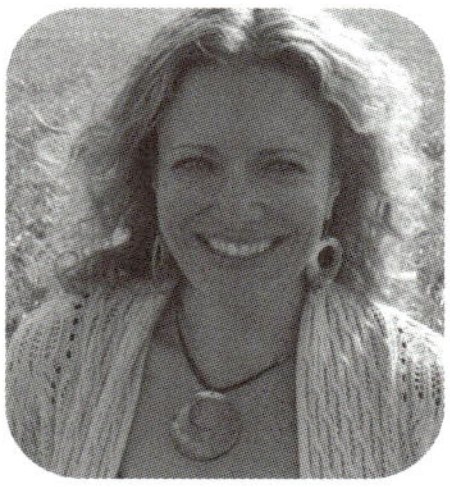

翠西・桑迪克（Tracey Sondik）

心理學博士、C-IAYT 認證瑜伽療癒師、瑜伽聯盟 E-RYT-500 認證瑜伽教師

翠西・桑迪克持有臨床心理學家執照，也是國際瑜伽療癒師協會的認證療癒師。她專研神經心理衡鑑、創傷知情療法、正向行為支持計畫，以及會利用瑜伽與正念促進心理健康的整合醫學。她撰寫過多本著作與書籍章節，內容是關於精神問題的整體行為治療。翠西是耶魯大學精神病學系（Yale University Department of Psychiatry）的臨床助理教授，也於美國康乃狄克州的哈特福德大學心理研究所（University of Hartford Graduate School of Professional Psychology）、馬里蘭州勞雷爾的馬里蘭整合健康大學科學瑜伽療法碩士課程（Master's of Science Yoga Therapy program）擔任兼任教授。

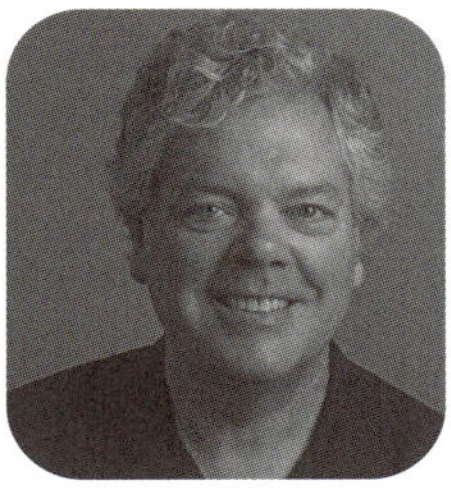

馬修・泰勒（Matthew J. Taylor）

物理治療師、博士、C-IAYT 認證瑜伽療癒師

馬修・泰勒創造並分享資源，為瑜伽專業人士和傳統醫學從業者整合出了更聰明、更安全的瑜伽。他在瑜伽風險管理領域的領導地位，以及專家證人的身分，都讓他成為瑜伽安全與傷害方面的專家。他曾是國際瑜伽療癒師協會主席，在他任內建立了專業發展策略，他卸任後也持續擔任多項職務。他的著作《培養復原創造力》（直譯，*Fostering Creativity in Rehabilitation*）和《用瑜伽療法創意回應疼痛》（直譯，*Yoga Therapy as a Creative Response to Pain*），以及其他三十多本出版物一直是整合式復健領域的先驅。

參考資料

第二章

1 Cramer, H., Klose, P., Brinkhaus, B., Michalsen, A. and Dobos, G. (2017) "Effects of yoga on chronic neck pain: A systematic review and meta-analysis." *Clinical Rehabilitation 31*, 11, 1457–1465.

2 Yogitha, B., Nagarathna, R., John, E. and Nagendra, H. (2010) "Complimentary effect of yogic sound resonance relaxation technique in patients with common neck pain." *International Journal of Yoga 3*, 1, 18–25.

3 Cramer, H., Lauche, R., Haller, H. *et al.* (2013) "'I'm more in balance': A qualitative study of yoga for patients with chronic neck pain." *Journal of Alternative and Complementary Medicine 19*, 6, 536–542.

4 Saper, R. B., Sherman, K. J., Delitto, A. *et al.* (2014) "Yoga vs. physical therapy vs. education for chronic low back pain in predominantly minority populations: Study protocol for a randomized controlled trial. *Trials*. doi: 10.1186/1745-6215-15-67.

5 Saper, R. B., Boah, A. R., Keosaian, J. *et al.* (2013) "Comparing once- versus twice-weekly yoga classes for chronic low back pain in predominantly low income minorities: A randomized dosing trial." *Evidence-Based Complementary and Alternative Medicine*: ECAM 2013: 658030.

6 Sherman, K. J., Cherkin, D. C., Wellman, R. D., Cook, A. J., Hawkes, R. J., Delaney, K. and Deyo, R. A. (2011) "A randomized trial comparing yoga, stretching, and a self-care book for chronic low back pain." *Archives of Internal Medicine 171*, 22, 2019–2026.

7 Saper *et al.* (2013).

8 Keosaian, J. E., Lemaster, C. M., Dresner, D., Godersky, M. E. *et al.* (2016) "'We're all in this together': A qualitative study of predominantly low income minority participants in a yoga trial for chronic low back pain." *Complementary Therapies in Medicine 24*, 34–39.

9 Cramer, H., Lauche, R., Haller, H. and Dobos, G. (2013) "A systematic review and meta-analysis of yoga for low back pain." *Clinical Journal of Pain 29*, 5, 450–460.

10 Chang, D. G., Holt, J. A., Sklar, M. and Groessl, E. J. (2016) "Yoga as a treatment for chronic low back pain: A systematic review of the literature." *Journal of Orthopedics and Rheumatology 3*, 1, 1–8.

11 Chou, R., Qaseem, A., Snow, V. *et al.* (2007) "Diagnosis and treatment of low back pain: A joint clinical practice guideline from the American College of Physicians and the American Pain Society." *Annals of Internal Medicine* 147, 7, 478–491.

12 Kan, L., Zhang, J., Yang,Y. and Wang, P. (2016) "The effects of yoga on pain, mobility, and quality of life in patients with knee osteoarthritis: A systematic review." *Evidence-Based Complementary and Alternative Medicine*: ECAM 2016: 6016532.

13 Kolasinski, S. L., Garfinkel, M., Tsai, A. G., Matz, W., Van Dyke, A. and Schumacher, H. R. (2005) "Iyengar yoga for treating symptoms of osteoarthritis of the knees: A pilot study." *Journal of Alternative and Complementary Medicine 11*, 4, 689–693.

14 Cheung, C., Wyman, J. F., Resnick, B. and Savik, K. (2014) "Yoga for managing knee osteoarthritis in older women: a pilot randomized controlled trial." *BMC complementary and alternative medicine 14*, 1, 160.

15 Ebnezar, J., Nagarathna, R., Yogitha, B. and Nagendra, H. R. (2012) "Effects of an integrated approach of Hatha yoga therapy on functional disability, pain, and flexibility in osteoarthritis of the knee joint: A randomized controlled study." *Journal of Alternative and Complementary Medicine 18*, 5, 463–472.

16 Nambi, G. S. and Shah, A. A. (2013) "Additional effect of Iyengar yoga and EMG biofeedback on pain and functional disability in chronic unilateral knee osteoarthritis." *International Journal of Yoga 6*, 2, 123–127.

17 Ghasemi, G. A., Golkar, A. and Marandi, S. M. (2013) "Effects of Hata yoga on knee osteoarthritis." *International Journal of Preventive Medicine 4*, S1, S133–138.

18 Akyuz, G. and Kenis-Coskun, O. (2018) "The efficacy of tai chi and yoga in rheumatoid arthritis and spondyloarthropathies: A narrative biomedical review." *Rheumatology International 38*, 3, 321–330.

19 Bosch, P. R., Traustadóttir, T., Howard, P. and Matt, K. S. (2009) "Functional and physiological effects of yoga in women with rheumatoid arthritis: A pilot study." *Alternative Therapies in Health and Medicine 15*, 4, 24–31.

20 Singh, V. K., Bhandari, R. B. and Rana, B. B. (2011) "Effect of yogic package on rheumatoid arthritis."

Indian Journal of Physiology and Pharmacology 55, 4, 329–335.
21 Evans, S., Moieni, M., Lung, K., Tsao, J., Sternlieb, B., Taylor, M. and Zeltzer, L. (2013) "Impact of iyengar yoga on quality of life in young women with rheumatoid arthritis." *The Clinical Journal of Pain 29*, 11, 988.
22 Ward, L., Stebbings, S., Athens, J., Cherkin, D. and Baxter, G. D. (2017) "Yoga for the management of pain and sleep in rheumatoid arthritis: A pilot randomized controlled trial." *Musculoskeletal Care 16*, 1, 39–47.
23 Jerath, R., Barnes, V. A. and Crawford, M. W. (2014) "Mind-body response and neurophysiological changes during stress and meditation: Central role of homeostasis." *Journal of Biological Regulators and Homeostatic Agents 28*, 4, 545–554.
24 Akyuz and Kenis-Coskun (2018).
25 Ward, L., Stebbings, S., Cherkin, D. and Baxter, G. D. (2013) "Yoga for Functional Ability, Pain and Psychosocial Outcomes in Musculoskeletal Conditions: A Systematic Review and Meta-Analysis." *Musculoskeletal Care 11*, 4, 203–217.
26 Sherman, K. J., Cherkin, D. C., Erro, J., Miglioretti, D. L. and Deyo, R. A. (2005) "Comparing yoga, exercise, and a self-care book for chronic low back pain: a randomized, controlled trial." *Annals of Internal Medicine 143*, 12, 849-856.
27 Williams, K., Abildso, C., Steinberg, L., Doyle, E., Epstein, B., Smith, D., ... and Cooper, L. (2009) "Evaluation of the effectiveness and efficacy of Iyengar yoga therapy on chronic low back pain." *Spine 34*, 19, 2066.
28 Haaz, S. and Bartlett, S. J. (2011) "Yoga for arthritis: A scoping review." *Rheumatic Diseases Clinics of North America 37*, 1, 33–46; Bartlett, S. J., Moonaz, S. H., Mill, C., Bernatsky, S. and Bingham, C. O. (2013) "Yoga in rheumatic diseases." *Current Rheumatology Reports 15*, 12, 387.
29 Cramer, H., Lauche, R., Langhorst, J. and Dobos, G. (2013) "Yoga for rheumatic diseases: a systematic review." *Rheumatology 52*, 11, 2025-2030.
30 Page, M. J., O'Connor, D., Pitt, V. and Massy-Westropp, N. (2012) "Exercise and mobilisation interventions for carpal tunnel syndrome." *Cochrane Database of Systematic Reviews 6*, CD009899.
31 Moonaz, S. H., Bingham, C. O., Wissow, L. and Bartlett, S. J. (2015) "Yoga in sedentary adults with arthritis: Effects of a randomized controlled pragmatic trial." *Journal of Rheumatology 42*, 7, 1194–1202.
32 Middleton, K. R., Ward, M. M., Moonaz, S. H. *et al.* (2018) "Feasibility and assessment of outcome measures for yoga as self-care for minorities with arthritis: A pilot study." *Pilot and Feasibility Studies*. doi
33 Middleton, K. R., Magaña López, M., Moonaz, S. H. *et al.* (2017) "A qualitative approach exploring the acceptability of yoga for minorities living with arthritis: 'Where are the people who look like me'?" *Complementary Therapies in Medicine 31*, 82–89.
34 Langhorst, J., Klose, P., Dobos, G. J., Bernardy, K. and Häuser, W. (2013) "Efficacy and safety of meditative movement therapies in fibromyalgia syndrome: A systematic review and meta-analysis of randomized controlled trials." *Rheumatology International 33*, 1, 193–207.
35 Kim, S.-D. (2015) "Effects of yoga exercises for headaches: A systematic review of randomized controlled trials." *Journal of Physical Therapy Science 27*, 7, 2377–2380.
36 John, P. J., Sharma, N., Sharma, C. M. and Kankane, A. (2007) "Effectiveness of yoga therapy in the treatment of migraine without aura: a randomized controlled trial." *Headache: The Journal of Head and Face Pain 47*, 5, 654-661.
37 Kiran, K. G., Chalana, H. and Singh, H. (2016) "Physiological effect of rajyoga meditation on chronic tension headache and associated co-morbidities." *Pakistan Journal of Physiology 12*, 2, 22–25.
38 Doulatabad, S. N., Nooreyan, K., Doulatabad, A. N. and Noubandegani, Z. M. (2012) "The effects of pranayama, Hatha and Raja yoga on physical pain and the quality of life of women with multiple sclerosis." *African Journal of Traditional, Complementary, and Alternative Medicines 10*, 1, 49–52.
39 Salgado, B. C., Jones, M., Ilgun, S., McCord, G., Loper-Powers, M. and van Houten, P. (2013) "Effects of a 4-month Ananda yoga program on physical and mental health outcomes for persons with multiple sclerosis." *International Journal of Yoga Therapy 23*, 27–38.
40 Glassford, J. A. G. (2017) "The neuroinflammatory etiopathology of myalgic encephalomyelitis/chronic fatigue syndrome (ME/CFS)." *Frontiers in Physiology* doi: 10.3389/fphys.2017.00088.
41 Oka, T., Tanahashi, T., Chijiwa, T., Lkhagvasuren, B., Sudo, N. and Oka, K. (2014) "Isometric yoga improves the fatigue and pain of patients with chronic fatigue syndrome who are resistant to conventional therapy: A randomized, controlled trial. *BioPsychoSocial Medicine 8*, 1, 27.
42 Schumann, D., Anheyer, D., Lauche, R., Dobos, G., Langhorst, J. and Cramer, H. (2016) "Effect of yoga in the therapy of irritable bowel syndrome: A systematic review." *Clinical Gastroenterology and Hepatology: The Official Clinical Practice Journal of the American Gastroenterological Association 14*, 12, 1720–1731.
43 Evans, S., Lung, K. C., Seidman, L. C., Sternlieb, B., Zeltzer, L. K. and Tsao, J. C. (2014) "Iyengar yoga for adolescents and young adults with irritable bowel syndrome." *Journal of Pediatric Gastroenterology and Nutrition 59*, 2, 244–253.
44 Shahabi, L., Naliboff, B. D. and Shapiro, D. (2016) "Self-regulation evaluation of therapeutic yoga and walking for patients with irritable bowel syndrome: A pilot study." *Psychology, Health and Medicine 21*, 2, 176–188.

45 Kavuri, V., Selvan, P., Malamud, A., Raghuram, N. and Selvan, S. R. (2015) "Remedial yoga module remarkably improves symptoms in irritable bowel syndrome patients: A 12-week randomized controlled trial." *European Journal of Integrative Medicine 7*, 6, 595–608.
46 Gonçalves, A. V., Makuch, M. Y., Setubal, M. S., Barros, N. F. and Bahamondes, L. (2016) "A qualitative study on the practice of yoga for women with pain-associated endometriosis." *Journal of Alternative and Complementary Medicine 22*, 12, 977–982.
47 Gonçalves, A. V., Barros, N. F. and Bahamondes, L. (2017) "The practice of Hatha yoga for the treatment of pain associated with endometriosis." *Journal of Alternative and Complementary Medicine 23*, 1, 45–52.
48 Bruckenthal, P., Marino, M. A. and Snelling, L. (2016) "Complementary and integrative therapies for persistent pain management in older adults: A review." *Journal of Gerontological Nursing 42*, 12, 40–48; Miller, S., Gaylord, S., Buben, A. *et al.* (2017) "Literature review of research on chronic pain and yoga in military populations. *Medicines* doi: 10.3390/medicines4030064.
49 Bruckenthal, Marino, and Snelling (2016).
50 Miller (2017).
51 Peregoy, J. A., Clarke, T. C., Jones, L. I., Stussman, B. J. and Nahin, R. L. (2014) "Regional variation in use of complementary health approaches by US adults." *NCHS Data Brief 146*, 1–8.
52 Schmid, A. A., Miller, K. K., Van Puymbroeck, M. and DeBaun-Sprague, E. (2014) "Yoga leads to multiple physical improvements after stroke, a pilot study." *Complementary Therapies in Medicine 22*, 6, 994–1000; Ferrari, M. L., Thuraisingam, S., von Känel, R. and Egloff, N. (2015) "Expectations and effects of a single yoga session on pain perception." *International Journal of Yoga 8*, 2, 154–157.
53 AARP (2011) *AARP and National Center for Complementary and Alternative Medicine Survey Report: What People Aged 50 and Older Discuss with Their Health Care Providers*. Accessed on 3/12/18 at https://nccih.nih.gov/research/statistics/2010.
54 Nahin, R. L. (2017) "Severe pain in veterans: The effect of age and sex, and comparisons with the general population." *Journal of Pain: Official Journal of the American Pain Society 18*, 3, 247–254.
55 Toblin, R. L., Quartana, P. J., Riviere, L. A., Walper, K. C. and Hoge, C. W. (2014) "Chronic pain and opioid use in US soldiers after combat deployment." *JAMA Internal Medicine 174*, 8, 1400–1401.
56 Department of the Army (2015) *Health Promotion, Risk Reduction, and Suicide Prevention*. Pamphlet 600-24. Washington, DC: Department of the Army.
57 Groessl, E. J., Weingart, K. R., Aschbacher, K., Pada, L. and Baxi, S. (2008) "Yoga for veterans with chronic low-back pain." *Journal of Alternative and Complementary Medicine 14*, 9, 1123–1129; Groll, D., Charbonneau, D., Bélanger, S. and Senyshyn, S. (2016) "Yoga and Canadian Armed Forces members' well-being: An analysis based on select physiological and psychological measures." *Journal of Military, Veteran and Family Health 2*, 2; King, K., Gosian, J., Doherty, K. *et al.* (2014) "Implementing yoga therapy adapted for older veterans who are cancer survivors." *International Journal of Yoga Therapy 24*, 87–96.
58 Groessl, E. J., Liu, L., Chang, D. G. *et al.* (2017) "Yoga for military veterans with chronic low back pain: A randomized clinical trial." *American Journal of Preventive Medicine 53*, 5, 599–608.
59 Nahin (2017).
60 Miller (2017).
61 Büssing, A., Ostermann, T., Lüdtke, R. and Michalsen, A. (2012) "Effects of yoga interventions on pain and pain-associated disability: A meta-analysis." *J Pain 13*, 1, 1–9.

第三章

1 Siegler, R., DeLoache, J. and Eisenberg., N. (2003) *How Children Develop*. New York, NY: Worth Publishers.
2 Combs, A. (2010) *Consciousness Explained Better*. St. Paul, MN: Paragon House; Wilber, K. (2001) *A Theory of Everything: An Integral Vision for Business, Politics, Science and Spirituality*. Boulder, CO: Shambhala Publishers.
3 Random House (2018) Dictionary.com. Accessed on 11/1/19 at www.dictionary.com.
4 Ganeri, J. (2013) "Well-ordered science and Indian epistemic cultures" *ISIS 104*, 2, 348–359.
5 Ganeri (2013).
6 Chen, J. (2011) "History of pain theories." *Neuroscience Bulletin 27*, 5, 343–350.
7 Feuerstein, G. (1998) *The Yoga Tradition*. Prescott, AZ: Hohm Press.
8 Feuerstein, G. (1998) *The Yoga Tradition. Prescott*, AZ: Hohm Press.
9 Feuerstein (1998), p.212.
10 Butler, D. and Moseley, L. (2003) *Explain Pain*. Adelaide: Noigroup Publications.
11 Chen (2011).
12 Moseley, L. and Butler, D. (2017) *Explain Pain Supercharged*. Adelaide: Noigroup Publications.
13 Chen (2011).
14 Chen (2011).
15 Chen (2011).
16 Physiopedia (n.d.) "Theories of Pain." Accessed on 4/12/18 at www.physio-pedia.com/Theories_of_Pain.
17 Engel, G. L. (1977) "The need for a new medical model: A challenge for biomedicine." *Science 196*, 4286, 129–136.
18 Rabey, M. (2017) "A misty, multidimensional crystal ball." Accessed on 4/12/18 at www.bodyinmind.org/low-back-pain-prognosis.

19 Kelly, J. (2018) "Editor's picks: Clinical prediction rules: Use the babies and throw the bathwater?" Accessed on 4/12/18 at https://bodyinmind.org/editors-picks-clinical-prediction-rules.
20 Van de Velde, D., Eijkelkamp, A., Peersman, W. and De Vriendt, P. (2016) "How competent are healthcare professionals in working according to a bio-psycho-social model in healthcare?" The current status and validation of a scale. *PLoS One 11*, 10, e0164018.
21 Malfliet, A., Kregel, J., Meeus, M. *et al.* (2017) "Applying contemporary neuroscience in exercise interventions for chronic spinal pain: Treatment protocol." *Brazilian Journal of Physical Therapy 21*, 5, 378–387.
22 Malfliet (2017).
23 Mezirow, J. (2000) *Learning as Transformation*. San Francisco, CA: Josey-Bass Inc.
24 Elgelid, S. (2015) "Systemic Limits on Creativity from Academia or Professional Association." In: M. Taylor (ed.) *Fostering Creativity in Rehabilitation*. New York, NY: Nova Publishers. 3–34.
25 Senge, P. M., Scharmer, C. O., Jaworksi, J. and Flowers, B. S. (2004) *Presence: Human Purpose and the Field of the Future*. New York, NY: Doubleday Books.
26 Moseley and Butler (2017).
27 Capra, F. and Luisi, P. L. (2016) *The Systems View of Life: A Unifying Vision*. Cambridge: Cambridge University Press.
28 Barron, F. (1990) *No Rootless Flower: Towards an Ecology of Creativity*. Cresskill, NJ: Hampton Press.
29 Taylor, M. J. (ed.) (2015) *Fostering Creativity in Rehabilitation*. 1st edition. New York, NY: Nova Publishing.
30 Senge *et al.* (2004).
31 Moseley and Butler (2017), p.119.
32 Siegler, DeLoache and Eisenberg (2003).
33 Feuerstein (1998).
34 Walsh, R. (2015) "What is wisdom? Cross-cultural and cross-disciplinary syntheses." *Review of General Psychology 19*, 278–293.
35 Kauffman, S. A. (2016) *Humanity in a Creative Universe*. New York, NY: Oxford University Press.
36 Feuerstein (1998), p.295.
37 Kauffman (2016).
38 Walsh (2015).
39 Engel (1977), p.135.

第四章

1 Mallinson, J. and Singleton, M. (2017) *Roots of Yoga*. New York, NY: Penguin Classics.
2 Mallinson and Singleton (2017).
3 Mallinson and Singleton (2017).
4 Mallinson and Singleton (2017).
5 Easwaran, E. (2007) *The Upanishads*. Tomales, CA: The Blue Mountain Center of Meditation, p.91.
6 Mallinson and Singleton (2017), p.17.
7 Sargeant, W. and Chapple, C. K. (eds) (1984) *The Bhagavad Gītā*. Revised edition. Albany, NY: State University of New York Press, p.133.
8 Mallinson and Singleton (2017); Sargeant and Chapple (1984), p.135.
9 Mallinson and Singleton (2017), p.17.
10 Sargeant and Chapple (1984), p.294.
11 Stoler-Miller, B. (2004) *The Bhagavad-Gita*. New York, NY: Bantam Classics, p.66.
12 Smith, J. D. (ed.) (2009) *Mahābhārata*. London: Penguin, p.654.
13 Stoler-Miller, B. (1998) *Yoga: Discipline of Freedom*. New York, NY: Bantam Books, p.29.
14 Burley, M. (2012) *Classical Samkhya and Yoga: An Indian Metaphysics of Experience*. London: Routledge.
15 Miller, R. (2012) *The Samkhya Karika*. San Rafael, CA: Integrative Restoration Institute.
16 Stoler-Miller (1998).
17 Embree, A. T., Hay, S. N. and De Bary, W. T. (eds) (1988) *Sources of Indian Tradition*. 2nd edition. New York, NY: Columbia University Press; Fitzgerald, J. L. (2004) "Dharma and its translation in the Mahābhārata." *Journal of Indian Philosophy 32*, 5–6, 671– 685; Doniger, W. (2010) *The Hindus: An Alternative History*. New York, NY: Penguin Books; Sullivan, M. and Robertson, L. (in press) *Understanding Yoga Therapy: Applied Philosophy and Science for Health and Well-Being*. Routledge, Taylor and Francis Group.
18 Sullivan and Robertson.
19 Sullivan and Robertson.
20 Sullivan and Robertson.
21 www.iayt.org
22 Taylor, M. J. (2007) "What is yoga therapy? An IAYT definition." *Yoga Therapy in Practice* doi: 10.1155/2013/945895.
23 Taylor, M. J. (2018) *Yoga Therapy as a Creative Response to Pain*. London: Singing Dragon.
24 Craig, A. D. (2002) "How do you feel? Interoception: the sense of the physiological condition of the body." *Nature Reviews Neuroscience 3*, 8, 655–666.
25 Kriyananda, G. (1976) *The Spiritual Science of Kriya Yoga*. Chicago, IL: Temple of Kriya Yoga.
26 Mallinson and Singleton (2017); Flood, G. (2005) *The Tantric Body: The Secret Tradition of Hindu Religion*. London: IB Tauris; Wallis, C. D. and Ellik, E. (2012) *Tantra Illuminated: The Philosophy, History, and Practice of a Timeless Tradition*. The Woodlands, TX: Anusara Press.
27 Wallis and Ellik (2012), p.26.

第五章

1 Porges, S. (2009) "The polyvagal theory: New insights into adaptive reactions of the autonomic nervous system." *Cleve Clin J Med 76*, S2, S86–S90.

2 International Association for the Study of Pain (2017) "Terminology." Accessed on 4/12/18 at www.iasp-pain.org/terminology?navItemNumber=576.

3 International Association for the Study of Pain (2017).

4 International Association for the Study of Pain (2017).

5 Legrain, V., Ianetti, G., Plaghki, L. and Mouraux, A. (2011) "The pain matrix reloaded: A salience detection system for the body." *Progress in Neurobiology 93*, 1, 111–124.

6 Brascher, A., Becker, S., Hoeppli, M. and Schweinhardt, P. (2016) "Different brain circuitries mediating controllable and uncontrollable pain." *Journal of Neuroscience 36*, 18, 5013–5025; Jensen, M. and Karoly, P. (1991) "Control beliefs, coping efforts, and adjustment to chronic pain." *Journal of Consulting and Clinical Psychology 59*, 431– 438.

7 Nijs, J., Malfliet, A., Ickmans, K., Baert, I. and Meeus, M. (2014) "Treatment of central sensitization in patients with 'unexplained' chronic pain: An update." *Expert Opinion on Pharmacotherapy 15*, 12, 1671–1683.

8 Ji, R., Chamessian, A. and Zhang, Y. (2016) "Pain regulation by non-neuronal cells and inflammation." *Science 4*, 354, 6312, 572–577.

9 Edwards, R., Dworkin, R., Sulivan, M., Turk, D. and Wasan, A. (2016) "The role of psychosocial processes in the development and maintenance of chronic pain." *Journal of Pain 17*, S9, T70–92.

10 Edwards *et al.* (2016).

11 Hannibal, K. and Bishop, M. (2014) "Chronic stress, cortisol dysfunction, and pain: A psycho-neuroendocrine rationale for stress management in pain rehabilitation." *Phys Ther 94*, 12, 1816–1825.

12 Cormier, S., Lavigne, G. L., Choinière, M. and Rainville, P. (2016) "Expectations predict chronic pain treatment outcomes." *Pain 157*, 2, 329–338.

13 Perl, E. (1996) "Cutaneous polymodal receptors: Characteristics and plasticity." *Prog Brain Res 113*, 21–37; Liu, X. and Zhou, L. (2015) "Long-term potentiation at spinal C-fiber synapses: A target for pathological pain." *Curr Pharm Des 21*, 7, 895–905.

14 Perl (1996).

15 Liu and Zhou (2015).

16 Abraira, V., Kuehn, E., Chirila, A. *et al.* (2017) "The cellular and synaptic architecture of the mechanosensory dorsal horn." *Cell 168*, 1–2, 295–310.e19.

17 Jensen, T. and Finnerup, N. (2014) "Allodynia and hyperalgesia in neuropathic pain: Clinical manifestations and mechanisms." *Lancet Neurol 13*, 9, 924–935.

18 Todd, A. (2017) "Identifying functional populations among the interneurons in laminae I–III of the spinal dorsalhorn. *Mol Pain 13*, 1744806917693003.

19 Todd (2017).

20 van den Broeke, E., van Rijn, C. M., Biurrun Manresa, J., Andersen, O. K., Arendt-Nielsen, L. and Wilder-Smith, O. H. (2010) "Neurophysiological correlates of nociceptive heterosynaptic long-term potentiation in humans." *J Neurophysiol 103*, 4, 2107–2113.

21 Todd (2017).

22 van den Broeke *et al.* (2010).

23 Colloca, L. and Benedetti, F. (2007) "Nocebo hyperalgesia: How anxiety is turned into pain." *Curr Opin Anaesthesiol 20*, 5, 435–439.

24 Ossipov, M., Morimura, K. and Porreca, F. (2014) "Descending pain modulation and chronification of pain." *Curr Opin Support Palliat Care 8*, 2, 143–151.

25 Taylor, B. and Westlund, K. (2017) "The noradrenergic locus coeruleus as a chronic pain generator." *Journal of Neuroscience Research 95*, 6, 1336–1346.

26 Lau, B. and Vaughan, C. (2014) "Descending modulation of pain: The GABA disinhibition hypothesis of analgesia." *Curr Opin Neurobiol 29*, 159–164; Lu, C., Yang, T., Zhao, H. *et al.* (2016) "Insular cortex is critical for the perception, modulation, and chronification of pain." *Neuroscience Bulletin 32*, 2, 191–201.

27 Lynch, J. (2009) "Native glycine receptor subtypes and their physiological roles." *Neuropharmacology 56*, 303–309.

28 Bannister, K. and Dickenson, A. (2017) "The plasticity of descending controls in pain: Translational probing." *Journal of Physiology 595*, 13, 4159–4166.

29 Bannister and Dickenson (2017).

30 Bannister and Dickenson (2017).

31 Ji, R. R., Berta, T. and Nedergaard, M. (2013) "Glia and pain: Is chronic pain a gliopathy?" *Pain 154*, S1, S10–28.

32 Ji, Berta and Nedergaard (2013).

33 Liu, X., Pang, R., Zhou, L., Wei, X. H. and Zang, Y. (2016) "Neuropathic pain: Sensory nerve injury or motor nerve injury?" *Adv Exp Med Biol 904*, 59–75.

34 Leung, A., Gregory, N. S., Allen, L. A. and Sluka, K. A. (2016) "Regular physical activity prevents chronic pain by altering resident muscle macrophage phenotype and increasing interleukin-10 in mice." *Pain 157*, 1, 70–79; James, G., Sluka, K. A., Blomster, L. *et al.* (2018) "Macrophage polarization contributes to local inflammation and structural change in the

multifidus muscle after intervertebral disc injury." *European Spine Journal 27*, 8, 1744–1756.
35 Boadas-Vaello, P., Homs, J., Reina, F., Carrera, A. and Verdú, E. (2017) "Neuroplasticity of supraspinal structures associated with pathological pain." *Anatomical Record (Hoboken) 300*, 8, 1481–1501.
36 Koganemaru, S., Mikami, Y., Maezawa, H., Ikeda, S., Ikoma, K. and Mima, T. (2018) "Neurofeedback control of the human GABAergic system using non-invasive brain stimulation." *Neuroscience 1*, 380, 38–48.
37 Pagano, R., Fonoff, E., Dale, C., Ballester, G., Teixeira, M. J. and Britto, L. R. (2012) "Motor cortex stimulation inhibits thalamic sensory neurons and enhances activity of PAG neurons: Possible pathways for antinociception." *Pain 153*, 12, 2359–2369.
38 Lu, Yang and Zhao (2016).
39 Lu, Yang and Zhao (2016).
40 Lu, Yang and Zhao (2016).
41 Lazar, S., Kerr, C., Wasserman, R. *et al.* (2005) "Meditation experience is associated with increased cortical thickness." *Neuroreport 16*, 17, 1893–1897; Tsay, A., Allen, T., Proske, M. and Giummarra, M. (2015) "Sensing the body in chronic pain: A review of psychophysical studies implicating altered body representation." *Neuroscience and Biobehavioral Reviews 52*, 221–232.
42 Martenson, M. E., Cetas, J. S. and Heinricher, M. M. (2009) "A possible neural basis for stress-induced hyperalgesia." *Pain 142*, 3, 236–244.
43 Ossipov, Morimura and Porreca (2014).
44 Ossipov, Morimura and Porreca (2014).
45 Coombes, S. A. and Misra, G. (2016) "Pain and motor processing in the human cerebellum." *Pain 157*, 1, 117–127.
46 van der Meulen, M., Kamping, S. and Anton, F. (2017) "The role of cognitive reappraisal in placebo analgesia: An fMRI study." *Social Cognitive and Affective Neuroscience 12*, 7, 1128–1137; Seminowicz, D. A. and Moayedi, M. (2017) "The dorsolateral prefrontal cortex in acute and chronic pain." *Journal of Pain 18*, 9, 1027–1035.
47 Seminowicz and Moayedi (2017); Wiech, K., Kalisch, R., Weiskopf, N., Pleger, B., Stephan, K. E. and Dolan, R. J. (2006) "Anterolateral prefrontal cortex mediates the analgesic effect of expected and perceived control over pain." *Journal of Neuroscience 26*, 44, 11501–11509.
48 Seminowicz, D. A., Wideman, T., Naso, L. *et al.* (2011) "Effective treatment of chronic low back pain in humans reverses abnormal brain anatomy and function." *Journal of Neuroscience 31*, 20, 7540–7550.
49 Alshuft, H. M., Condon, L. A., Dineen, R. A. and Auer, D. P. (2016) "Cerebral cortical thickness in chronic pain due to knee osteoarthritis: The effect of pain duration and pain sensitization." *PLoS One 11*, 9, e0161687; Coppieters, I., De Pauw, R., Caeyenberghs, K. *et al.* (2018) "Differences in white matter structure and cortical thickness between patients with traumatic and idiopathic chronic neck pain: Associations with cognition and pain modulation?" *Human Brain Mapping 39*, 4, 1721–1742.
50 Seminowicz *et al.* (2011).
51 Legrain *et al.* (2011).
52 Maurer, A., Lissounov, A., Knezevic, I., Candido, K. D. and Knezevic, N. N. (2016) "Pain and sex hormones: A review of current understanding." *Pain Management 6*, 3, 285–296.
53 Maurer, Lissounov, Knezevic, Candido and Knezevic (2016).
54 Dum, R. P., Levinthal, D. and Strick, P. (2016) "Motor, cognitive, and affective areas of the cerebral cortex influence the adrenal medulla." *PNAS 113*, 35, 9922–9927.
55 Porges, S. W. (2009) "The polyvagal theory: New insights into adaptive reactions of the autonomic nervous system." *Cleve Clin J Med 76*, S2, S86–90.
56 Strigo, I. A. and Craig, A. D. (2016) "Interoception, homeostatic emotions and sympathovagal balance." *Philos Trans R Soc Lond B Biol Sci.* doi: 10.1098/rstb.2016.0010.
57 Melzack, R. and Katz, J. (2013) "Neuromatrix model." *Wiley Interdisciplinary Reviews: Cognitive Science 4*, 1, 1–15.
58 Katz, J. and Rosenbloom, B. N. (2015) "The golden anniversary of Melzack and Wall's gate control theory of pain: Celebrating 50 years of pain research and management." *Pain Research and Management 20*, 6, 285–286.

第六章

1 Paton, J. F. R., Boscan, P., Pickering, A. E. and Nalivaiko, E. (2005) "The yin and yang of cardiac autonomic control: Vago-sympathetic interactions revisited." *Brain Research Reviews* 49, 3, 555–565.
2 Levy, M. N. (1971) "Brief reviews: Sympathetic-parasympathetic interactions in the heart. *Circulation Research 29*, 5, 437–445; Levy, M. N. and Martin, P. J. (1981) "Neural regulation of the heart beat." *Annual Review Physiology 43*, 1, 443–453.
3 Paton *et al.* (2005).
4 Tracy, L. M., Ioannou, L., Baker, K.S., Gibson, S. J., Georgiou-Karistianis, N. and Giummarra, M. J. (2016) "Meta-analytic evidence for decreased heart rate variability in chronic pain implicating parasympathetic nervous system dysregulation." *Pain 157*, 1, 7–29.
5 Gard, T., Noggle, J. J., Park, C. L., Vago, D. R. and Wilson, A. (2014) "Potential self-regulatory mechanisms of yoga for psychological health." *Front Hum Neurosci* doi: 103389/fnhum.2014.0070.
6 Gard *et al.* (2014); Taylor, A. G., Goehler, L. E., Galper, D. I., Innes, K. E. and Bourguignon, C. (2010) "Top-down and bottom-up mechanisms in mind-body medicine: Development of an

integrative framework for psychophysiological research." *EXPLORE. The Journal of Science and Healing 6*, 1, 29–41.
7 Gard *et al.* (2014).
8 Taylor *et al.* (2010); Muehsam, D., Lutgendorf, S., Mills, P. J. *et al.* (2017) "The embodied mind: A review on functional genomic and neurological correlates of mind-body therapies." *Neurosci Biobehav Rev 73*, 165–181; Schmalzl, L., Powers, C. and Henje Blom, E. (2015) "Neurophysiological and neurocognitive mechanisms underlying the effects of yoga-based practices: Towards a comprehensive theoretical framework." *Front Hum Neurosci* doi: 10.3389/fnhum.2015.00235; Streeter, C. C., Gerbarg, P. L., Saper, R. B., Ciraulo, D. A. and Brown, R. P. (2012) "Effects of yoga on the autonomic nervous system, gamma-aminobutyric-acid, and allostasis in epilepsy, depression, and post-traumatic stress disorder." *Medical Hypotheses 78*, 5, 571–579.
9 Ernst, G. (2017) "Hidden signals: The history and methods of heart rate variability." *Frontiers in Public Health 5*.
10 Haase, L., Stewart, J. L., Youssef, B. *et al.* (2016) "When the brain does not adequately feel the body: Links between low resilience and interoception." *Biological Psychology 113*, 37–45; Resnick, B., Galik, E., Dorsey, S., Scheve, A. and Gutkin, S. (2011) "Reliability and validity testing of the physical resilience measure." *The Gerontologist 51*, 5, 643–652; Tugade, M. M. and Fredrickson, B. L. (2004) "Resilient individuals use positive emotions to bounce back from negative emotional experiences." *J Pers Soc Psychol 86*, 2, 320–333; Whitson, H. E., Duan-Porter, W., Schmader, K. E., Morey, M. C., Cohen, H. J. and Colón-Emeric, C. S. (2016) "Physical resilience in older adults: Systematic review and development of an emerging construct." *J Gerontol A Biol Sci Med Sci 71*, 4, 489–495.
11 Resnick *et al.* (2011); Tugade and Fredrickson (2004); Whitson *et al.* (2016).
12 Dale, L. P., Carroll, L. E., Galen, G., Hayes, J. A., Webb, K. W. and Porges, S. W. (2009) "Abuse history is related to autonomic regulation to mild exercise and psychological wellbeing." *Appl Psychophysiol Biofeedback 34*, 4, 299–308.
13 Resnick *et al.* (2011).
14 Tracy *et al.* (2016); Streeter *et al.* (2012); Koenig, J., Falvay, D., Clamor, A. *et al.* (2016) "Pneumogastric (vagus) nerve activity indexed by heart rate variability in chronic pain patients compared to healthy controls: A systematic review and meta-analysis." *Pain Physician 19*, 1, E55–78; Kolacz, J. and Porges, S. W. (2018) "Chronic diffuse pain and functional gastrointestinal disorders after traumatic stress: Pathophysiology through a polyvagal perspective. *Front Med* doi: 10.3389/fmed.2018.00145.
15 Kolacz and Porges (2018); Caceres, C. and Burns, J. W. (1997) "Cardiovascular reactivity to psychological stress may enhance subsequent pain sensitivity." *Pain 69*, 3, 237–244; Maletic, V. and Raison, C. L. (2009) "Neurobiology of depression, fibromyalgia and neuropathic pain." *Frontiers in Bioscience Landmark Edition 14*, 5291–5338; Yunus, M. B. (2007) "Role of central sensitization in symptoms beyond muscle pain, and the evaluation of a patient with widespread pain." *Best Practice and Research: Clinical Rheumatology 21*, 3, 481–497.
16 Barakat, A., Vogelzangs, N., Licht, C. M. M. *et al.* (2012) "Dysregulation of the autonomic nervous system is associated with pain intensity, not with the presence of chronic widespread pain." *Arthritis Care and Research 64*, 8, 1209–1216.
17 Staud R. (2008) "Heart rate variability as a biomarker of fibromyalgia syndrome." *Future Rheumatology 3*, 5, 475–483.
18 Kang, J. H., Kim, J. K., Hong, S. H., Lee, C. H. and Choi, B. Y. (2016) "Heart rate variability for quantification of autonomic dysfunction in fibromyalgia." *Annals of Rehabilitation Medicine 40*, 2, 301–309.
19 Tracy *et al.* (2016).
20 Benarroch, E. E. (2006) "Pain-autonomic interactions." *Neurological Sciences 27*, S2, S130–S133.
21 Benarroch (2006).
22 Porges, S. W. (2004) "Neuroception: A subconscious system for detecting threats and safety." *Zero Three 24*, 5, 19–24; Porges, S. W. (2011) *The Polyvagal Theory: Neurophysiological Foundations of Emotions, Attachment, Communication, and Self-Regulation.* 1st edition. New York, NY: W. W. Norton.
23 Koenig *et al.* (2016); Barakat *et al.* (2012); Frangos, E., Richards, E. A. and Bushnell, M. C. (2017) "Do the psychological effects of vagus nerve stimulation partially mediate vagal pain modulation?" *Neurobiology of Pain 1*, 37–45; Randich, A. and Gebhart, G. F. (1992) "Vagal afferent modulation of nociception." *Brain Research Reviews 17*, 2, 77–99.
24 Frangos, Richards and Bushnell (2017).
25 Bonaz, B., Sinniger, V. and Pellissier, S. (2016) "Anti-inflammatory properties of the vagus nerve: Potential therapeutic implications of vagus nerve stimulation: Anti-inflammatory effect of vagus nerve stimulation." *Journal of Physiology 594*, 20, 5781–5790; Yuan, H. and Silberstein, S. D. (2016) "Vagus nerve and vagus nerve stimulation, a comprehensive review: Part I: Headache." *Headache 56*, 1, 71–78.
26 Frangos, Richards and Bushnell (2017); Bushnell, M. C., Čeko, M. and Low, L. A. (2013) "Cognitive and emotional control of pain and its disruption in chronic pain." *Nat Rev Neurosci 14*, 7, 502–511.
27 Frangos, Richards and Bushnell (2017).
28 Streeter *et al.* (2012); Porges (2011); Park, G. and Thayer, J. F. (2014) "From the heart to the mind: Cardiac vagal tone modulates top-down and bottom-up visual perception and attention to emotional stimuli." *Front Psychol* 5, 278; Thayer, J. F. and Lane, R. D. (2000) "A model of neurovisceral integration in emotion regulation and dysregulation." *Journal of Affective Disorders 61*, 3, 201–216.

29 Tracy *et al* (2016); Muehsam *et al.* (2017); Koenig *et al.* (2016); Azam (2016); Meeus (2013); Staud R. (2008); Kang *et al.* (2016); Park and Thayer (2014); Thayer and Lane (2000); Adlan, A. M., Veldhuijzen van Zanten, J. J. C. S., Lip, G. Y. H., Paton, J. F. R., Kitas, G. D. and Fisher, J. P. (2017) "Cardiovascular autonomic regulation, inflammation and pain in rheumatoid arthritis." *Autonomic Neuroscience 208*, 137–145; Sowder, E., Gevirtz, R., Shapiro, W. and Ebert, C. (2010) "Restoration of vagal tone: A possible mechanism for functional abdominal pain." *Appl Psychophysiol Biofeedback 35*, 3, 199–206; Tsuji, H., Venditti, F. J., Manders, E. S. *et al.* (1994) "Reduced heart rate variability and mortality risk in an elderly cohort: The Framingham Heart Study. *Circulation 90*, 2, 878–883.

30 Porges (2004); Porges (2011); Porges, S. W., Doussard-Roosevelt, J. A. and Maiti, A. K. (2008) "Vagal tone and the physiological regulation of emotion." *Monographs of the Society for Research in Child Development 59*, 2–3, 167–186; Porges, S. W. (2017) *The Oxford Handbook of Compassion Science* (Seppala E., ed.). New York, NY: Oxford University Press.

31 Ceunen, E., Vlaeyen, J. W. S. and Van Diest, I. (2016) "On the origin of interoception." *Front Psychol 7*, 743.

32 Haase *et al.* (2016); Porges (2011); Ceunen, Vlaeyen and Van Diest (2016); Craig, A. D. (2015) *How Do You Feel?: An Interoceptive Moment with Your Neurobiological Self.* Princeton, NJ: Princeton University Press; Farb, N., Daubenmier, J., Price, C. J. *et al.* (2015) "Interoception, contemplative practice, and health." *Front Psychol 6*, 763; Strigo, I. A. and Craig, A. D. (2016) "Interoception, homeostatic emotions and sympathovagal balance." *Philos Trans R Soc B Biol Sci 371*, 1708, 20160010.

33 Haase *et al.* (2016); Farb *et al.* (2015).

34 Muehsam *et al.* (2017); Porges (2004); Porges (2011).

35 Porges, S. W. (2003) "The polyvagal theory: Phylogenetic contributions to social behavior." *Physiol Behav 79*, 3, 503–513.

36 Porges (2011).

37 Taylor *et al.* (2010); Porges (2011); Porges (2003); Porges, S. W. (2009) "The polyvagal theory: New insights into adaptive reactions of the autonomic nervous system." *Cleve Clin J Med 76*, S2, S86–S90.

38 Porges (2003).

39 Porges (2011); Porges, S. W. (1998) "Love: An emergent property of the mammalian autonomic nervous system." *Psychoneuroendocrinology 23*, 8, 837–861.

40 Porges (2011); Porges (2017); Porges, S. W. and Carter, C. S. (2017) *Complementary and Integrative Treatments in Psychiatric Practice.* 1st edition. (Gerbarg, P. L., Muskin, P. R., Brown, R. P., American Psychiatric Association, eds.). Arlington, VA: American Psychiatric Association Publishing.

41 Porges (1998); Porges, S. W. (2007) "The polyvagal perspective." *Biological Psychology 74*, 2, 116–143.

42 Porges (2011); Porges (2017); Porges (2003); Porges (1998); Porges and Carter (2017).

43 Porges (2011); Porges, Doussard-Roosevelt and Maiti (2008); Porges (2003); Porges (2009); Porges (1998); Porges and Carter (2017).

44 Sowder *et al.* (2010); Kolacz, J. and Porges, S. W. (2018) "Pathophysiology of post traumatic chronic pain and functional gastrointestinal disorders: A polyvagal perspective." *Front Med 5*, 145.

45 Taylor *et al.* (2010); Streeter *et al.* (2012); Chu, I.-H., Wu, W.-L., Lin, I.-M., Chang, Y.-K., Lin, Y.-J. and Yang, P.-C. (2017) "Effects of yoga on heart rate variability and depressive symptoms in women: A randomized controlled trial." *J Altern Complement Med 23*, 4, 310–316; Khattab, K., Khattab, A. A., Ortak, J., Richardt, G. and Bonnemeier, H. (2007) "Iyengar yoga increases cardiac parasympathetic nervous modulation among healthy yoga practitioners." *Evidence-Based Complementary and Alternative Medicine 4*, 4, 511–517; Sarang, P. and Telles, S. (2006) "Effects of two yoga based relaxation techniques on heart rate variability (HRV)." *International Journal of Stress Management 13*, 4, 460–475; Telles, S., Sharma, S. K., Gupta, R. K., Bhardwaj, A. K. and Balkrishna, A. (2016) "Heart rate variability in chronic low back pain patients randomized to yoga or standard care." *BMC Complementary Alternative Medicine* doi: 10.1186/s12906-016-127-1; Tyagi, A. and Cohen, M. (2016) "Yoga and heart rate variability: A comprehensive review of the literature." *International Journal of Yoga 9*, 2, 97–113.

46 Cramer, H., Lauche, R., Haller, H., Langhorst, J., Dobos, G. and Berger, B. (2013) "'I'm more in balance': A qualitative study of yoga for patients with chronic neck pain." *J Altern Complement Med 19*, 6, 536–542; Fiori, F., Aglioti, S. M. and David, N. (2017) "Interactions between body and social awareness in yoga." *J Altern Complement Med 23*, 3, 227–233; Mehling, W. E., Wrubel, J., Daubenmier, J. J. *et al.* (2011) "Body awareness: A phenomenological inquiry into the common ground of mind-body therapies." *Philosophy, Ethics, and Humanities in Medicine* doi: 10.1186/1747-5341-6-6; Thomas, R., Quinlan, E., Kowalski, K., Spriggs, P. and Hamoline, R. (2014) "Beyond the body insights from an Iyengar yoga program for women with disability after breast cancer." *Holistic Nursing Practice 28*, 6, 353–361.

47 Dale, L. P., Carroll, L. E., Galen, G. C. *et al.* (2011) "Yoga practice may buffer the deleterious effects of abuse on women's self-concept and dysfunctional coping." *Journal of Aggression, Maltreatment and Trauma 20*, 1, 90–102.

48 Mackenzie, M. J., Carlson, L. E., Paskevich, D. M. *et al.* (2014) "Associations between attention, affect and cardiac activity in a single yoga session for female cancer survivors: An enactive neurophenomenology-based approach." *Conscious Cognition 27*, 129–146.

49 Fiori, Aglioti and David (2017); Ivtzan, I. and Papantoniou, A. (2014) "Yoga meets positive psychology: Examining the integration of hedonic (gratitude) and eudaimonic (meaning) wellbeing in relation to the extent of yoga practice." *J Bodyw Mov Ther 18*, 2, 183–189; Ross, A., Bevans, M., Friedmann, E., Williams, L. and Thomas, S. (2014) "'I am a nice person when I do yoga!!!': A qualitative analysis of how yoga affects relationships." *J Holist Nurs 32*, 2, 67–77.

50 Gard *et al.* (2014); Schmalzl, Powers and Henje Blom (2015); Streeter *et al.* (2012); Ross, A. and Thomas, S. (2010) "The health benefits of yoga and exercise: A review of comparison studies." *J Altern Complement Med 16*, 1, 3–12.

51 Stoler-Miller, B. (2004) *The Bhagavad-Gita*. New York, NY: Bantam Classics.

52 Stoler-Miller (2004).

53 Kolacz and Porges (2018).

54 Sullivan, M. B., Erb, M., Schmalzl, L., Moonaz, S., Noggle Taylor, J. and Porges, S. W. (2018) "Yoga therapy and polyvagal theory: The convergence of traditional wisdom and contemporary neuroscience for self-regulation and resilience." *Front Hum Neurosci 12*, 67.

55 Gard *et al.* (2014); Schmalzl, Powers and Henje Blom (2015).

56 Goetz, J. L., Keltner, D. and Simon-Thomas, E. (2010) "Compassion: An evolutionary analysis and empirical review." *Psychological Bulletin 136*, 3, 351–374; Hofmann, S. G., Andreoli, G., Carpenter, J. K. and Curtiss, J. (2016) "Effect of Hatha yoga on anxiety: A meta-analysis: Yoga for anxiety." *Journal of Evidence-Based Medicine 9*, 3, 116–124; Neff, K. D. and McGehee, P. (2010) "Self-compassion and psychological resilience among adolescents and young adults." *Self Identity 9*, 3, 225–240; Stellar, J. E., Cohen, A., Oveis, C. and Keltner, D. (2015) "Affective and physiological responses to the suffering of others: Compassion and vagal activity." *J Pers Soc Psychol 108*, 4, 572–585; Taylor, Z. E., Eisenberg, N. and Spinrad, T. L. (2015) "Respiratory sinus arrhythmia, effortful control, and parenting as predictors of children's sympathy across early childhood." *Developmental Psychology 51*, 1, 17–25.

57 Porges (2011); Raghuraj, P. and Telles, S. (2008) "Immediate effect of specific nostril manipulating yoga breathing practices on autonomic and respiratory variables." *Appl Psychophysiol Biofeedback 33*, 2, 65–75; Telles, S., Singh, N. and Balkrishna, A. (2011) "Heart rate variability changes during high frequency yoga breathing and breath awareness." *BioPsychoSocial Medicine* doi: 10.1186/1751-0759-5-4; Hayano, J. and Yasuma, F. (2003) "Hypothesis: Respiratory sinus arrhythmia is an intrinsic resting function of cardiopulmonary system." *Cardiovascular Research* 58, 1, 1–9.

第七章

1 Lin, I. B., O'Sullivan, P. B., Coffin, J. A. *et al.* (2013) "Disabling chronic low back pain as an iatrogenic disorder: A qualitative study in Aboriginal Australians." *BMJ Open 3*, e002654.

2 Van Oosterwijck, J., Nijs, J., Meeus, M. *et al.* (2011) "Pain neurophysiology education improves cognitions, pain thresholds, and movement performance in people with chronic whiplash: A pilot study." *Journal of Rehabilitation Research and Development 48*, 1, 43–58; Lee, H., McAuley, J. H., Hübscher, M., Kamper, S. J., Traeger, A. C. and Moseley, G. L. (2016) "Does changing pain-related knowledge reduce pain and improve function through changes in catastrophizing?" *Pain 157*, 4, 922–930; Moseley, G. L. (2003) "Unravelling the barriers to reconceptualisation of the problem in chronic pain: The actual and perceived ability of patients and health professionals to understand the neurophysiology." *Journal of Pain 4*, 184–189; Moseley, G. L. (2002a) "Combined physiotherapy and education is effective for chronic low back pain. A randomised controlled trial." *Aus J Physiother 48*, 4, 297–302; Ryan, C. G., Gray, H. G., Newton, M. and Granat, M. H. (2010) "Pain biology education and exercise classes compared to pain biology education alone for individuals with chronic low back pain: A pilot randomised controlled trial." *Manual Therapy 15*, 4, 382–387.

3 Moseley (2002a); Ryan *et al.* (2010); Moseley, G. L. (2002b) "Combined physiotherapy and education is effective for chronic low back pain. A randomised controlled trial." *Aus J Physiother 48*, 4, 297–302.

4 Swami Satyananda Saraswati (1981) *A Systematic Course in the Ancient Tantric Techniques of Yoga and Kriya*. New Delhi: Yoga Publications Trust, Bihar School of Yoga, Thompson Press; Goswami Kriyananda (1976) *The Spiritual Science of Kriya Yoga*. Chicago: The Temple of Kriya Yoga.

5 Swami Satyananda Saraswati (1981).

6 Swami Satyananda Saraswati (1981).

7 Goswami Kriyananda (1976).

8 Swami Satyananda Saraswati (1981).

9 Swami Satyananda Saraswati (1981); Goswami Kriyananda (1976).

10 Butler, D. S. and Moseley, G. L. (2003) *Explain Pain*. Adelaide: Noigroup Publications; Moseley, G. L. and Butler, D. S. (2015) Fifteen years of explaining pain: The past, present, and future. *Journal of Pain 16*, 9, 807–813.

11 Menezes, C., Maher, C., McAuley, J. *et al.* (2011) "Self-efficacy is more important than fear of movement in mediating the relationship between pain and disability in chronic low back pain." *European Journal of Pain 15*, 213–219.

12 Solberg Nes, L., Roach, A. and Segerstrom, S. (2009) "Executive functions, self-regulation, and chronic pain: A review. *Ann Behav Med 37*, 173–183.

13 Solberg Nes, Roach and Segerstrom (2009).
14 Lame, I. E., Peters, M. L., Vlaeyan, J. W., Kleef, M. V. and Patjin, J. (2005) "Quality of life in chronic pain is more associated with beliefs about pain, than with pain intensity." *European Journal of Pain 9*, 1, 15–24.
15 Tsay, A., Allen, T., Proske, M. and Giummarra, M. (2015) "Sensing the body in chronic pain: A review of psychophysical studies implicating altered body representation." *Neuroscience and Biobehavioral Reviews 52*, 221–232.
16 Lame *et al.* (2005).
17 Moseley, G. L. (2007a) "Reconceptualising pain according to modern pain science." *Physical Therapy Reviews 12*, 169–178.
18 Moseley (2007a).
19 Moseley (2002a).
20 Moseley (2003).
21 Van Oosterwijck (2011); Meeus, M., Nijs, J., Van Oosterwijck, J., Van Alsenoy, V. and Truijen, S. (2010) "Pain physiology education improves pain beliefs in patients with chronic fatigue syndrome compared with pacing and self-management education: A double-blind randomized controlled trial." *Archives of Physical Medicine and Rehabilitation 91*, 8, 1153–1159; Van Oosterwijck, J., Meeus, M., Paul, L., De Schryver, M. *et al.* (2013) "Pain physiology education improves health status and endogenous pain inhibition in fibromyalgia: A double-blind randomized controlled trial." *Clinical Journal of Pain 29*, 10, 873–882.
22 Wood, L. and Hendrick, P. A. (2018) "A systematic review and meta-analysis of pain neuroscience education for chronic low back pain: Short- and long-term outcomes of pain and disability." *European Journal of Pain 23*, 2, 234–249; Tegner, H., Frederiksen, P., Esbensen, B. A. and Juhl, C. (2018) "Neurophysiological pain education for patients with chronic low back pain: A systematic review and meta-analysis." *Clinical Journal of Pain 34*, 8, 778–786.
23 Louw, A., Zimney, K., Puentedura, E. J. and Diener, I. (2016) "The efficacy of pain neuroscience education on musculoskeletal pain: A systematic review of the literature." *Physiotherapy Theory and Practice 32*, 5, 332–355.
24 Butler and Moseley (2003); Moseley (2007a).
25 Curry, L. (1987) *Integrating Concepts of Cognitive Learning Style: A Review with Attention to Psychometric Standards*. Ontario: Canadian College of Health Service Executives.
26 Moseley, G. L. (2007b) *Painful Yarns: Metaphors and Stories to Help Understand the Biology of Pain*. Canberra: Dancing Giraffe Press.
27 Leung, A., Gregory, N. S., Allen, L. A. and Sluka, K. A. (2016) "Regular physical activity prevents chronic pain by altering resident muscle macrophage phenotype and increasing interleukin-10 in mice." *Pain 157*, 1, 70–79.
28 Youngstedt, S. D. (2005) "Effects of exercise on sleep." *Clinics in Sports Medicine 24*, 2, 355–365.
29 Bherer, L., Erickson, K. and Liu-Ambrose, T. Y. (2013) "A review of the effects of physical activity and exercise on cognitive and brain functions in older adults." *Journal of Aging Research 2013*, 657508.
30 Dum, R. P., Levinthal, D. and Strick, P. (2016) "Motor, cognitive, and affective areas of the cerebral cortex influence the adrenal medulla." *PNAS 113*, 35, 9922–9927.
31 Leung *et al.* (2016).
32 Dobson, J. L., McMillan, J. and Li, L. (2014) "Benefits of exercise intervention in reducing neuropathic pain." *Frontiers in Cellular Neuroscience 8*, 102.
33 Mehling, W., Wrubel, J., Daubenmier, J. *et al.* (2011) "Body awareness: A phenomenological inquiry into the common ground of mind-body therapies." *Philosophy, Ethics, and Humanities in Medicine 6*, 6.
34 Streeter, C., Whitfield, T., Owen, L. *et al.* (2010) "Effects of yoga versus walking on mood, anxiety, and brain GABA levels: A randomized controlled MRS study." *Journal of Alternative and Complementary Medicine 16*, 11, 1145–1152.
35 Uebelacker, L., Epstein-Lubow, G., Brandon, G. (2010) "Hatha yoga for depression: Critical review of the evidence for efficacy, plausible mechanisms of action, and directions for future research." *Journal of Psychiatric Practice 16*, 1, 22–33.
36 Nijs, J., Kosek, E., Van Oosterwicjk, J. and Meeus, M. (2012) "Dysfunctional endogenous analgesia during exercise in patients with chronic pain: To exercise or not to exercise?" *Pain Physician 15*, ES205–ES213.
37 Nijs *et al.* (2012).
38 Leung *et al.* (2016).
39 Clark, A. and Mach, N. (2016) "Exercise-induced stress behavior, gut-microbiota-brain axis and diet: A systematic review for athletes." *Journal of the International Society of Sports Nutrition 13*, 43.
40 McLean, S., Clauw, D., Abelson, J. and Liberzon, I. (2005) "The development of persistent pain and psychological morbidity after motor vehicle collision: Integrating the potential role of stress response systems into a biopsychosocial model." *Psychosomatic Medicine 67*, 5, 783–790.
41 Butler, D. and Moseley, L. (2017) *Explain Pain Supercharged*. Adelaide: Noigroup Publications.
42 Porges, S. (2009) "The polyvagal theory: New insights into adaptive reactions of the autonomic nervous system." *Cleve Clin J Med 76*, S2, S86–S90.

第八章

1 Borg-Olivier, S. and Machliss, B. (2011) *Applied Anatomy and Physiology of Yoga*. Waverley, NSW: YogaSynergy Pty Ltd., p.240.
2 Clifton-Smith, T. and Rowley, J. (2011) "Breathing pattern disorders and physiotherapy: Inspiration

for our profession." *Physical Therapy Reviews 16*, 1, 75–86.

3 Clifton-Smith and Rowley (2011); Bordoni, B. and Zanier, E. (2013) "Anatomic connections of the diaphragm: Influence of respiration on the body system." *Journal of Multidisciplinary Healthcare 6*, 281–291.

4 Clifton-Smith and Rowley (2011); van Dixhoorn, J. (1997) "Hyperventilation and dysfunctional breathing." *Biological Psychology 46*, 90–91; Key, J. (2013) "'The core': Understanding it, and retraining its dysfunction." *Journal of Bodywork and Movement Therapies 17*, 541–559; Bordoni and Zanier (2013).

5 Craig, A. D. (2002) "How do you feel? Interoception: The sense of the physiological condition of the body." *Nat Rev Neurosci 3*, 8, 655–666; Paulus, M. P. (2013) "The breathing conundrum: Interoceptive sensitivity and anxiety. *Depression and Anxiety 30*, 4, 315–320.

6 Strigo, I. R. and Craig, A. D. (2016) "Interoception, homeostatic emotions and sympathovagal balance." *Philosophical Transactions of the Royal Society B: Biological Sciences* doi: 10.1098/rstb.2016.0010; Philippot, P., Chapelle, G. and Blairy, S. (2010) "Respiratory feedback in the generation of emotion." *Cognition and Emotion 5*, 605–627; Brown, R. P. and Gerbarg, P. L. (2005) "Sudarshan Kriya yogic breathing in the treatment of stress, anxiety and depression: Part I—Neurophysioloigc model." *Journal of Alternative and Complementary Medicine 11*, 1, 189–201; Rainville, P., Bechara, A., Naqvi, N. and Damasio, A. R. (2006) "Basic emotions are associated with distinct patterns of cardiorespiratory activity." *International Journal of Psychophysiology 61*, 5–18; Boiten, F. A., Frijda, N. H. and Wientjes, C. J. (1994) "Emotions and respiratory patterns: Review and critical analysis." *Int J Psychophysiol 17*, 103–128.

7 Telles, S., Singh, N. and Puthige, R. (2013) "Changes in P300 following alternate nostril yoga breathing and breath awareness." *Biopsychosocial Medicine 7*, 1, 11; Sharma, V. K., Manivel, R., Subramaniyam, V. *et al.* (2014) "Effect of fast and slow pranayama practice on cognitive functions in healthy volunteers." *Journal of Clinical and Diagnostic Research 8*, 1, 10–13; Schmalzl, L., Powers, C., Zanesco, A. P., Yetzb, N., Groessl, E. J. and Saron, C. D. (2018) "The effect of movement-focused and breath-focused yoga practice on stress parameters and sustained attention: A randomized controlled pilot study." *Consciousness and Cognition 65*, 109–125.

8 Strigo and Craig (2016); Sovik, R. (2000) "The science of breathing—The yogic view." *Prog Brain Res 122*, 491–505; Schmalzl, L., Powers, C. and Henje Blom, E. (2015) "Neurophysiological and neurocognitive mechanisms underlying the effects of yoga-based practices: Towards a comprehensive theoretical framework." *Front Hum Neurosci* 9, 235; Calabrese, P., Perrault, H., Dinh, T. P., Eberhard, A. and Benchetrit, G. (2000) "Cardiorespiratory interactions during resistive load breathing." *American Journal of Physiology: Regulatory, Integrative and Comparative Physiology 279*, 6, 2208–2213.

9 van Dixhoorn (1997), p.90.

10 Jafari, H., Courtois, I., Van den Bergh, O., Vlaeyen, J. W. S. and Van Diest, I. (2017) "Pain and respiration: A systematic review." *Pain 158*, 6, 995–1006.

11 van Dixhoorn (1997), p.90.

12 Clifton-Smith and Rowley (2011), p.76.

13 Clifton-Smith and Rowley (2011); Chaitow, L. (2012) "Breathing pattern disorders and lumbopelvic pain and dysfunction: An update." Accessed on 14/12/18 at http://leonchaitow.com/2012/01/23/breathing-pattern-disorders-and-lumbopelvic-pain-and-dysfunction-an-update; Schleifer, L. M., Ley, R. and Spalding, T. W. (2002) "A hyperventilation theory of job stress and musculoskeletal disorders." *American Journal of Industrial Medicine 41*, 5, 420–432; Clausen, T., Scharf, A., Menzel, M. *et al.* (2004) "Influence of moderate and profound hyperventilation on cerebral blood flow, oxygenation and metabolism." *Brain Research 1019*, 1–2, 113–123.

14 Clifton-Smith and Rowley (2011).

15 Gardner, W. N. (2004) "Hyperventilation." *American Journal of Respiratory and Critical Care Medicine 170*, 2, 105–106.

16 Clifton-Smith and Rowley (2011).

17 van Dixhoorn, J. and Folgering, H. (2015) "The Nijmegen Questionnaire and dysfunctional breathing." *ERJ Open Research 1*, 1, 00001-2015.

18 van Dixhoorn and Folgering (2015), p.2.

19 Swami Jnaneshvara Bharati (n.d.) Traditional Yoga and Meditation of the Himalayan Masters, Self Realization through the Yoga Sutras, Vedanta, Samaya Sri Vidya Tantra. Accessed on 14/12/18 at http://swamij.com/yoga-sutras-13339.htm.

20 Pearson, N. (2007) *Understand Pain, Live Well Again: Pain Education for Busy Clinicians and People with Persistent Pain*. Penticton: Life is Now, Inc.

21 Saoji, A. A., Raghavendra, B. R. and Manjunath, N. K. (2017) "Effects of yogic breath regulation: A narrative review of scientific evidence." *Journal of Ayurveda and Integrative Medicines* doi: 10.1016/jjaim.2117.07.008.

22 Zautra, A. J., Fasman, R., Davis, M. C. and Craig, A. D. B. (2010) "The effects of slow breathing on affective responses to pain stimuli: An experimental study." *Pain 149*, 12–18.

23 Bernardi, L., Gabutti, A., Porta, C. and Spicuzza, L. (2001) "Slow breathing reduces chemoreflex response to hypoxia and hypercapnia, and increases baroreflex sensitivity." *Journal of Hypertension 19*, 2221–2229; Bernardi, L., Porta, C., Gabutti, A., Spicuzza, L. and Sleight, P. (2001) "Modulatory effects of respiration." *Autonomic Neuroscience 90*, 47–56; Strauss-Blasche, G., Moser, M., Voica, M., McLeod, D., Klammer, N. and Marktl, W. (2000) "Relative timing of inspiration and expiration affects respiratory sinus arrhythmia." *Clinical and*

Experimental Pharmacology and Physiology 27, 601–606; Esposito, P., Mereu, R., De Barbieri, G. *et al.* (2016) "Trained breathing-induced oxygenation acutely reverses cardiovascular autonomic dysfunction in patients with type 2 diabetes and renal disease." *Acta Diabetologica 53*, 2, 217–226.
24 Spicuzza, L., Gabutti, A., Porta, C., Montano, N. and Bernardi, L. (2000) "Yoga and chemoreflex response to hypoxia and hypercapnia." *Lancet 356*, 1495–1496.
25 Brown and Gerbarg (2005).
26 Calabrese *et al.* (2000).
27 Sovik (2000).
28 Porges, S. W. (2001) "The polyvagal theory: Phylogenetic substrates of a social nervous system." *Int J Psychophysiol 42*, 2, 123–146; Schmalzl, L., Streeter, C. C. and Khalsa, S. B. S. (2016) "Research on the Psychophysiology of Yoga." In: S. B. S. Khalsa, L. Cohen, T. McCall and S. Telles (eds) *The Principles and Practice of Yoga in Healthcare.* Edinburgh: Handspring Publishing. 49–68.
29 Schmalzl, Powers and Henje Blom (2015); Thayer, J. F. and Sternberg, E. (2006) "Beyond heart rate variability: Vagal regulation of allostatic systems." *Annals of the New York Academy of Sciences 1088*, 1, 361–372.
30 Sharma *et al.* (2014).
31 Saoji, Raghavendra and Manjunath (2017).
32 Brown and Gerbarg (2005).
33 Saoji, Raghavendra and Manjunath (2017).
34 Schmalzl, Powers and Henje Blom (2015); Chang, C. and Glover, G. H. (2009) "Relationship between respiration, end-tidal CO_2 and BOLD signals in resting-state fMRI." *Neuroimage 47*, 4, 1381–1393.
35 Schmalzl, Powers and Henje Blom (2015); Borsook, D., Upadhyay, J., Chudler, E. H. and Becerra, L. (2010) "A key role of the basal ganglia in pain and analgesia: Insights gained through human functional imaging." *Mol Pain 6*, 27.
36 Telles, S., Sharma, S. K. and Balkrishna, A. (2014) "Blood pressure and heart rate variability during yoga-based alternate nostril breathing practice and breath awareness." *Medical Science Montiro Basic Research 20*, 1, 184–193; Sinha, A. N., Deepak, D. and Gusain, V. S. (2013) "Assessment of the effects of pranayama/alternate nostril breathing on the parasympathetic nervous system in young adults." *Journal of Clinical and Diagnostic Research 7*, 5, 821–823.
37 Telles, Singh and Puthige (2013).
38 Schmalzl *et al.* (2018).
39 Schmalzl, Streeter and Khalsa (2016).
40 Saoji, Raghavendra and Manjunath (2017).
41 Brown and Gerbarg (2005).
42 Brown and Gerbarg (2005), p.190.
43 Saoji, Raghavendra and Manjunath (2017), p.8.
44 Jafari, H., Courtois, I., Van den Bergh, O., Vlaeyen, J. W. S. and Van Diest, I. (2017) "Pain and respiration: A systematic review." *Pain 158*, 6, 995–1006.
45 Glynn, C. J., Lloyd, J. W. and Folkhard, S. (1981) "Ventilatory response to intractable pain." *Pain 11*, 201–211.
46 Suess, W. M., Alexander, A. B., Smith, D. D., Sweeney, H. W. and Marion, R. J. (1980) "The effects of psychological stress on respiration: A preliminary study of anxiety and hyperventilation." *Psychophysiology 17*, 535–540.
47 Jafari *et al.* (2017), p.998.
48 Jafari *et al.* (2017).
49 Perri, M. and Halford, E. (2008) "Pain and faulty breathing: A pilot study." *J Bodyw Mov Ther 4*, 297–306; McLaughlin, L., Goldsmith, C. H. and Coleman, K. (2011) "Breathing evaluation and retraining as an adjunct to manual therapy." *Manual Therapy 16*, 1, 51–52.
50 Hruska, J. (1997) "Influences of dysfunctional respiratory mechanics on orofacial pain." *Dent Clin North Am 41*, 2, 211–227.
51 Haugstad, G., Haugstad, T. and Kirste, U. (2006) "Posture, movement patterns, and body awareness in women with chronic pelvic pain." *J Psychosom Res 61*, 5, 637–644.
52 McLaughlin, Goldsmith and Coleman (2011); O'Sullivan, P. and Beale, D. (2007) "Changes in pelvic floor and diaphragm kinematics and respiratory patterns in subjects with sacroiliac joint pain following a motor learning intervention." *Manual Therapy 12*, 209–218; Hodges, P. W. and Moseley, G. L. (2003) "Pain and motor control of the lumbopelvic region: Effect and possible mechanisms." *Journal of Electromyography and Kinesiology 13*, 361–370; Janssens, L., Brumagne, S., Polspoel, K., Troosters, T. and McConnell, A. (2010) "The effect of inspiratory muscles fatigue on postural control in people with and without recurrent low back pain." *Spine 35*, 10, 1088–1094; Smith, M. D., Russell, A. and Hodges, P. W. (2006) "Disorders of breathing and continence have a stronger association with back pain than obesity and physical activity." *Australian Journal of Physiotherapy 52*, 11–16; Beekmans, N., Vermeersch, A., Lysens, R., *et al.* (2016) "The presence of respiratory disorders in individuals with low back pain: A systematic review." *Manual Therapy 26*, 77–86.
53 Smith, Russell and Hodges (2006).
54 Van Ryswyk, E. and Antic, N. A. (2016) "Opioids and sleep-disordered breathing." *Chest 150*, 4, 934–944.
55 Van Ryswyk and Antic (2016).
56 Key (2013); Bordoni and Zanier (2013).
57 Martin, S. L., Kerr, K. L., Bartley, E. J., Kuhn, B. L. *et al.* (2012) "Respiration-induced hypoalgesia: Exploration of potential mechanisms." *Journal of Pain 13*, 755–763.
58 Jafari *et al.* (2017).
59 Kapitza, K. P., Passie, T., Bernateck, M. and Karst, M. (2010) "First non-contingent respiratory biofeedback placebo versus contingent biofeedback in patients with chronic low back pain: A

randomized, controlled, double-blind trial." *Appl Psychophysiol Biofeedback 35*, 207–217.
60 Elkreem, H. M. A. (2014) "Effect of breathing exercise on respiratory efficiency and pain intensity among children receiving chemotherapy." *Journal of Education and Practice 5*, 18–32.
61 Park, E., Oh, H. and Kim, T. (2013) "The effects of relaxation breathing on procedural pain and anxiety during burn care." *Burns 39*, 1101–1106.
62 Busch, V., Magerl, W., Kern, U., Haas, J., Hajak, G. and Eichhammer, P. (2012) "The effect of deep and slow breathing on pain perception, autonomic activity, and mood processing: An experimental study." *Pain Med 13*, 215–228.
63 Zautra *et al.* (2010).
64 Arsenault, M., Ladouceur, A., Lehmann, A., Rainville, P. and Piché, M. (2013) "Pain modulation induced by respiration: Phase and frequency effects." *Neuroscience 252*, 501–511.
65 Iwabe, T., Ozaki, I. and Hashizume, A. (2014) "The respiratory cycle modulates brain potentials, sympathetic activity, and subjective pain sensation induced by noxious stimulation." *Neuroscience Research 84*, 47–59.
66 Martin *et al.* (2012).
67 Duschek, S., Werner, N. S. and Reyes del Paso, G. A. (2013) "The behavioral impact of baroreflex function: A review." *Psychophysiology 50*, 1183–1193.
68 Duschek, Werner and Reyes del Paso (2013).
69 Bernardi *et al.* (2001).
70 Strauss-Blasche *et al.* (2000).
71 Jafari *et al.* (2017).
72 Jafari *et al.* (2017).
73 Martin *et al.* (2012).
74 Busch *et al.* (2012).
75 Chalaye, P., Goffaux, P., Lafrenaye, S. and Marchand, S. (2009) "Respiratory effects on experimental heat pain and cardiac activity." *Pain Med 10*, 1334–1340.
76 Zautra *et al.* (2010).
77 Jafari *et al.* (2017).
78 Jafari *et al.* (2017).
79 Jafari *et al.* (2017), p.1004.
80 van Dixhoorn (1997).

第九章

1 Bhavanani, A. B. (2011) *Understanding the Yoga Darshan.* 1st edition. Puducherr: Dhivyananda Creations.
2 Herbert, M. S., Goodin, B. R., Pero, S. T. *et al.* (2014) "Pain hypervigilance is associated with greater clinical pain severity and enhanced experimental pain sensitivity among adults with symptomatic knee osteoarthritis." *Ann Behav Med 48*, 1, 50–60.
3 Chapple, C. K. (2008) *Yoga and the Luminous: Patanjali's Spiritual Path to Freedom.* Albany, NY: State University of New York Press; Chapple, C. K., Sternlieb, B. and Antunes, C. (2015) *Sacred Thread: Patanjali's Yoga Sutras.* Pondicherry: Prisma Press.
4 Bharati, S. J. (n.d.) "Yoga Sutras 4.18–4.21 Illumination of the Mind." Accessed on 14/12/18 at http://swamij.com/yoga-sutras-41821.htm.
5 Mehling, W. E., Gopisetty, V., Daubenmier, J., Price, C. J., Hecht, F. M. and Stewart, A. (2009) "Body awareness: Construct and self-report measures." *PLoS One 4*, 5, e5614, p.2.
6 Chesler, A. T., Szczot, M., Bharucha-Goebel, D. *et al.* (2016) "The role of PIEZO2 in human mechanosensation." *New England Journal of Medicine 375*, 14, 1355–1364.
7 Lutz, A., Brefczynski-Lewis, J., Johnstone, T. and Davidson, R. J. (2008) "Regulation of the neural circuitry of emotion by compassion meditation: Effects of meditative expertise." *PLoS One 3*, 3, e1897.
8 Ly, M., Motzkin, J. C., Philippi, C. L. *et al.* (2012) "Cortical thinning in psychopathy." *American Journal of Psychiatry 169*, 7, 743–749.
9 Lazar, S. W., Kerr, C. E., Wasserman, R. H. *et al.* (2005) "Meditation experience is associated with increased cortical thickness." *Neuroreport 16*, 17, 1893–1897; Holzel, B. K., Carmody, J., Vangel, M. *et al.* (2011a) "Mindfulness practice leads to increases in regional brain gray matter density." *Psychiatry Research 191*, 1, 36–43.
10 Holzel, B. K., Lazar, S. W., Gard, T., Schuman-Olivier, Z., Vago, D. R. and Ott, U. (2011b) "How does mindfulness meditation work? Proposing mechanisms of action from a conceptual and neural perspective." *Perspectives on Psychological Science 6*, 6, 537–559.
11 Lazar *et al.* (2005); Holzel *et al.* (2011a); Holzel *et al.* (2011b).
12 Valenzuela-Moguillansky, C., Reyes-Reyes, A. and Gaete, M. I. (2017) "Exteroceptive and interoceptive body-self awareness in fibromyalgia patients." *Front Hum Neurosci 11*, 117.
13 Valenzuela-Moguillansky, Reyes-Reyes and Gaete (2017).
14 Herbert *et al.* (2014).
15 Holzel *et al.* (2011b); Cramer, H., Lauche, R., Daubenmier, J. *et al.* (2018) "Being aware of the painful body: Validation of the German Body Awareness Questionnaire and Body Responsiveness Questionnaire in patients with chronic pain." *PLoS One 13*, 2, e0193000; Gard, G. (2005) "Body awareness therapy for patients with fibromyalgia and chronic pain." *Disability and Rehabilitation 27*, 12, 725–728.
16 Mehling *et al.* (2009).
17 Bergström, M., Ejelöv, M., Mattsson, M. and Stålnacke, B.-M. (2014) "One-year follow-up of body awareness and perceived health after participating in a multimodal pain rehabilitation programme: A pilot study." *European Journal of Physiotherapy 16*, 4, 246–254.
18 Cohen, L. and M.D. Anderson Cancer Center (2014) "Effects of Meditation on Cognitive Function and

Quality of Life." Accessed on 14/12/18 at https://clinicaltrials.gov/ct2/show/NCT02162329.
19 Holzel *et al.* (2011b); Benson, H. (1993) "The Relaxation Response." In: D. Goleman and J. Gurin (eds) *Mind Body Medicine How to Use Your Mind for Better Health.* New York, NY: Consumer Reports Book. 125–257; Kabat-Zinn, J. (1984) "The clinical use of mindfulness meditation for the self-regulation of chronic pain." *Journal of Behavioral Medicine 8*, 2, 163–190; Morone, N. E. and Greco, C. M. (2007) "Mind-body interventions for chronic pain in older adults: A structured review." *Pain Med 8*, 4, 359–375; Rosenzweig, S., Greeson, J. M., Reibel, D. K., Green, J. S., Jasser, S. A. and Beasley, D. (2010) "Mindfulness-based stress reduction for chronic pain conditions: Variation in treatment outcomes and role of home meditation practice." *J Psychosom Res 68*, 1, 29–36; Vallath, N. (2010) "Perspectives on yoga inputs in the management of chronic pain." *Indian Journal of Palliative Care 16*, 1, 1–7; Schaffer, S. and Yucha, C. V. (2004) "Relaxation and pain management: The relaxation response can play a role in managing chronic and acute pain." *American Journal of Nursing 104*, 8, 75–82; Tilbrook, H., Cox, H., Hewitt, C. *et al.* (2011) "Yoga for chronic low back pain: A randomized trial." *Annals of Internal Medicine 155*, 9, 569–578; Astin, J. (2004) "Mind-body therapies for the management of pain." *Clinical Journal of Pain 20*, 1, 27–32; Baird, C. and Sands, L. (2004) "A pilot study of the effectiveness of guided imagery with progressive muscle relaxation to reduce chronic pain and mobility difficulties of osteoarthritis." *Pain Management Nursing 5*, 3, 97–104; Saper, R., Lemaster, C., Delitto, A. *et al.* (2017) "Yoga, physical therapy, or education for chronic low back pain: A randomized noninferiority trial." *Annals of Internal Medicine 167*, 2, 85–94; Cramer, H. (2017) "Effects of yoga on chronic neck pain: A systematic review and meta-analysis." *Clinical Rehabilitation 31*, 11, 1457–1465; Sutar, R., Yadav, S. and Desai, G. (2016) "Yoga intervention and functional pain syndromes: A selective review." *Int Rev Psychiatry 28*, 3, 316–322; Hilton, L., Hempel, S., Ewing, B. A. *et al.* (2017) "Mindfulness meditation for chronic pain: Systematic review and meta-analysis." *Ann Behav Med 51*, 2, 199–213.
20 Bhavanani (2011).
21 Giri, S. G. (1999) *The Ashtanga Yoga of Patanjali.* Tami Nadu: Satya Press, p.88.
22 Holzel *et al.* (2011a).
23 Lee, M., Silverman, S., Hansen, H., Patel, V. and Manchikanti, L. (2011) "A comprehensive review of opioid-induced hyperalgesia." *Pain Physician 14*, 145–161; Portenoy, R. K. (1996) "Opioid therapy for chronic nonmalignant pain." *Pain Research and Management 1*, 1, 17–28; Martell, B. A., O'Connor, P. G., Kerns, R. D. *et al.* (2007) "Systematic review: Opioid treatment for chronic back pain: Prevalence, efficacy, and association with addiction." *Annals of Internal Medicine 146*, 2, 116–127; Bogduk, N. and Andersson, G. (2009) "Is spinal surgery effective for back pain?" *F1000 Medical Reports* doi: 10.3410/M1-60.
24 Bogduk and Andersson (2009); Nystrom, B. (2012) "Spinal fusion in the treatment of chronic low back pain: Rationale for improvement." *Open Orthopaedics Journal 6*, 478–481; Thorlund, J. B., Juhl, C. B., Roos, E. M. and Lohmander, L. S. (2015) "Arthroscopic surgery for degenerative knee: Systematic review and meta-analysis of benefits and harms." *BMJ 350*, h2747; Brinjikji, W., Luetmer, P. H., Comstock, B. *et al.* (2015) "Systematic literature review of imaging features of spinal degeneration in asymptomatic populations." *American Journal of Neuroradiology 36*, 4, 811–816; Beard, D. J, Rees, J. L., Cook, J. A. *et al.* (2018) "Arthroscopic subacromial decompression for subacromial shoulder pain (CSAW): A multicentre, pragmatic, parallel group, placebo-controlled, three-group, randomised surgical trial." *Lancet 391*, 10118, 329–338; Teunis, T. L. B., Reilly, B. T. and Ring, D. (2014) "A systematic review and pooled analysis of the prevalence of rotator cuff disease with increasing age." *Journal of Shoulder and Elbow Surgery 23*, 12, 1913–1921.
25 Chapple (2008); Chapple, Sternlieb and Antunes (2015).
26 Bharati, S. J. (n.d.) "Clearing the Clouded Mind Through Yoga." Accessed on 14/12/18 at www.swamij.com/cloudedmind.htm.
27 Ramachandran, V. and Blakeslee, S. (1998) *Phantoms in the Brain: Probing the Mysteries of the Human Mind.* 1st edition. New York, NY: HarperCollins, p.54.
28 Colmenero, L. H., Marmol, J. M. P., Marti-Garcia, C. *et al.* (2018) "Effectiveness of mirror therapy, motor imagery, and virtual feedback on phantom limb pain following amputation: A systematic review." *Prosthetics and Orthotics International 42*, 3, 288–298.
29 Vingerhoets, G., de Lange, F. P., Vandemaele, P., Deblaere, K. and Achten, E. (2002) "Motor imagery in mental rotation: An fMRI study." *NeuroImage 17*, 3, 1623–1633.
30 Ramachandran and Blakeslee (1998).
31 Moseley, L. (2011) "Why Things Hurt." [Video] *TEDxAdelaide.* Accessed on 14/12/18 at www.youtube.com/watch?v=gwd-wLdIHjs.
32 Moseley (2011).
33 Herbert *et al.* (2014); Cramer *et al.* (2018); Cramer, H., Mehling, W. E., Saha, F. J., Dobos, G. and Lauche, R. (2018) "Postural awareness and its relation to pain: Validation of an innovative instrument measuring awareness of body posture in patients with chronic pain." *BMC Musculoskeletal Disorders 19*, 1, 109.
34 Lazar *et al.* (2005); Holzel *et al.* (2011a); Holzel *et al.* (2011b); Hilton *et al.* (2017); Schmalzl, L. and Kerr, C. E. (2016) "Editorial: Neural mechanisms underlying movement-based embodied contemplative practices. *Front Hum Neurosci 10*, 169.

35 Gard (2005); Maglione, M. A., Hempel, S., Maher, A. R. *et al.* (2016) *Mindfulness Meditation for Chronic Pain*. Santa Monica, CA: Rand Corporation.
36 Gendlin, E. T. (2007) *Focusing*. 3rd edition. New York, NY: Bantam Books.
37 Rome, D. I. (2014) *Your Body Knows the Answer*. Boulder, CO: Shambala Publications.
38 Siegel, D. J. (2011) *Mindsight*. New York, NY: Bantam Books.
39 Levine, P. A. (1997) *Waking the Tiger*. Berkeley, CA: North Atlantic Books; Payne, P., Levine, P. A. and Crane-Godreau, M. A. (2015) "Somatic experiencing: Using interoception and proprioception as core elements of trauma therapy." *Front Psychol 6*, 93.
40 Chimenti, R., Frey-Law, L. and Sluka, K. (2018) "A mechanism-based approach to physical therapist management of pain." *Phys Ther 98*, 5, 302–314, p.305.
41 Bharati, S. J. (n.d.) "Yoga Sutras 1.12–1.16, Practice and Non-Attachment." Accessed on 14/12/18 at www.swamij.com/yoga-sutras-11216.htm.
42 Valenzuela-Moguillansky, Reyes-Reyes and Gaete (2017); Bray, H. and Moseley, G. L. (2011) "Disrupted working body schema of the trunk in people with back pain." *British Journal of Sports Medicine 45*, 3, 168–173; Martinez, E., Aira, Z., Buesa, I., Aizpurua, I., Rada, D. and Azkue, J. J. (2018) "Embodied pain in fibromyalgia: Disturbed somatorepresentations and increased plasticity of the body schema." *PLoS One 13*, 4, e0194534; Valenzuela Moguillansky, C., O'Regan, J. K. and Petitmengin, C. (2013) "Exploring the subjective experience of the 'rubber hand' illusion." *Front Hum Neurosci 7*, 659; Trojan, J., Diers, M., Valenzuela-Moguillansky, C. and Torta, D. M. (2014) "Body, space, and pain." *Front Hum Neurosci 8*, 369; Schwoebel, J., Friedman, R., Duda, N. and Coslett, H. B. (2001) "Pain and the body schema: Evidence for peripheral effects on mental representations of movement." *Brain 124*, 10, 2096–2104; Martinez, E., Aira, Z., Buesa, I., Aizpurua, I., Rada, D. and Azkue, J. (2018) "Embodied pain in fibromyalgia: Disturbed somatorepresentations and increased plasticity of the body schema." *PLoS One 13*, 4, e0194534.
43 Moseley, G. L., Olthof, N., Venema, A. *et al.* (2008) "Psychologically induced cooling of a specific body part caused by the illusory ownership of an artificial counterpart." *Proc Natl Acad Sci 105*, 35, 13169–13173; Botvinick, M. and Cohen, J. (1998) "Rubber hands 'feel' touch that eyes see. *Nature 391*, 756; Ehrsson, H., Holmes, N. and Passingham, R. (2005) "Touching a rubber hand: Feeling of body ownership is associated with activity in multisensory brain areas." *Journal of Neuroscience 25*, 45, 10564–10573; Ehrsson, H., Spence, C. and Passingham, R. (2004) "That's my hand! Activity in premotor reflects feeling of ownership of a limb." *Science 305*, 875–877; Ehrsson, H., Wiech, K., Weiskopf, N., Dolan, R. and Passingham, R. (2007) "Threatening a rubber hand that you feel is yours elicits a cortical anxiety response." *Proc Natl Acad Sci 104*, 9828–9833; Longo, M., Schuur, F., Kammers, M., Tsakiris, M. and Haggard, P. (2008) "What is embodiment? A psychometric approach." *Cognition 107*, 978–998; Tsakiris, M. (2010) "My body in the brain: A neurocognitive model of body ownership." *Neuropsychologia 48*, 703–712; Tsakiris, M. and Haggard, P. (2005) "The rubber hand illusion revisited: Visuotactile integration and self-attribution." *Journal of Experimental Psychology: Human Perception and Performance 31*, 80–91; Tsakiris, M., Hesse, M., Boy, C., Haggard, P. and Fink, G. (2007) "Neural signatures of body ownership: A sensory network for bodily self-consciousness." *Cerebral Cortex 16*, 645–660; Costantini, M. and Haggard, P. (2007) "The rubber hand illusion: Sensitivity and reference frame for body ownership." *Conscious Cognition 16*, 229–240; Capelari, E. and Brasil-Neto, J. (2009) "Feeling pain in the rubber hand: Integration of visual, proprioceptive, and painful stimuli." *Perception 38*, 92–99; Kammers, M., de Vignemont, F., Verhagen, L. and Dijkerman, H. (2009) "The rubber hand illusion in action." *Neuropsychologia 47*, 204–211; Schutz-Bosbach, S., Tausche, P. and Weiss, C. (2009) "Roughness perception during the rubber hand illusion." *Brain Cognition 70*, 136–144; Lewis, E. and Lloyd, D. (2010) "Embodied experience: A first-person investigation of the rubber hand illusion." *Phenomenology and the Cognitive Sciences 9*, 317–339; Barnsley, N., McAuley, J. H., Mohan, R., Dey, A., Thomas, P. and Moseley, G. L. (2011) "The rubber hand illusion increases histamine reactivity in the real arm." *Current Biology 21*, 23, R945–946; Moguillansky, C., O'Regan, J. and Petitmengin, C. (2013) "Exploring the subjective experience of the 'rubber hand' illusion." *Front Hum Neurosci 7*, 659.
44 Steptoe, W., Steed, A. and Slater, M. (2013) "Human tails: Ownership and control of extended humanoid avatars." *IEEE Transactions on Visualization and Computer Graphics 19*, 4, 583–590.
45 Chapple (2008).
46 Flor, H. (2002) "Painful memories: Can we train chronic pain patients to 'forget' their pain?" *EMBO Reports 3*, 4, 288–291.
47 Grossan, M. (2011) *Stressed? Anxiety? Your Cure is in the Mirror*. Charleston, SC: Murray Grossan, MD.
48 Fazzio, L. R. and Langer, E. (2013) *Improving Memory and Function in Chronic Pain Sufferers Through a Mindfulness Intervention*. Los Angeles, CA and Cambridge, MA: Loyola Marymount University and Harvard University.
49 Bray and Moseley (2011); Schwoebel *et al.* (2001); Valenzuela-Moguillansky, C. (2013) "Pain and body awareness: An exploration of the bodily experience of persons suffering from fibromyalgia." *Psychological Experiments in First-Person Research 8*, 3, 339–350; Gilpin, H. R., Moseley, G. L., Stanton, T. R. and Newport, R. (2015) "Evidence for distorted mental representation of the hand in osteoarthritis." *Rheumatology (Oxford) 54*, 4, 678–682.

50 Martinez *et al.* (2018).
51 Bhavanani (2011).
52 Fazzio and Langer (2013).

第十章

1 Cohen, S., Janicki-Deverts, D., Doyle, W. J. *et al.* (2012) "Chronic stress, glucocorticoid receptor resistance, inflammation, and disease risk." *PNAS 109*, 16, 5995–5999.
2 Zhang, J. M. and An, J. (2007) "Cytokines, inflammation and pain." *International Anesthesiology Clinics 45*, 2, 27–37.
3 Watkins, L. R., Milligan, E. D. and Maier, S. F. (2003) "Glial proinflammatory cytokines mediate exaggerated pain states: Implications for clinical pain." *Adv Exp Med Biol 521*, 1–21.
4 Ren, K. and Dubner, R. (2010) "Interactions between the immune and nervous systems in pain." *Nature Medicine 16*, 11, 1267–1276.
5 Okifuji, A. and Hare, B. D. (2015) "The association between chronic pain and obesity." *Journal of Pain Research 8*, 399–408.
6 James, M. J. and Cleland, L. G. (1997) "Dietary n-3 fatty acids and therapy for rheumatoid arthritis." *Semin Arthritis Rheum 27*, 2, 85–97; James, M., Proudman, S. and Cleland, L. (2010) "Fish oil and rheumatoid arthritis: Past, present and future." *Proceedings of the Nutrition Society 69*, 3, 316–323; Hurst, S., Zainal, Z., Caterson, B., Hughes, C. E. and Harwood, J. L. (2010) "Dietary fatty acids and arthritis." *Prostaglandins, Leukotrienes, and Essential Fatty Acids 82*, 4–6, 315–318.
7 Maroon, J. C. and Bost, J. W. (2006) "Omega-3 fatty acids (fish oil) as an anti-inflammatory: An alternative to nonsteroidal anti-inflammatory drugs for discogenic pain. *Surgical Neurology 65*, 4, 326–331.
8 Altman, R. D. and Marcussen, K. C. (2001) "Effects of a ginger extract on knee pain in patients with osteoarthritis." *Arthritis and Rheumatism 44*, 11, 2531–2538; Srivastava, K. C. and Mustafa, T. (1992) "Ginger (Zingiber officinale) in rheumatism and musculoskeletal disorders. *Medical Hypotheses 39*, 4, 342–348.
9 Stoner, G. and Wang, L. S. (2013) "Natural Products as Anti-inflammatory Agents." In: *Obesity, Inflammation and Cancer*. Springer New York. 341–361.
10 Richard, D. M., Dawes, M. A., Mathias, C. W., Acheson, A., Hill-Kapturczak, N. and Dougherty, D. M. (2009) "*L*-tryptophan: Basic metabolic functions, behavioral research and therapeutic indications." *International Journal of Tryptophan Research: IJTR 2*, 45–60; Martin, S. L., Power, A., Boyle, Y., Anderson, I. M., Silverdale, M. A. and Jones, A. K. P. (2017) "5-HT modulation of pain perception in humans." *Psychopharmacology 234*, 19, 2929–2939; Young, S. N. (1996) "Behavioral effects of dietary neurotransmitter precursors: Basic and clinical aspects." *Neurosci Biobehav Rev 20*, 2, 313–323; Sidransky, H. (2002) *Tryptophan: Biochemical and Health Implications*. Boca Raton, FL: CRC Press.
11 Katz, D. L. and Meller, S. (2014 "Can we say what diet is best for health?" *Annual Review of Public Health 35*, 83–103.
12 Pollan, M. (2009) *Food Rules: An Eater's Manual*. New York: Penguin Books.
13 Serra-Majem, L., Roman, B. and Estruch, R. (2006) "Scientific evidence of interventions using the Mediterranean diet: A systematic review." *Nutrition Reviews 64*, S1, S27–S47; Tortosa, A., Bes-Rastrollo, M., Sanchez-Villega, A., Basterra-Gortari, F. J., Nuñez-Cordoba, J. M. and Martinez-Gonzalez, M. A. (2007) "Mediterranean diet inversely associated with the incidence of metabolic syndrome: The SUN prospective cohort." *Diabetes Care 30*, 11, 2957–2959; Sköldstam, L., Hagfors, L. and Johannson, G. (2003) "An experimental study of a Mediterranean diet intervention for patients with rheumatoid arthritis." *Annals of Rheumatic Diseases 62*, 3; Sánchez-Villegas, A., Pérez-Comago, A., Zazpe, I., Santiago, S., Lahortiga, F. and Martinez-González, M. A. (2017) "Micronutrient intake adequacy and depression risk in the SUN cohort study." *European Journal of Nutrition* doi: 10.1007/s00394-017-1514-z.
14 Adam, T. C. and Epel, E. S. (2007) "Stress, eating and the reward system." *Physiology and Behavior 91*, 449–458.
15 Steptoe, A., Hamer, M. and Chida, Y. (2007) "The effects of acute psychological stress on circulating inflammatory factors in humans: A review and meta-analysis." *Brain, Behavior, and Immunity 21*, 901–912; Björntorp, B. (2001) "Do stress reactions cause abdominal obesity and comorbidities?" *Obesity Reviews 2*, 73–86; Epel, E., Lapidus, R., McEwen, B. and Brownell, K. (2001) "Stress may add bite to appetite in women: A laboratory study of stress-induced cortisol and eating behavior." *Psychoneuroendocrinology 26*, 37–49.
16 Garg, N. and Lerne, J. S. (2013) "Sadness and consumption." *Journal of Consumer Psychology 23*, 1, 106–113; Alba, J. W. and Williams, E. F. (2013) "Pleasure principles: A review of research on hedonic consumption." *Journal of Consumer Psychology 23*, 1, 2–18.
17 Black, P. H. (2006) "The inflammatory consequences of psychologic stress: Relationship to insulin resistance, obesity, atherosclerosis and diabetes mellitus, type II." *Medical Hypotheses 67*, 4, 879–891; Alberti, K., Zimmet, P. and Shaw, J. (2005) "The metabolic syndrome: A new worldwide definition." *Lancet 366*, 9491, 1059–1062.
18 Streeter, C. C., Gerbarg, P. L., Saper, R. B., Ciraulo, D. A. and Brown, R. P. (2012) "Effects of yoga on the autonomic nervous system, gamma-aminobutyric-acid, and allostasis in epilepsy, depression, and post-traumatic stress disorder." *Medical Hypotheses*

78, 5, 571–579; Ross, A. and Thomas, S. (2010) "The health benefit of yoga and exercise: A review of comparison studies." *Journal of Alternative and Complementary Medicine 16*, 10, 3–12.

19 Ervin, R. B. and Ogden, C. L. (2013) "Consumption of added sugars among US adults, 2005–2010." *NCHS Data Brief, 122*, 1–8; United States Department of Agriculture, Economic Research Service (2012) *USDA Sugar Supply: Tables 51–53: US Consumption of Caloric Sweeteners*. Washington, DC: United States Department of Agriculture.

20 Johnson, R. K., Appel, L., Brands, M., *et al.* (2009) "Dietary sugars intake and cardiovascular health: A scientific statement from the American Heart Association." *Circulation 120*, 11, 1011–1020.

21 Lustig, R. (2013) "Fructose: It's 'alcohol without the buzz.'" *Advances in Nutrition 4*, 2, 226–235.

22 Volkow, N. D. and Li, T.-K. (2004) "Drug addiction: The neurobiology of behavior gone awry." *Nature Reviews Neuroscience 5*, 12, 963–970; Brownell, K. D. and Gold, M. S. (2012) *Food and Addiction: A Comprehensive Handbook*. New York, NY: Oxford University Press; Avena, N., Rada, P. and Hoebel, B. (2008) "Evidence for sugar addiction: Behavioral and neurochemical effects of intermittent, excessive sugar intake." *Neuroscience Behavior Review 52*, 1, 20–39.

23 National Institutes of Health (2012) *NIH Human Microbiome Project defines normal bacterial makeup of the body*. Accessed on 16/12/18 at www.nih.gov/news-events/news-releases/nih-human-microbiome-project-defines-normal-bacterial-makeup-body.

24 Guarner, F. and Malagelada, J. R. (2003) "Gut flora in health and disease." *Lancet 361*, 512–519; Falk, P. G., Hooper, L. V., Midtvedt, T. and Gordon, J. I. (1998) "Creating and maintaining the gastrointestinal ecosystem: What we know and need to know from gnotobiology." *Microbiology and Molecular Biology Reviews 62*, 1157–1170; Furness, J. B., Kunze, W. A. and Clerc, N. (1999) "Nutrient tasting and signaling mechanisms in the gut. II. The intestine as a sensory organ: neural, endocrine, and immune responses." *American Journal of Physiology 277*, 5.1, G922–G928.

25 Moschen, A. R., Wieser, V. and Tilg, H. (2012) "Dietary factors: Major regulators of the gut's microbiota." *Gut and Liver 6*, 4, 411–416; Foster, J. A., Rinaman, L. and Cryan, J. F. (2017) "Stress and the gut-brain axis: Regulation by the microbiome." *Neurobiology of Stress 7*, 124–136.

26 Brown, K., DeCoffe, D., Molcan, E. and Gibson, D. L. (2012) "Diet-induced dybiosis of the intestinal microbiota and the effects on immunity and disease." *Nutrients 4*, 8, 1095–1119.

27 Vangay, P., Ward, T., Gerber, J. S. and Knights, D. (2015) "Antibiotics, pediatric dysbiosis, and disease." *Cell Host and Microbe 17*, 5, 553–564; Langdon, A., Crook, N. and Dantas, G. (2016) "The effects of antibiotics on the microbiome throughout development and alternative approaches for therapeutic modulation." *Genome Medicine 8*, 39; Zaura, E., Brandt, B. W., Teixeira de Mattos, M. J. *et al.* (2015) "Same exposure but two radically different responses to antibiotics: Resilience of the salivary microbiome versus long-term microbial shifts in feces." *mBio 6*, 6, e01693-15.

28 Kang, M., Mischel, R. A., Bhave, S. *et al.* (2017) "The effect of gut microbiome on tolerance to morphine mediated antinociception in mice." *Scientific Reports 7*, 42658; Rogers, M. A. M. and Aronoff, D. M. (2016) "The influence of non-steroidal anti-inflammatory drugs on the gut microbiome." *Clinical Microbiology and Infection 22*, 2, 178.e1–178.e9; Liang, X., Bittinger, K., Li, X., Abernethy, D. R., Bushman, F. D. and FitzGerald, G. A. (2015) "Bidirectional interactions between indomethacin and the murine intestinal microbiota." *eLife 4*, e08973; Babrowski, T., Holbrook, C., Moss, J. and Gottlieb, L. (2012) "Pseudomonas aeruginosa virulence expression is directly activated by morphine and is capable of causing lethal gut-derived sepsis in mice during chronic morphine administration." *Annals of Surgery 255*, 2, 386–393.

29 Langdon, Crook, and Dantas (2016).

30 Othman, M., Agüero, R. and Lin, H. C. (2008) "Alterations in intestinal microbial flora and human disease." *Current Opinion in Gastroenterology 24*, 1, 11–16; Pimentel, M., Wallace, D., Hallegua, D. *et al.* (2004) "A link between irritable bowel syndrome and fibromyalgia may be related to findings on lactulose breath testing." *Annals of Rheumatic Diseases 63*, 4, 450–452.

31 Goebel, A., Buhner, S., Schedel, R., Lochs, H. and Sprotte, G. (2008) "Altered intestinal permeability in patients with primary fibromyalgia and in patients with complex regional pain syndrome." *Rheumatology (Oxford) 47*, 8, 1223–1227.

32 Kamiya, T., Wang, L., Forsythe, P. *et al.* (2006) "Inhibitory effects of *Lactobacillus reuteri* on visceral pain induced by colorectal distension in Sprague-Dawley rats." *Gut 55*, 2, 191–196.

33 Kunze, W. A., Mao, Y. K., Wang, B. *et al.* (2009) "Lactobacillus reuteri enhances excitability of colonic AH neurons by inhibiting calcium-dependent potassium channel opening." *Journal of Cellular and Molecular Medicine 13*, 2261–2270.

34 Arora, H. C., Eng, C. and Shoskes, D. A. (2017) "Gut microbiome and chronic prostatitis/chronic pelvic pain syndrome." *Annals of Translational Medicine 5*, 2, 30.

35 Yano, J. M., Yu, K., Donaldson, G. P. *et al.* (2015) "Indigenous bacteria from the gut microbiota regulate host serotonin biosynthesis." *Cell 161*, 264–276.

36 Foster, Rinaman and Cryan (2017); Lima-Ojeda, J. M., Rupprecht, R. and Baghai, T. C. (2017) "I am I and my bacterial circumstances: Linking gut microbiome, neurodevelopment, and depression." *Frontiers in Psychiatry 8*, 153; Moloney, R. D., Johnson, A. C., O'Mahony, S. M., Dinan, T. G., Greenwood-Van Meerveld, B. and Cryan, J. F. (2016)

"Stress and the microbiota-gut-brain axis in visceral pain: Relevance to irritable bowel syndrome." *CNS Neuroscience and Therapeutics 22*, 102–117.

37 Wang, Y. and Kasper, L. H. (2014) "The role of microbiome in central nervous system disorders." *Brain, Behavior, and Immunity 38*, 1–12.

38 Chiu, I. M., Heesters, B. A., Ghasemlou, N. *et al.* (2013) "Bacteria activate sensory neurons that modulate pain and inflammation." *Nature 501*, 7465, 52–57.

39 Rousseaux, C., Thuru, X., Gelot, A. *et al.* (2007) "Lactobacillus acidophilus modulates intestinal pain and induces opioid and cannabinoid receptors." *Nature Medicine 13*, 1, 35–37.

40 Goldenberg, J. Z., Ma, S. S., Saxton, J. D. *et al.* (2013) "Probiotics for the prevention of Clostridium difficile-associated diarrhea in adults and children." *Cochrane Database Syst Rev 5*, CD006095.

41 Vitetta, L., Coulson, S., Linnane, A. W. and Butt, H. (2013) "The gastrointestinal microbiome and musculoskeletal diseases: A beneficial role for probiotics and prebiotics." *Pathogens 2*, 4, 606–626.

42 Średnicka-Tober, D., Barański, M., Seal, C. J. *et al.* (2016) "Higher PUFA and n-3 PUFA, conjugated linoleic acid, α-tocopherol and iron, but lower iodine and selenium concentrations in organic milk: A systematic literature review and meta- and redundancy analyses." *British Journal of Nutrition 115*, 6, 1043–1060.

43 Barański, M., Średnicka-Tober, D., Volakakis, N. *et al.* (2014) "Higher antioxidant and lower cadmium concentrations and lower incidence of pesticide residues in organically grown crops: A systematic literature review and meta-analyses." *British Journal of Nutrition 112*, 5, 794–811.

44 Alavanja, M. C. R., Ross, M. K. and Bonner, M. R. (2013) "Increased cancer burden among pesticide applicators and others due to pesticide exposure." *CA: A Cancer Journal for Clinicians 63*, 120–142; Silva, J. F., Mattos, I. E., Luz, L. L., Carmo, C. N. and Abydos, R. D. (2016) "Exposure to pesticides and prostate cancer: Systematic review of the literature." *Reviews on Environmental Health 31*, 3, 311–327; Gangemi, S., Miozzi, E., Teodoro, M. *et al.* (2016) "Occupational exposure to pesticides as a possible risk factor for the development of chronic disease in humans (Review)." *Molecular Medicine Reports 14*, 5, 4475–4488; Samel, A. and Seneff, S. (2013) "Glyphosate, pathways to modern diseases II: Celiac sprue and gluten intolerance." *Interdisciplinary Toxicology 6*, 4, 159–184.

45 Baudry, J., Assmann, K. E., Touvier, M. *et al.* (2018) "Association of frequency of organic food consumption with cancer risk: Findings from the NutriNet-Santé Prospective Cohort Study." *JAMA Internal Medicine* doi:10.1001/jamainternmed.2018.4357.

46 Gardner, Z. E., McGuffin, M. and American Herbal Products Association (eds) (2013) *American Herbal Products Association's Botanical Safety Handbook*. 2nd edition. Boca Raton, FL: American Herbal Products Association, CRC Press.

47 Altman, R. D. and Barthel, H. R. (2011) "Topical therapies for osteoarthritis." *Drugs* 71, 10, 1259–1279.

48 Palma, C. and Manzini, S. (1998) "Substance P induces secretion of immunomodulatory cytokines by human astrocytoma cells." *Journal of Neuroimmunology 81*, 1–2, 127–137.

49 Mason, L., Moore, R. A., Derry, S., Edwards, J. E. and McQuay, H. J. (2004) "Systematic review of topical capsaicin for the treatment of chronic pain." *BMJ 328*, 7446, 991; Derry, S., Lloyd, R., Moore, R. A. and McQuay, H. J. (2009) "Topical capsaicin for chronic neuropathic pain in adults." *Cochrane Database Syst Rev 4*, CD007393; Pittler, M. H. and Ernst, E. (2008) "Complementary therapies for neuropathic and neuralgic pain: Systematic review." *Clinical Journal of Pain* 24, 8, 731–733; Peppin, J. F. and Pappagallo, M. (2014) "Capsaicinoids in the treatment of neuropathic pain: A review." *Therapeutic Advances in Neurological Disorders 7*, 1, 22–32.

50 Knuesel, O., Weber, M. and Suter, A. (2002) "Arnica montana gel in osteoarthritis of the knee: An open multicenter clinical trial." *Advances in Therapy 19*, 5, 209–218.

51 Terry, R., Posadzki, P., Watson, L. K. and Ernst, E. (2011) "The use of ginger (Zingiber officinale) for the treatment of pain: A systematic review of clinical trials." *Pain Med 12*, 1808–1818.

52 Henrotin, Y., Clutterbuck, A. L., Allaway, D. *et al.* (2010) "Biological actions of curcumin on articular chondrocytes." *Osteoarthritis and Cartilage 18*, 2, 141–149.

53 Efthimiou, P. and Kukar, M. (2010) "Complementary and alternative medicine use in rheumatoid arthritis: Proposed mechanism of action and efficacy of commonly used modalities." *Rheumatology International 30*, 5, 571–586; Chandran, B. and Goel, A. (2012) "A randomized, pilot study to assess the efficacy and safety of curcumin in patients with active rheumatoid arthritis." *Phytotherapy Research 26*, 11, 1719–1725; Panahi, Y., Rahimnia, A. R., Sharafi, M., Alishiri, G., Saburi, A. and Sahebkar, A. (2014) "Curcuminoid treatment for knee osteoarthritis: A randomized double-blind placebo-controlled trial." *Phytotherapy Research 28*, 11, 1625–1631; Belcaro, G., Cesarone, M. R., Dugall, M. *et al.* (2010) "Efficacy and safety of Meriva, a curcumin-phosphatidylcholine complex, during extended administration in osteoarthritis patients." *Alternative Medicine Review 15*, 4, 337–344; Kuptniratsaikul, V., Thanakhumtorn, S., Chinswangwatanakul, P., Wattanamongkonsil, L. and Thamlikitkul, V. (2009) "Efficacy and safety of Curcuma domestica extracts in patients with knee osteoarthritis." *J Altern Complement Med 15*, 8, 891–897.

54 Cameron, M., Gagnier, J. J., Little, C. V., Parsons, T. J., Blümle, A. and Chrubasik, S. (2009) "Evidence of effectiveness of herbal medicinal products in

the treatment of arthritis: Part I: Osteoarthritis." *Phytotherapy Research 23*, 11, 1497–4515; Siddiqui, M. Z. (2011) "Boswellia serrata, a potential anti-inflammatory agent: An overview." *Indian Journal of Pharmaceutical Sciences 73*, 3, 255–261; Sengupta, K., Alluri, K. V., Satish, A. R. *et al.* (2008) "A double blind, randomized, placebo controlled study of the efficacy and safety of 5-Loxin for treatment of osteoarthritis of the knee." *Arthritis Research and Therapy 10*, 4, R85; Vishal, A. A., Mishra, A. and Raychaudhuri, S. P. (2011) "A double blind, randomized, placebo controlled clinical study evaluates the early efficacy of aflapin in subjects with osteoarthritis of knee." *International Journal of Medical Sciences 8*, 7, 615–622.

55 Fetrow, C. W. and Avila, J. R. (2001) "Efficacy of the dietary supplement S-adenosyl-L-methionine." *Annals of Pharmacotherapy 35*, 11, 1414–1425; Soeken, K. L., Lee, W. L., Bausell, R. B., Agelli, M. and Berman, B. M. (2002) "Safety and efficacy of S-adenosylmethionine (SAMe) for osteoarthritis." *Journal of Family Practice 51*, 5, 425–430; De Silva, V., El-Metwally, A., Ernst, E. *et al.* (2011) "Evidence for the efficacy of complementary and alternative medicines in the management of osteoarthritis: A systematic review." *Rheumatology 50*, 5, 911–920; Rutjes, A. W. S., Nüesch, E., Reichenbach, S. *et al.* (2009) "S-Adenosylmethionine for osteoarthritis of the knee or hip." *Cochrane Database of Systematic Reviews 4*, CD007321.

56 Chrubasik, S., Eisenberg, E., Balan, E., Weinberger, T., Luzzati, R. and Conradt, C. (2000) "Treatment of low back pain exacerbations with willow bark extract: A randomized double-blind study." *American Journal of Medicine 109*, 1, 9–14; Fuster, V. and Sweeny, J. M. (2011) "Aspirin: A historical and contemporary therapeutic overview." *Circulation 123*, 7, 768–778; Ernst, E. and Chrubasik, S. (2000) "Phyto-anti-inflammatories. A systematic review of randomized, placebo-controlled, double-blind trials." *Rheumatic Diseases Clinics of North America 26*, 1, 13–27; Gagnier, J. J., van Tulder, M., Berman, B. and Bombardier, C. (2006) "Herbal medicine for low back pain." *Cochrane Database Syst Rev 2*, CD004504; Biegert, C., Wagner, I., Lüdtke, R. *et al.* (2004) "Efficacy and safety of willow bark extract in the treatment of osteoarthritis and rheumatoid arthritis: Results of 2 randomized double-blind controlled trials." *Journal of Rheumatology 31*, 11, 2121–2130.

57 Levy, R. M., Saikovsky, R., Shmidt, E., Khokhlov, A. and Burnett, B. P. (2009) "Flavocoxid is as effective as naproxen for managing the signs and symptoms of osteoarthritis of the knee in humans: A short-term randomized, double-blind pilot study." *Nutrition Research 29*, 5, 298–304.

58 Setty, A. R. and Sigal, L. H. (2005) "Herbal medications commonly used in the practice of rheumatology: Mechanisms of action, efficacy, and side effects." *Seminars in Arthritis and Rheumatism 34*, 6, 773–784; Chrubasik, J. E., Roufogalis, B. D. and Chrubasik, S. (2007) "Evidence of effectiveness of herbal antiinflammatory drugs in the treatment of painful osteoarthritis and chronic low back pain." *Phytotherapy Research: PTR 21*, 7, 675–683; Ernst, E. (2011) "Herbal medicine in the treatment of rheumatic diseases." *Rheumatic Disease Clinics of North America 37*, 1, 95–102; Sanders, M. and Grundmann, O. (2011) "The use of glucosamine, devil's claw (Harpagophytum procumbens), and acupuncture as complementary and alternative treatments for osteoarthritis." *Alternative Medicine Review: A Journal of Clinical Therapeutic 16*, 3, 228–238.

59 Piscoya, J., Rodriguez, Z., Bustamante, S. A., Okuhama, N. N., Miller, M. J. and Sandoval, M. (2001) "Efficacy and safety of freeze-dried cat's claw in osteoarthritis of the knee: Mechanisms of action of the species Uncaria guianensis." *Inflammation Research 50*, 9, 442–428; Mur, E., Hartig, F., Eibl, G. and Schirmer, M. (2002) "Randomized double blind trial of an extract from the pentacyclic alkaloid-chemotype of uncaria tomentosa for the treatment of rheumatoid arthritis." *J Rheumatol 29*, 4, 678–681; Erowele, G. I. and Kalejaiye, A. O. (2009) "Pharmacology and therapeutic uses of cat's claw." *American Journal of Health-System Pharmacy: AJHP: Official Journal of the American Society of Health-System Pharmacists 66*, 11, 992–995.

60 Sarzi Puttini, P. and Caruso, I. (1992) "Primary fibromyalgia syndrome and 5-hydroxy-L-tryptophan: A 90-day open study." *Journal of International Medical Research 20*, 2, 182–189; Turner, E. H., Loftis, J. M. and Blackwell, A. D. (2006) "Serotonin a la carte: Supplementation with the serotonin precursor 5-hydroxytryptophan." *Pharmacology and Therapeutics 109*, 3, 325–338.

61 Diener, H. C., Rahlfs, V. W. and Danesch, U. (2004) "The first placebo-controlled trial of a special butterbur root extract for the prevention of migraine: Reanalysis of efficacy criteria." *European Neurology 51*, 2, 89–97; Lipton, R. B., Göbel, H., Einhäupl, K. M., Wilks, K. and Mauskop, A. (2004) "Petasites hybridus root (butterbur) is an effective preventive treatment for migraine." *Neurology 63*, 12, 2240–2244; Sutherland, A. and Sweet, B. V. (2010) "Butterbur: An alternative therapy for migraine prevention." *American Journal of Health-System Pharmacy: AJHP: Official Journal of the American Society of Health-System Pharmacists 67*, 9, 705–711.

62 Vogler, B. K., Pittler, M. H. and Ernst, E. (1998) "Feverfew as a preventive treatment for migraine: A systematic review." *Cephalalgia 18*, 10, 704–708; Pittler, M. H. and Ernst, E. (2004) "Feverfew for preventing migraine." *Cochrane Database of Systematic Reviews*, CD002286; Schiapparelli, P., Allais, G., Castagnoli Gabellari, I., Rolando, S., Terzi, M. G. and Benedetto, C. (2010) "Non-pharmacological approach to migraine prophylaxis: Part II." *Neurological Sciences: Official Journal of the Italian Neurological Society and of the Italian Society*

of Clinical Neurophysiology 31, S1, S137–139; Diener, H. C., Pfaffenrath, V., Schnitker, J., Friede, M. and Henneicke-von Zepelin, H. H. (2005) "Efficacy and safety of 6.25 mg t.i.d. feverfew CO2-extract (MIG-99) in migraine prevention: A randomized, double-blind, multicentre, placebo-controlled study." *Cephalalgia: An International Journal of Headache 25*, 11, 1031–1041.

63 Mauskop, A. and Altura, B. M. (1998) "Role of magnesium in the pathogenesis and treatment of migraines." *Clinical Neuroscience 5*, 1, 24–27; Peikert, A., Wilimzig, C. and Köhne-Volland, R. (1996) "Prophylaxis of migraine with oral magnesium: Results from a prospective, multi-center, placebo-controlled and double-blind randomized study." *Cephalalgia: An International Journal of Headache 16*, 4, 257–263; Pfaffenrath, V., Wessely, P., Meyer, C. *et al.* (1996) "Magnesium in the prophylaxis of migraine—a double-blind placebo-controlled study." *Cephalalgia: An International Journal of Headache 16*, 6, 436–440; Mauskop, A., Altura, B. T. and Altura, B. M. (2002) "Serum ionized magnesium levels and serum ionized calcium/ionized magnesium ratios in women with menstrual migraine." *Headache 42*, 4, 242–248; Facchinetti, F., Sances, G., Borella, P., Genazzani, A. R. and Nappi, G. (1991) "Magnesium prophylaxis of menstrual migraine: Effects on intracellular magnesium." *Headache 31*, 5, 298–301.

第十一章

1 Feuerstein, G. (1989) *The Yoga-Sutra of Patañjali: A New Translation and Commentary.* New edition. Rochester, VT: Inner Traditions.

2 The University of California, San Francisco, School of Nursing Symptom Management Faculty Group (1994) "A Model for Symptom Management." *Journal of Nursing Scholarship 26*, 4, 272–276.

3 Ecker, B., Ticic, R. and Hulley, L. (2012) *Unlocking the Emotional Brain: Eliminating Symptoms at Their Roots Using Memory Reconsolidation.* New York: Routledge.

4 Amrita Aromatherapy (n.d.) "Holistic vs. Reductionist Paradigm." Accessed on 14/12/18 at www.amrita.net/holistic-paradigm.

5 Sarbacker, S. R. and Kimple, K. (2015) *The Eight Limbs of Yoga: A Handbook for Living Yoga Philosophy.* New York, NY: North Point Press, p.3.

6 Lee, M. (2000) *Phoenix Rising Yoga: Bridge from Body to Soul.* Deerfield Beach, FL: Health Communications.

7 Feuerstein (1989), p.3.

8 Feuerstein (1989).

9 Gass, R. (2010) *What is Transformational Change?* Accessed on 14/1/19 at http://hiddenleaf.electricembers.net/wp-content/uploads/2010/06/What-is-Transformational-Change.pdf.

10 Mythical Realm (n.d.) "Rise of the Phoenix." Accessed on 14/12/18 at http://mythicalrealm.com/creatures/phoenix.html.

11 Fronsdal, G. (2008) *The Dhammapada: A New Translation of the Buddhist Classic with Annotations.* Boston, MA: Shambhala.

12 Farb, N. A. S., Segal, Z. V., Mayberg, H. *et al.* (2007) "Attending to the present: Mindfulness meditation reveals distinct neural modes of self-reference." *Social Cognitive and Affective Neuroscience 2*, 4, 313–322.

13 Cooper, M. (2013) *The Handbook of Person-Centred Psychotherapy and Counselling.* New York, NY: Palgrave Macmillan.

14 Knowles, M. S. (1990) *Andragogy in Action:* San Francisco, CA: Jossey-Bass Publishers.

15 Lee, M. (2000) *Phoenix Rising Yoga: Bridge from Body to Soul.* Deerfield Beach, FL: Health Communications.

16 Fromm, E., Funk, R. and Fromm, E. (2010) *The Pathology of Normalcy.* Riverdale, NY: American Mental Health Foundation Books.

17 Khalsa, S. B., Cohen, L., McCall, T. and Telles, S. (2006) *The Principles and Practice of Yoga in Health Care.* Edinburgh: Handspring Publishing.

18 Belluz, J. (2015) *I read more than 50 scientific studies about yoga. Here's what I learned.* Accessed on 24/4/19 at https://www.vox.com/2015/7/22/9012075/yoga-health-benefits-exercise-science.

19 Bhavanani, Y. (2015) *Are We Practicing Yoga Therapy or Yogopathy?* [LinkedIn SlideShare] Accessed on 14/12/18 at www.slideshare.net/anandabhavanani/are-we-practicing-yoga-therapy-or-yogopathy.

20 Fronsdal (2008); Gethin, R. M. L. (1998) *The Foundations of Buddhism.* Oxford: Oxford University Press.

21 Travis, J. W. (2004) *Wellness Inventory.* Asheville, NC: Wellness Associates.

22 Travis (2004).

23 White, F. (1998) *The Overview Effect: Space Exploration and Human Evolution.* Reston, VA: American Institute of Aeronautics and Astronautics.

24 Ecker, Ticic and Hulley (2012).

25 Lee (2000).

26 Perls, F. S. (1973) *The Gestalt Approach and Eyewitness to Therapy: Fritz Perls.* Palo Alto, CA: Science and Behaviour Books; Beck, J. S. (2011) *Cognitive Behavior Therapy: Basics and Beyond.* New York, NY: The Guilford Press.

27 Sneed, J. and Hammer, T. (2018) "Phenomenological inquiry into Phoenix Rising yoga therapy." *International Journal of Yoga Therapy* 28, 1, 87–95.

第十二章

1 National Institute on Drug Abuse (2015) "Drugs of Abuse: Opioids." Bethesda, MD: National Institute on Drug Abuse. Accessed on 14/12/18 at www.drugabuse.gov/drugs-abuse/opioids.
2 National Institute on Drug Abuse (2015).
3 National Institute on Drug Abuse (2015).
4 National Institute on Drug Abuse (2018) *Principles of Drug Addiction Treatment: A Research-Based Guide*. 3rd edition. Bethesda, MD: National Institute on Drug Abuse. Accessed on 14/12/18 at www.drugabuse.gov/publications/principles-drug-addiction-treatment-research-based-guide-third-edition.
5 National Institute on Drug Abuse (2015).
6 Monnat, S. (2016) *Communities and Banking. Drugs, Death, and Despair in New England.* Boston, MA: Federal Reserve Bank of Boston. Accessed on 14/12/18 at www.bostonfed.org/publications/communities-and-banking/2016/fall/drugs-death-and-despair-in-new-england.aspx.
7 National Institute on Drug Abuse (2015).
8 The Joint Commission (2017) *The Joint Commission's Pain Standards: Origin and Evolution*. Oakbrook Terrace, IL: The Joint Commission. Accessed on 14/12/18 at www.jointcommission.org/assets/1/6/Pain_Std_History_Web_Version_05122017.pdf.
9 National Institute on Drug Abuse (2015).
10 National Institute on Drug Abuse (2018); Substance Abuse and Mental Health Services Administration (2016) *Office of the Surgeon General (US). Facing Addiction in America: The Surgeon General's Report on Alcohol, Drugs, and Health.* "Chapter 5, Recovery: The Many Paths to Wellness." Accessed on 14/12/18 at www.ncbi.nlm.nih.gov/books/NBK424846.
11 National Institute on Drug Abuse (2015).
12 National Institute on Drug Abuse (2015); National Institute on Drug Abuse (2018); Substance Abuse and Mental Health Services Administration (2016); Center for Disease Control Prevention (2017) "Opioid Overdose: Data." Atlanta, GA: Center for Disease Control Prevention. Accessed on 14/12/18 at www.cdc.gov/drugoverdose/data/overdose.html.
13 National Institute on Drug Abuse (2015).
14 Center for Disease Control Prevention (2016) "Opioid Overdose: Guideline Resources." Atlanta, GA: Center for Disease Control Prevention. Accessed on 14/12/18 at www.cdc.gov/drugoverdose/prescribing/resources.html.
15 Qaseem, A., Wilt, T. J., McLean, R. M. and Forciea, M. A. (2017) "Noninvasive treatment for acute, subacute, and chronic low back pain: A clinical practice guideline from the American College of Physicians." *Annals of Internal Medicine 166*, 7, 514–530.
16 Barnes, P. M., Bloom, B. and Nahin, R. (2017) *CDC National Health Statistics Report #12. Complementary and Alternative Medicine Use Among Adults and Children: United States.* Accessed on 14/12/18 at https://nccih.nih.gov/research/statistics/2007/camsurvey_fs1.htm.
17 Clarke, T.C., Barnes, P.M., Black, L.I., Stussman, B.J. and Nahin, R.L. (2018) "Use of Yoga, Meditation, and Chiropractors Among U.S. Adults Aged 18 and over." *NCHS Data Brief, no 325.* Hyattsville, MD: National Center for Health Statistics.
18 American Society of Addiction Medicine (2011) "Definition of Addiction." Accessed on 14/12/18 at www.asam.org/resources/definition-of-addiction.
19 American Psychiatric Association (2013) *Diagnostic and Statistical Manual of Mental Disorders.* 5th edition. Washington, DC: American Psychiatric Association Publishing.
20 American Psychiatric Association (2013).
21 American Society of Addiction Medicine (2011).
22 Khantzian, E. J. (1997) "The self-medication hypothesis of substance use disorders: A reconsideration and recent applications." *Harvard Review of Psychiatry 4*, 5, 231–244.
23 National Institute on Drug Abuse (2015).
24 Felitti, V., Anda, R., Nordenberg, D. *et al.* (1998) "Relationship of childhood abuse and household dysfunction to many of the leading causes of death in adults: The Adverse Childhood Experiences (ACE) study." *American Journal of Preventative Medicine 14*, 245–258.
25 Dube, S., Felitti, V., Dong, M., Chapman, D., Giles, W. and Anda, R. (2003) "Childhood abuse, neglect, and household dysfunction and risk for illicit drug use: The Adverse Childhood Experiences study." *Pediatrics 3*, 3, 564–572.
26 Douglas, K., Chan, G., Gelernter, J. *et al.* (2010) "Adverse childhood events as risk factors for substance dependence: Partial mediation by mood and anxiety disorders." *Addictive Behaviors 35*, 7–13.
27 Felitti *et al.* (1998); Dube *et al.* (2003); Douglas *et al.* (2010).
28 Chiesa, A. and Serretti, A. (2014) "Are mindfulness-based interventions effective for substance use disorders? A systematic review of the evidence." *Substance Use and Misuse 49*, 492–512.
29 Del Vecchio, P. (2012) "SAMHSA's Working Definition of Recovery, Updated." Accessed on 14/12/18 at https://blog.samhsa.gov/2012/03/23/samhsas-working-definition-of-recovery-updated.
30 Department of Behavioral Health and Intellectual Disability Services (2012) *Recovery/Remission from Substance Use Disorders: An Analysis of Reported Outcomes in 415 Scientific Reports, 1868–2011.* Philadelphia, PA. Accessed on 14/12/18 at www.naadac.org/assets/2416/whitewl2012_recoveryremission_from_substance_abuse_disorders.pdf; Grant, B. F., Goldstein, R. B., Saha, T. D. *et al.* (2015) "Epidemiology of DSM-5 alcohol use disorder: Results from the national epidemiologic survey on alcohol and related conditions III." *JAMA Psychiatry 72*, 8, 757–766.
31 National Institute on Drug Abuse (2018).
32 National Institute on Drug Abuse (2018).
33 National Institute on Drug Abuse (2018).

34 Posadzki, P., Choi, J., Soo Lee, M. and Ernst, E. (2014) "Yoga for addictions: A systematic review of randomized clinical trials." *Focus on Alternative and Complementary Therapies 19*, 1, 1–8.

35 Posadzki *et al.* (2014); Bowen, S., Chawla, N., Collins, S. *et al.* (2009) "Mindfulness-based relapse prevention for substance use disorders: A pilot efficacy trial." *Substance Abuse 30*, 4, 295–305; Hallgren, M., Romberg, K., Bakshi, A. and Andreasson, S. (2014) "Yoga as an adjunct treatment for alcohol dependence: A pilot study." *Complementary Therapies in Medicine 22*, 3, 441–445; Khalsa, S., Khalsa, G., Khalsa, H. and Khalsa, M. (2008) "Evaluation of a residential kundalini yoga lifestyle pilot program for addiction in India." *Journal of Ethnicity in Substance Abuse 7*, 67–69; Kochupillai, V., Kumar P., Sing, D. *et al.* (2005) "Effect of rhythmic breathing (sudarshan kriya and pranayam) on immune functions and tobacco addiction." *Annals of the New York Academy of Sciences 1056*, 242–252; Marefat, M., Peymanzad, H. and Alikhajeh, Y. (2011) "The study of the effects of yoga exercise on addicts' depression and anxiety in rehabilitation period." *Procedia Social and Behavioral Sciences 30*, 1494–1498; Vedamurthachar, A., Janakiramaiah, N., Hegde, J. *et al.* (2006) "Antidepressant efficacy and hormonal effects of Sudarshana Kriya yoga (SKY) in alcohol dependent individuals." *Journal of Affective Disorder 94*, 240–253.

36 Khanna, S. and Greeson, J. (2013) "A narrative review of yoga and mindfulness as complementary therapies for addiction." *Complementary Therapies in Medicine 21*, 3, 244–252.

37 Posadzki *et al.* (2014); McIver, S., O'Halloran, P. and McGartland, M. (2009) "Yoga as a treatment for binge eating disorder: A preliminary study." *Complementary Therapies in Medicine 17*, 196–202; Shaffer, H., LaSalvia, T. and Stein, J. (1997) "Comparing Hatha yoga with dynamic group psychotherapy for enhancing methadone maintenance treatment: A randomized clinical trial." *Alternative Therapies 3*, 4, 57–66.

38 Bowen *et al.* (2009).

39 Sarkar, S. and Varshney, M. (2017) "Yoga and substance use disorders: A narrative review." *Asian Journal of Psychiatry 25*, 191–196.

40 Marefat, Peymanzad and Alikhajeh (2011).

41 Center for Disease Control Prevention (2017); Vedamurthachar *et al.* (2006).

42 Vallejo, Z. and Amaro, H. (2009) "Adaptation of mindfulness-based stress reduction program for addiction relapse prevention." *The Humanistic Psychologist 37*, 192–206; Witkiewitz, K. and Marlatt, G. (2004) "Relapse prevention for alcohol and drug problem: That was Zen, this is Tao." *American Psychologist 59*, 4, 224–235.

43 Vallejo and Amaro (2009).

44 Satchidananda, S. (2012) *The Yoga Sutras of Pantajali*. Buckingham, VA: Integral Yoga Publications.

45 Sargeant, W. (2009) *The Bhagavad Gita*. New York, NY: Excelsior Editions.

46 Alcoholics Anonymous (2001) *Alcoholics Anonymous*. 4th edition. New York, NY: A. A. World Services; Plantania, J. (2005) *The 12-Step Restorative Yoga Workbook*. Scotts Valley, CA: Createspace Independent Publishing Platform.

47 Plantania (2005).

48 Plantania (2005).

49 Hallgren *et al.* (2014); Khalsa *et al.* (2008); Shaffer, LaSalvia and Stein (1997); Bock, B., Fava, J., Gaskins, R. *et al.* (2012) "Yoga as a complementary treatment for smoking cessation in women." *Journal of Women's Health 21*, 2, 240–248; Sarkar and Varshney (2017).

50 Sarkar and Varshney (2017).

51 Marefat, Peymanzad and Alikhajeh (2011); Sarkar and Varshney (2017); Bharshankar, J., Mandape, A., Phatak, M. and Bharshankar, R. (2015) "Autonomic functions in raja-yoga meditators." *Indian Journal of Physiological Pharmacology 59*, 396–401.

52 Chiesa and Serretti (2014).

53 Kabat-Zinn, J. (2003) "Mindfulness-based interventions in context: Past, present and future." *Clinical Psychology: Science and Practice 10*, 2, 144–156. See also Black, D. (2014) "Mindfulness-based interventions: An antidote to suffering in the context of substance use, misuse, and addiction." *Substance Use and Misuse 49*, 487–491; Carlson, B. and Larkin, H. (2009) "Meditation as coping intervention for treatment of addiction." *Journal of Religion and Spirituality in Social Work: Social Thought 28*, 379–392.

54 Carlson and Larkin (2009).

55 Carlson and Larkin (2009).

56 Carlson and Larkin (2009).

57 Carlson and Larkin (2009); Larimer, M., Palmer, R. and Marlatt, A. (1999) "Relapse prevention: An overview of Marlatt's cognitive-behavioral model." *Alcohol, Research and Health 23*, 151–160; Witkiewitz, K., Marlatt, G. and Walker, D. (2005) "Mindfulness-based relapse prevention for alcohol and substance use disorders." *Journal of Cognitive Psychotherapy: An International Quarterly 19*, 3, 211–228.

58 Sarkar and Varshney (2017).

59 Witkiewitz, Marlatt and Walker (2005); Vallejo and Amaro (2009); Witkiewitz and Marlatt (2004).

60 Garland, E. (2013) *Mindfulness-Oriented Recovery Enhancement for Addiction, Stress, and Pain*. Washington, DC: NASW Press.

61 Tovio by Advocacy Unlimited (n.d.) "Cultivate Mind, Body, Spirit." Accessed on 14/12/18 at http://toivocenter.org.

第十三章

1 Sausys, A. (2014) *Yoga for Grief Relief: Simple Practices for Transforming Your Grieving Mind and Body*. Oakland, CA: New Harbinger Publications.
2 IASP (2017) "IASP Terminology." Accessed on 14/1/19 at www.iasp-pain.org/terminology?navItem Number=576.
3 Boss, P. (1999) *Ambiguous Loss: Learning to Live with Unresolved Grief*. Cambridge, MA: Harvard University Press.
4 Lunche, H. J. (1999) *Understanding Grief: A Guide for the Bereaved*. Berkeley, CA: SVL Press.
5 Worden, J. W. (2009) *Grief Counseling and Grief Therapy: A Handbook for the Mental Health Practitioner*. 4th edition. New York, NY: Springer Publishing Co.
6 Cardoso, A., Arias-Carrion, O., Paes, F. *et al.* (2014) "Neurological aspects of grief." *CNS & Neurological Disorders: Drug Targets (Formerly Current Drug Targets: CNS & Neurological Disorders) 13*, 930–936.
7 Erickson, K. I., Gildengers, A. G. and Butters, M. A. (2013) "Physical activity and brain plasticity in late adulthood." *Dialogues in Clinical Neuroscience 15*, 1, 99–108.
8 Davidson, R. (2012) *The Emotional Life of Your Brain: How Its Unique Patterns Affect the Way You Think, Feel, and Live—and How You Can Change Them*. New York, NY: Hudson Street Press.
9 Sausys (2014).
10 Worden (2009).
11 Worden (2009), p.44.
12 Tennant, F. (2013) "The physiologic effects of pain on the endocrine system." *Pain and Therapy 2*, 2, 75–86.
13 Satyananda, Swami (2008) *Asana Pranayama Mudra Bandha*. Munger: Bihar School of Yoga.
14 Sausys (2014).
15 Satyananda, Swami (1976) *Four Chapters on Freedom*. Bihar: Yoga Publications Trust.
16 Sausys (2014).
17 Worden (2009).

第十四章

1 Arman, M. and Hok, J. (2016) "Self-care follows from compassionate care: Chronic pain patients' experience of integrative rehabilitation." *Scandinavian Journal of Caring Sciences 30*, 374–381; Frampton, S. B., Guastello, S. and Lepore, M. (2013) "Compassion at the foundation of patient-centered care: The importance of compassion in action." *Journal of Comparative Effectiveness Research 2*, 5, 443–455; Sirois, F. M. and Rowse, G. (2016) "The role of self-compassion in chronic illness care." *Journal of Clinical Outcome Management 23*, 11, 521–527.
2 Goetz, J. L., Keltner, D. and Simon-Thomas, E. (2010) "Compassion: An evolutionary analysis and empirical review." *Psychological Bulletin 136*, 3, 351–374; Gilbert, P. and Mascaro, J. (2017) "Compassion Fears, Blocks and Resistances: An Evolutionary Investigation." In: E. M. Seppala, E. Simon-Thomas, S. L. Brown, M. C. Worline, C. D. Cameron and J. R. Doty (eds) *The Oxford Handbook of Compassion Science*. New York, NY: Oxford University Press. 399–418; Goetz, J. L. and Simon-Thomas, E. (2017) "The Landscape of Compassion: Definitions and Scientific Approaches." In: E. M. Seppala, E. Simon-Thomas, S. L. Brown, M. C. Worline, C. D. Cameron and J. R. Doty (eds) *The Oxford Handbook of Compassion Science*. New York, NY: Oxford University Press. 3–15; Brown, S. L. and Brown, R. M. (2017) "Compassionate Neurobiology and Health." In: E. M. Seppala, E. Simon-Thomas, S. L. Brown, M. C. Worline, C. D. Cameron and J. R. Doty (eds) *The Oxford Handbook of Compassion Science*. New York, NY: Oxford University Press. 159–172; Carter, C. S., Bartal, I. B. and Porges, E. C. (2017) "The Roots of Compassion: An Evolutionary and Neurobiological Perspective." In: E. M. Seppala, E. Simon-Thomas, S. L. Brown, M. C. Worline, C. D. Cameron and J. R. Doty (eds) *The Oxford Handbook of Compassion Science*. New York, NY: Oxford University Press. 173–187; Seppala, E. M., Hutcherson, C. A., Nguyen, D. T. H., Doty, J. R. and Gross, J. J. (2014) "Loving-kindness meditation: A tool to improve healthcare provider compassion, resilience, and patient care." *Journal of Compassionate Health Care 1*, 5; Neumann, M., Edelhauser, F., Tauschel, D. *et al.* (2011) "Empathy decline and its reasons: A systematic review of studies with medical students and residents." *Academic Medicine 86*, 996–1009; Nunes, P., Williams, S., Sa, B. and Stevenson, K. (2011) "A study of empathy decline in students from five health disciplines during their first year of training." *International Journal of Medical Education 2*, 12–17; Piff, P. K. and Moskowitz, J. P. (2017) "The Class-Compassion Gap: How Socioeconomic Factors Influence Compassion." In: E. M. Seppala, E. Simon-Thomas, S. L. Brown, M. C. Worline, C. D. Cameron and J. R. Doty (eds) *The Oxford Handbook of Compassion Science*. New York, NY: Oxford University Press. 317–330; Conway, C. C. and Slavich, G. M. (2017) "Behavior Genetics of Prosocial Behavior." In: P. Gilbert (ed.) *Compassion: Concepts, Research and Applications*. London: Routledge. 151–170; Vitaliano, P. P., Zhang, J. and Scanlan, J. M. (2003) "Is care-giving hazardous to one's health? A meta-analysis." *Psychological Bulletin 129*, 946–972; Plante, T. G. (ed.) (2015) *The Psychology of Compassion and Cruelty: Understanding the Emotional, Spiritual, and Religious Influences*. Santa Barbara, CA: Praeger; Shea, S. and Lionis, C. (2017) "The Call for Compassion In Health Care." In: E. M. Seppala, E. Simon-Thomas, S. L. Brown, M. C. Worline, C. D. Cameron and J. R. Doty (eds) *The*

Oxford Handbook of Compassion Science. New York, NY: Oxford University Press. 457–473; Porges, S. W. (2017) "Vagal Pathways: Portals to Compassion." In: E. M. Seppala, E. Simon-Thomas, S. L. Brown, M. C. Worline, C. D. Cameron and J. R. Doty (eds) *The Oxford Handbook of Compassion Science*. New York, NY: Oxford University Press. 189–202.

3 Shea, S., Wynyard, R., West, E. and Lionis, C. (2011) "Reaching a consensus in defining and moving forward with the science and art of compassion in healthcare." *Journal of Holistic Health Care 8*, 58–60; Keogh, B. (2013) *Review into the Quality of Care and Treatment Provided by 14 Hospital Trusts in England: Overview Report*. London: NHS; NHS Confederation (2008) *Futures Debate: Compassion in Healthcare: The Missing Dimension of Healthcare Reform?* Accessed on 14/12/18 at www.nhsconfed.org/~/media/Confederation/Files/Publications/Documents/compassion_healthcare_future08.pdf; Nauert, R. (2015) "Compassion missing in American health care." *Psych Central*. Accessed on 14/12/18 at https://psychcentral.com/news/2011/09/09/compassion-missing-in-american-health-care/29295.html; Crowther, J., Wilson, K. C. M., Horton, S. and Lloyd-Williams, M. (2013) "Compassion in healthcare: Lessons from a qualitative study of the end of life care of people with dementia." *Journal of the Royal Society of Medicine 106*, 12, 492–497; Lown, B. A., Rosen, J. and Marttila, J. (2011) "An agenda for improving compassionate care: A survey shows about half of patients say such care is missing." *Health Affairs (Millwood) 9*, 1772–1778; Twenge, J. M., Campbell, W. K. and Freeman, E. C. (2012) "Generational differences in young adults' life goals, concern for others, and civic orientation, 1966–2009." *Journal of Personality and Social Psychology 102*, 5, 1045–1062; Zarins, S. and Konrath, S. (2017) "Changes over Time in Compassion-Related Variables in the United States." In: E. M. Seppala, E. Simon-Thomas, S. L. Brown, M. C. Worline, C. D. Cameron and J. R. Doty (eds) *The Oxford Handbook of Compassion Science*. New York, NY: Oxford University Press. 331–352.

4 Seppala, E. M., Simon-Thomas, E., Brown, S. L., Worline, M. C., Cameron, C. D. and Doty, J. R. (eds) (2017) *The Oxford Handbook of Compassion Science*. New York, NY: Oxford University Press.

5 Goetz, Keltner and Simon-Thomas (2010).

6 Gilbert, P. (2017) "Compassion: Definitions and Controversies." In: P. Gilbert (ed.) *Compassion, Concepts, Research and Applications*. London: Routledge. 3–15; Gilbert, P. and Choden, P. (2014) *Mindful Compassion*. Oakland, CA: New Harbinger.

7 Neff, K. and Germer, C. (2017) "Self-Compassion and Psychological Well-Being." In: E. M. Seppala, E. Simon-Thomas, S. L. Brown, M. C. Worline, C. D. Cameron and J. R. Doty (eds) *The Oxford Handbook of Compassion Science*. New York, NY: Oxford University Press. 371–385.

8 Neff, K. D. (2003) "Self-compassion: An alternative conceptualization of a healthy attitude toward oneself." *Self and Identity 2*, 85–102.

9 Neff, K. and Brown, B. (2017) *Module 2: Self-Compassion with Kristin Neff and Brene Brown*. Courageworks online course. Accessed on 14/12/18 at https://catalog.pesi.com/sales/bh_001195_brenebrown_organic-15321.

10 Breines, J. G. and Chen, S. (2012) "Self-compassion increases self-improvement motivation." *Personality and Social Psychology Bulletin 38*, 9, 1133–1143; Neff, K. D., Hsieh, Y. and Dejitterat, K. (2005) "Self-compassion, achievement goals, and coping with academic failure. *Self and Identity 4*, 3, 263–287; Neely, M. E., Schallert, D. L., Mohammed, S. S., Roberts, R. M. and Chen, Y. (2009) "Self-kindness when facing stress: The role of self-compassion, goal regulation, and support in college students' well-being." *Motivation and Emotion 33*, 88–97; Williams, J. G., Stark, S. K. and Foster, E. E. (2008) "Start today or the very last day? The relationships among self-compassion, motivation, and procrastination." *American Journal of Psychological Research 4*, 37–44; Sirois, F. M. (2014) "Procrastination and stress: Exploring the role of self-compassion." *Self Identity 13*, 128–145.

11 Neff and Germer (2017).

12 Strauss, C., Lever Taylor, B., Gu, J., Kuyken, W., Baer, R., Jones, F. and Cavanagh, K. (2016) "What is compassion and how can we measure it? A review of definitions and measures." *Clinical Psychology Review 47*, 15–27.

13 Strauss *et al.* (2016).

14 Frampton, Guastello and Lepore (2013); Seppala *et al.* (2014); Shea and Lionis (2017); Hojat, M. (2009) "Ten approaches for enhancing empathy in health and human services cultures." *Journal of the Health and Human Services Administration 31*, 4, 412–450; Fotaki, M. (2015) "Why and how is compassion necessary to provide good quality healthcare?" *International Journal of Health Policy Management 4*, 4, 199–201; Fogarty, L. A., Curbow, B. A., Wingard, J. R., McDonnell, K. and Somerfield, M. R. (1999) "Can 40 seconds of compassion reduce patient anxiety?" *Journal of Clinical Oncology 17*, 1, 371–379; Shaltout, H. A., Tooze, J. A., Rosenberger, M. A. and Kemper, K. J. (2012) "Time, touch, and compassion: Effects on autonomic nervous system and well-being." *Explore 8*, 3, 177–184; Ackerman, S. J. and Hilsenroth, M. J. (2003) "A review of psychotherapist characteristics and techniques positively impacting on the therapeutic alliance." *Clinical Psychology Review 23*, 1, 1–33; Hardy, G., Cahill, J. and Barkham, M. (2007) "Active Ingredients of the Therapeutic Relationship That Promote Client Change: A Research Perspective." In: P. Gilbert and R. L. Leahy (eds) *The Therapeutic Relationship in the Cognitive and Behavioral Psychotherapies*. Hove: Routledge. 24–42; Klimecki, O. and Singer, T. (2011) "Empathic Distress Rather Than Compassion Fatigue? Integrating Findings from Empathy

Research in Psychology and Social Neuroscience." In: B. Oakley. A. Knafo, G. Madhavan and D. S. Wilson (eds) *Pathological Altruism*. New York, NY: Oxford University Press. 368–383; Boellinghaus, I., Jones, F. W. and Hutton, J. (2014) "The role of mindfulness and loving-kindness meditation in cultivating self-compassion and other-focused concern in health care professionals." *Mindfulness 5*, 2, 129–138.

15 Seppala, E., Rossomando, T. and Doty, J. R. (2013) "Social connection and compassion: Important predictors of health and well-being." *Social Research 80*, 2, 411; Konrath, S. and Brown, S. (2013) "The Effects of Giving on Givers." In: N. Roberts and M. Newman (eds) *Handbook of Health and Social Relationships*. Washington, DC: American Psychological Association; Brown, S. L., Nesse, R. M., Vinokur, A. D. and Smith, D. M. (2003) "Providing social support may be more beneficial than receiving it: Results from a prospective study of mortality." *Psychological Science 14*, 320–327; Cosley, B. J., McCoy, S. K., Saslow, L. R. and Epel, E. S. (2010) "Is compassion for others stress buffering? Consequences of compassion and social support for physiological reactivity to stress." *Journal of Experimental Social Psychology 46*, 816–823; Raposa, E. B., Laws, H. B. and Ansell, E. B. (2016) "Prosocial behavior mitigates the negative effects of stress in everyday life." *Clinical Psychological Science 4*, 4, 691–698.

16 Goetz, Keltner and Simon-Thomas (2010); Gilbert and Mascaro (2017); Goetz and Simon-Thomas (2017); Brown and Brown (2017); Carter, Bartal and Porges (2017); Neumann *et al.* (2011); Nunes *et al.* (2011); Piff and Moskowitz (2017); Conway and Slavich (2017); Vitaliano, Zhang and Scanlan (2003); Plante (2015); Shea and Lionis (2017); Porges (2017).

17 Gilbert and Mascaro (2017).

18 Shea and Lionis (2017); Keogh (2013); Nauert (2015); Crowther *et al.* (2013); Crawford, P., Brown, B., Kvangarsnes, M. and Gilbert, P. (2014) "The design of compassionate care." *Journal of Clinical Nursing 23*, 23–24, 3587–3599.

19 Institute of Medicine (2001) *Crossing the Quality Chasm: A New Health System for the 21st Century*. Washington, DC: National Academy Press.

20 Frampton, Guastello and Lepore (2013); Shea and Lionis (2017).

21 Arman and Hok (2016), p.380.

22 Shea and Lionis (2017); Crawford *et al.* (2014); Brown, B., Crawford, P., Gilbert, P., Gilbert, J. and Gale, C. (2014) "Practical compassions: Repertoires of practice and compassion talk in acute mental healthcare." *Sociology of Health and Illness 36*, 383–399.

23 Seppala *et al.* (2014); Boellinghaus, Jones and Hutton (2014); Klimecki, O. M., Leiberg, S., Ricard, M. and Singer, T. (2014) "Differential pattern of functional brain plasticity after compassion and empathy training." *Social Cognitive and Affective Neuroscience 9*, 6, 873–879; Condon, P. and DeSteno, D. (2017) "Enhancing Compassion: Social Psychological Perspectives." In: E. M. Seppala, E. Simon-Thomas, S. L. Brown, M. C. Worline, C. D. Cameron and J. R. Doty (eds) *The Oxford Handbook of Compassion Science*. New York, NY: Oxford University Press. 287–298; Condon, P., Desbordes, G., Miller, W. B. and DeSteno, D. (2013) "Meditation increases compassionate responses to suffering." *Psychological Science 24*, 2125–2127; Lutz, A., Brefczynski-Lewis, J., Johnstone, T. and Davidson, R. J. (2008) "Regulation of the neural circuitry of emotion by compassion meditation: Effects of meditative expertise." *PLoS One 3*, 3, e1897; Mascaro, J. S., Rilling, J. K., Tenzin Negi, L. and Raison, C. L. (2013) "Compassion meditation enhances empathic accuracy and related neural activity." *Social Cognitive and Affective Neuroscience 8*, 48–55.

24 Klimecki, O. M., Leigberg, S., Lamm, C. and Singer, T. (2013) "Functional neural plasticity and associated changes in positive affect after compassion training." *Cerebral Cortex 23*, 7, 1552–1561; Weng, H. Y., Fox, A. S., Shackman, A. J. *et al.* (2013) "Compassion training alters altruism and neural responses to suffering." *Psychological Science 24*, 7, 1171–1180; Jazaieri, H., McGonigal, K., Jinpa, T., Doty, J. R., Gross, J. J. and Goldin, P. R. (2014) "A randomized controlled trial of compassion cultivation training: Effects on mindfulness, affect, and emotion regulation." *Motivation and Emotion 38*, 1, 23–25.

25 Singer, T. and Bolz, M. (eds) (2013) *Compassion: Bridging Practice and Science*. Munich: Max Planck Society. Accessed on 14/12/18 at www.compassion-training.org.

26 Seppala *et al.* (2017).

27 Salzberg, S. (1995) *Loving-Kindness: The Revolutionary Art of Happiness*. Boston, MA: Shambhala Publications.

28 Seppala *et al.* (2014), p.1.

29 Halifax, J. (2012) "A heuristic model of enactive compassion." *Current Opinion in Supportive and Palliative Care 6*, 228–235.

30 Halifax (2012).

31 Halifax (2012); Halifax, J. (2013) "Understanding and Cultivating Compassion in Clinical Settings." In: T. Singer and M. Bolz (eds) *Compassion: Bridging Practice and Science*. Munich: Max Planck Society. 208–226; 467–478.

32 Ortner, C. N. M., Kilner, S. J. and Zelazo, P. D. (2007) "Mindfulness meditation and reduced emotional interference on a cognitive task." *Motivation and Emotion 31*, 4, 271–283.

33 Zeidan, F., Johnson, S. K., Diamond, B. J., David, Z. and Goolkasian, P. (2010) "Mindfulness meditation improves cognition: Evidence of brief mental training." *Consciousness and Cognition 19*, 2, 597–605; MacLean, K. A., Ferrer, E., Aichele, S. R. *et al.* (2010) "Intensive meditation training improves

perceptual discrimination and sustained attention." *Psychological Science 21*, 6, 829–839.
34 Halifax (2012).
35 Fredrickson, B. L. and Branigan, C. (2003) "Positive emotions broaden the scope of attention and thought-action repertoires." *Cognition and Emotion 19*, 3, 313–332.
36 Seppala *et al.* (2014); Boellinghaus, Jones and Hutton (2014).
37 Singer, T., Critchley, H. D. and Preuschoff, K. (2009) "A common role of insula in feelings, empathy and uncertainty." *Trends in Cognitive Science 13*, 334–340; Fukushima, H., Terasawa, Y. and Umeda, S. (2011) "Association between interoception and empathy: Evidence from heartbeat-evoked brain potential." *Int J Psychophysiol 79*, 259–265; Panksepp, J. (2006) "The Core Emotional Systems of the Mammalian Brain: The Fundamental Substrates of Human Emotions." In: J. Corrigall, H. Payne and H. Wilkinson (eds) *About a Body: Working with the Embodied Mind in Psychotherapy*. Hove and New York, NY: Routledge; Singer, T. (2012) "The past, present and future of social neuroscience: A European perspective." *NeuroImage 61*, 2, 437–449; Bornemann, B. and Singer, T. (2013) "A Cognitive Neuroscience Perspective: The ReSource Model of Compassion." In: T. Singer and M. Bolz (eds) *Compassion: Bridging Practice and Science*. Munich: Max Planck Society. 178–191; Craig, A. D. (2003) "Interoception: The sense of the physiological condition of the body." *Current Opinion in Neurobiology 13*, 4, 500–505.
38 Jha, A. P., Stanley, E. A., Kiyonaga, A., Wong, L. M. and Gelfand, L. (2010) "Examining the protective effects of mindfulness training on working memory capacity and affective experience." *Emotion 10*, 54–64.
39 Goetz, Keltner and Simon-Thomas (2010).
40 Halifax (2013); Schmidt, S. (2004) "Mindfulness and healing intention: Concepts, practice, and research evaluation." *J Alternat Complement Med 10*, 7–14.
41 Halifax (2012).
42 Taylor, M. J. (2016) *Yoga Therapy as a Creative Inquiry into Suffering*. Keynote presentation at Symposium on Yoga Therapy and Research, June 10.
43 Halifax (2012); Lamm, C., Batson, C. D. and Decety, J. (2007) "The neural substrate of human empathy: Effects of perspective-taking and cognitive appraisal." *Journal of Cognitive Neuroscience 19*, 42–58; Silvia, P. J. (2002) "Self-awareness and emotional intensity." *Cognition and Emotion 16*, 195–216.
44 Gilbert and Mascaro (2017), p.403; Gilbert and Choden (2014); Singer and Bolz (2013).
45 Taylor (2018).
46 Singer, Critchley and Preuschoff (2009); Fukushima, Terasawa and Umeda (2011); Panksepp (2006); Singer (2012); Bornemann and Singer (2013); Craig (2003).
47 Devi, N.J. (2007) *The Secret Power of Yoga; A Woman's Guide to the Heart and Spirit of the Yoga Sutras*. New York: Three Rivers Press, p.180.
48 Mate, G. (2017) *Compassionate Inquiry*. Lecture, Scotia Bank Theatre, Edmonton, AB.
49 Porges (2017), p.190.
50 Porges (2017), p.191.
51 Gilbert and Mascaro (2017), p.403.
52 Halifax (2013).
53 Halifax (2012).
54 Pearson, N. (n.d.) *Breathing Techniques for People in Pain*. [Audio CD] Accessed on 14/12/18 at https://paincareu.com/shop/page/2.
55 Seppala *et al.* (2014).
56 Taylor (2016).
57 Taylor (2018).
58 Halifax (2013).
59 Sargeant, W. and Chapple, C. K. (eds) (1984) *The Bhagavad Gita*. Revised edition. Albany, NY: State University of New York Press.
60 Satchidananda, Sri Swami (1990) *The Yoga Sutras of Patanjali*. Buckingham, VA: Integral Yoga Publications.
61 Easwaran, E. (2007) *The Upanishads*. 2nd edition. Berkeley, CA: Nilgiri Press.
62 Satchidananda (1990).
63 Satchidananda (1990).
64 Satchidananda (1990).
65 Satchidananda (1990).
66 Stryker, R. (2011) *The Four Desires: Creating a Life of Purpose, Happiness, Prosperity, and Freedom*. New York, NY: Delacorte Press.
67 Busia, K. (2010) *The Yoga Sutras of Patanjali*. Accessed on 14/12/18 at www.kofibusia.com/yogasutras/yogasutras3.php.
68 Sargeant and Chapple (1984).
69 Purdie, F. and Morley, S. (2016) "Compassion and chronic pain." *Pain 157*, 12, 2625–2627; Chapin, H. L., Darnall, B. D., Seppala, E. M., Doty, J. R., Hah, J. M. and Mackey, S. C. (2014) "Pilot study of a compassion meditation intervention in chronic pain." *Journal of Compassionate Health Care 1*, 4, 1–12; Okifuji, A., Turk, D. C. and Curran, S. L. (1999) "Anger in chronic pain: Investigations of anger targets and intensity." *Journal of Psychosomatic Research 47*, 1–12; Dow, C. M., Roche, P. A. and Ziebland, S. (2012) "Talk of frustration in the narratives of people with chronic pain." *Chronic Illness 8*, 3, 176–191; Rudich, Z., Lerman, S. F., Gurevich, B., Weksler, N. and Shahar, G. (2008) "Patients' self-criticism is a stronger predictor of physician's evaluation of prognosis than pain diagnosis or severity in chronic pain patients." *Journal of Pain 9*, 3, 210–216; Lumley, M. A., Cohen, J. L., Borszcz, G. S. *et al.* (2011) "Pain and emotion: A biopsychosocial review of recent research." *Journal of Clinical Psychology 67*, 9, 942–968; Neff, K. D. (2003) "The development and validation of a scale to measure self-compassion." *Self Identity 2*, 3, 223–250.
70 Neff and Germer (2017); Neff, Hsieh and Dejitterat (2005); Sirois (2014); Neff (2003); Neff, K. D., Rude, S. S. and Kirkpatrick, K. L. (2007) "An examination of self-compassion in relation to positive psychology

functioning and personality traits." *Journal of Research in Personality 41*, 4, 908–916. Breines, J. G., Thoma, M. V., Gianferante, D., Hanlin, L., Chen, X. and Rohleder, N. (2014) "Self-compassion as a predictor of interleukin-6 response to acute psychosocial stress." *Brain, Behavior, and Immunity 37*, 109–114.

71 Wren, A. A., Somers, T. J., Wright, M. A. *et al.* (2012) "Self-compassion in patients with persistent musculoskeletal pain: Relationship of self-compassion to adjustment to persistent pain." *Journal of Pain and Symptom Management 43*, 4, 759–770.

72 Purdie, F. and Morley, S. (2015) "Self-compassion, pain and breaking a social contract." *Pain 156*, 11, 2354–2363, p.2354.

73 Costa, J. and Pinto-Gouveia, J. (2011) "Acceptance of pain, self-compassion and psychopathology: Using the chronic pain acceptance questionnaire to identify patients' subgroups." *Clinical Psychology and Psychotherapy 18*, 4, 292–302.

74 Costa and Pinto-Gouveia (2011); Vowles, K., McNeil, D., Gross, R., McDaniel, M. and Mouse, A. (2007) "Effects of pain acceptance and pain control strategies on physical impairment in individuals with chronic low back pain." *Behavior Therapy 38*, 412–425. McCracken, L. (1998) "Learning to live with pain: Acceptance of pain predicts adjustments in persons with chronic pain." *Pain* 74, 21–27. McCracken, L. (1999) "Behavioral constituents of chronic pain acceptance: Results from factor analysis of the Chronic Pain Acceptance Questionnaire." *Journal of Back Musculoskeletal Rehabilitation 13*, 93–100; McCracken, L. and Eccleston, C. (2005) "A prospective study of acceptance of pain and patient functioning with chronic pain." *Pain 118*, 164–169; Viane, I., Crombez, G., Eccleston, C. *et al.* (2003) "Acceptance of pain in an independent predictor of mental well-being in patients with chronic pain: Empirical evidence and reappraisal." *Pain 106*, 65–72.

75 Zeidan, F., Martucci, K. T., Kraft, R. A., Gordon, N. S., McHaffie, J. G. and Coghill, R. C. (2011) "Brain mechanisms supporting the modulation of pain by mindfulness meditation." *Journal of Neuroscience 31*, 14, 5540–5548; Zeidan, F., Emerson, N. M., Farris, S. R. *et al.* (2015) "Mindfulness meditation-based pain relief employs different neural mechanisms than placebo and sham mindfulness meditation-induced analgesia." *Journal of Neuroscience 35*, 46, 15307–15325; Zeidan, F., Adler-Neal, A. L., Wells, R. E. *et al.* (2016) "Mindfulness-meditation-based pain relief is not mediated by endogenous opioids." *Journal of Neuroscience 36*, 11, 3391–3397.

76 Chapin *et al.* (2014).

77 Carson, J. W., Keefe, F. J., Lynch, T. R. *et al.* (2005) "Loving-kindness meditation for chronic low back pain: Results from a pilot trial." *J Holist Nurs 23*, 287–304.

78 Lutz *et al.* (2008); Klimecki, O. M., Leigberg, S., Lamm, C. and Singer, T. (2013) "Functional neural plasticity and associated changes in positive affect after compassion training." *Cerebral Cortex 23*, 7, 1552–1561; Grant, J. A. (2013) "Being with Pain: A Discussion of Meditation-Based Analgesia." In: T. Singer and M. Bolz (eds) *Compassion: Bridging Practice and Science.* Munich: Max Planck Society. 252–269.

79 Klimecki *et al.* (2014); Klimecki *et al.* (2013); Klimecki, O. M. and Singer, T. (2017) "The Compassionate Brain." In: E. M. Seppala, E. Simon-Thomas, S. L. Brown, M. C. Worline, C. D. Cameron and J. R. Doty (eds) *The Oxford Handbook of Compassion Science*. New York, NY: Oxford University Press. 109–120; Engen, H. G. and Singer, T. (2015) "Compassion-based emotion regulation up-regulates experienced positive affect and associated neural networks." *Social Cognitive and Affective Neuroscience 10*, 9, 1291–1301.

80 Sirois and Rowse (2016); Purdie and Morley (2016); Fosam, H. (2016) "Compassion and chronic pain." Accessed on 14/12/18 at www.clinicalpainadvisor.com/chronic-pain/compassionchronic-painempathy/article/579587.

81 Belton, J. (2019) Email correspondence.

82 Belton (2019).

83 Neff (2003).

84 Pearson (n.d.).

85 Kriyananda, G. (1997–2009) *Oral Teachings 1997–2009.*

86 Le Page, J. and Le Page, L. (2013) *Mudras for Healing and Transformation.* Pennsauken, NJ: BookBaby.

87 Seppala *et al.* (2014); Boellinghaus, Jones and Hutton (2014).

88 Boellinghaus, Jones and Hutton (2014); Neff, K. D. and Pommier, E. (2013) "The relationship between self-compassion and other-focused concern among college undergraduates, community adults, and practicing meditators." *Self and Identity 12*, 2, 160–176.

89 Seppala *et al.* (2014); Neff and Brown (2017).

90 Shea and Lionis (2017).

91 Porges (2017).

92 Neff and Germer (2017), p.379, p.381.

93 Hutton (2014).

94 Seppala *et al.* (2014).

95 Shapiro, S. L., Astin, J. A., Bishop, S. R. and Cordova, M. (2005) "Mindfulness-based stress reduction for health care professionals: Results from a randomized trial." *International Journal of Stress Management 12*, 164–176.

96 Neff, K. D. and Germer, C. K. (2013) "A pilot study and randomized controlled trial of the mindful self-compassion program." *Journal of Clinical Psychology 69*, 1, 28–44.

97 Neff (2003).

98 Pearson, L. (2016) "The Resurrection Breath. Advanced Pain Care Yoga Training." In: *Oral Teachings of Goswami Kriyanada 1997–2009.*

99 Pearson (2016).

100 Salzberg (1995).

101 Figley, C. R. and Figley, K. R. (2017) "Compassion Fatigue Resilience." In: E. M. Seppala, E. Simon-Thomas, S. L. Brown, M. C. Worline, C. D. Cameron and J. R. Doty (eds) *The Oxford Handbook of Compassion Science*. New York, NY: Oxford University Press. 387–397.
102 Klimecki and Singer (2011).
103 Klimecki and Singer (2011); Brown *et al.* (2014); Klimecki *et al.* (2014); Klimecki and Singer (2017); Singer, T. and Klimecki, O. M. (2014) "Empathy and compassion." *Current Biology 24*, 18, R875–R878.
104 Singer and Klimecki (2014) "Empathy and compassion." *Current Biology 24*, 18, R875–R878; Klimecki, O. M. and Singer, T. (2013) "Empathy from the Perspective of Social Neuroscience." In: J. Armony and P. Vuilleumier (eds) *Handbook of Human Affective Neuroscience*. New York, NY: Cambridge University Press. 533–549; Davis, M. H. (1983) "Measuring individual differences in empathy: Evidence for a multidimensional approach." *Journal of Personality and Social Psychology 44*, 1, 113–126.
105 Davis (1983).
106 Gilbert and Mascaro (2017).
107 Goetz, Keltner and Simon-Thomas (2010).
108 Zaki, J. and Cikara, M. (2015) "Addressing empathic failures." *Current Direction in Psychological Science 24*, 6, 471–476.
109 Goetz and Simon-Thomas (2017); Loewenstein, G. and Small, D. A. (2007) "The scarecrow and the tin man: The vicissitudes of human sympathy and caring." *Review of General Psychology 11*, 2, 112–126.
110 Klimecki *et al.* (2014); Klimecki *et al.* (2013); Engen and Singer (2015); Corradi-Dell'Acqua, C., Hofstetter, C. and Vuilleumeir, P. (2011) "Felt and seen pain evoke the same local patterns of cortical activity in insular and cingulate cortex." *Journal of Neuroscience: The Official Journal of the Society for Neuroscience 31*, 49; Lamm, C., Decety, J. and Singer, T. (2011) "Meta-analysis evidence for common and distinct neural networks associated with directly experienced pain and empathy for pain." *NeuroImage 54*, 3, 2492–2502; Klimecki, O., Ricard, M. and Singer, T. (2013) "Empathy vs Compassion: Lessons from 1st and 3rd Persons Methods." In: T. Singer and M. Bolz (eds) *Compassion: Bridging Practice and Science*. Munich: Max Planck Society. 272–278.
111 Klimecki and Singer (2017), p.116.
112 Klimecki, Ricard and Singer (2013), p.272.
113 Seppala *et al.* (2014).
114 Klimecki and Singer (2011).
115 Gilbert, P., Catarino, F., Duarte, C. *et al.* (2017) "The development of compassionate engagement and action scales for self and others." *Journal of Compassionate Health Care 4*, 4.
116 Shea and Lionis (2017).
117 Maturana, H. (2013) In: P. Senge (2013) *Systems Thinking and the Gap Between Aspirations and Performance*. Keynote Presentation at Garrison Institute October 13. Accessed on 14/12/18 at www.youtube.com/watch?v=_PFo7zdiw34.
118 Belton, J. (2015) "Permission to Exit the Holding Pattern of Pain and Uncertainty." Accessed on 14/1/19 at www.mycuppajo.com/pain-and-uncertainty.

第十五章

1 Edwards, I., Jones, M., Thacker, M. and Swisher, L. L. (2014) "The moral experience of the patient with chronic pain: Bridging the gap between first and third person ethics." *Pain Med 15*, 3, 364–378; Dezutter, J., Luyckx, K. and Wachholtz, A. (2015) "Meaning in life in chronic pain patients over time: Associations with pain experience and psychological well-being." *Journal of Behavioral Medicine 38*, 2, 384–396; Dezutter, J., Casalin, S., Wachholtz, A., Luyckx, K., Hekking, J. and Vandewiele, W. (2013) "Meaning in life: An important factor for the psychological well-being of chronically ill patients?" *Rehabilitation Psychology 58*, 4, 334–341.
2 Edwards *et al.* (2014).
3 Edwards *et al.* (2014).
4 Edwards *et al.* (2014).
5 Edwards *et al.* (2014).
6 Edwards *et al.* (2014).
7 Edwards *et al.* (2014).
8 Edwards *et al.* (2014).
9 Cacioppo, J. T. and Cacioppo, S. (2014) "Social relationships and health: The toxic effects of perceived social isolation: social relationships and health." *Social Personal Psychology Compass 8*, 2, 58–72; Cacioppo, J. T., Hawkley, L. C., Norman, G. J. and Berntson, G. G. (2011) "Social isolation." *Annals of the New York Academy of Science 1231*, 1, 17–22; Ong, A. D., Uchino, B. N. and Wethington, E. (2016) "Loneliness and health in older adults: A mini-review and synthesis." *Gerontology 62*, 4, 443–449.
10 Cacioppo and Cacioppo (2014); Cacioppo *et al.* (2011); Ong, Uchino and Wethington (2016).
11 Cacioppo and Cacioppo (2014); Ong, Uchino and Wethington (2016).
12 Cacioppo *et al.* (2011); Ryan, R. M. and Deci, E. L. (2001) "On happiness and human potentials: A review of research on hedonic and eudaimonic well-being." *Annual Review of Psychology 52*, 1, 141–166.
13 Cacioppo and Cacioppo (2014); Cacioppo *et al.* (2011); Ong, Uchino and Wethington (2016).
14 Cacioppo and Cacioppo (2014).
15 Cole, S. W. (2013) "Social regulation of human gene expression: Mechanisms and implications for public health." *Am J Public Health 103*, S1, S84–S92.
16 Norman, G. J., Hawkley, L., Ball, A., Berntson, G. G. and Cacioppo, J. T. (2013) "Perceived social isolation moderates the relationship between early childhood trauma and pulse pressure in older adults." *Int J Psychophysiol 88*, 3, 334–338.

17 Karayannis, N. V., Baumann, I., Sturgeon, J. A., Melloh, M. and Mackey, S. C. (2018) "The impact of social isolation on pain interference: A longitudinal study." *Ann Behav Med 53*, 1, 65–74; Oliveira, V. C., Ferreira, M. L., Morso, L., Albert, H. B., Refshauge, K. M. and Ferreira, P. H. (2015) "Patients' perceived level of social isolation affects the prognosis of low back pain: Social isolation and low back pain." *European Journal of Pain 19*, 4, 538–545; Evers, A. W., Kraaimaat, F. W., Geenen, R., Jacobs, J. W. and Bijlsma, J. W. (2003) "Pain coping and social support as predictors of long-term functional disability and pain in early rheumatoid arthritis." *Behaviour Research and Therapy 41*, 11, 1295–1310.
18 Karayannis *et al.* (2018).
19 López-Martínez, A. E., Esteve-Zarazaga, R. and Ramírez-Maestre, C. (2008) "Perceived social support and coping responses are independent variables explaining pain adjustment among chronic pain patients." *Journal of Pain 9*, 4, 373–379.
20 Koenig, H. G., McCullough, M. E. and Larson, D. B. (2001) *Handbook of Religion and Health*. Oxford and New York, NY: Oxford University Press.
21 Eisenberger, N. I., Jarcho, J. M., Lieberman, M. D. and Naliboff, B. D. (2006) "An experimental study of shared sensitivity to physical pain and social rejection." *Pain 126*, 1, 132–138.
22 Eisenberger *et al.* (2006).
23 Frankl, V. E. (2006) *Man's Search for Meaning*. Mini book edition. Boston, MA: Beacon Press.
24 Dezutter, Luyckx and Wachholtz (2015).
25 Dezutter, Luyckx and Wachholtz (2015).
26 Boyle, P. A., Barnes, L. L., Buchman, A. S. and Bennett, D. A. (2009) "Purpose in life is associated with mortality among community-dwelling older persons." *Psychosom Med 71*, 5, 574–579; Krause, N. (2009) "Meaning in life and mortality." *J Gerontol B Psychol Sci Soc Sci 64*, 4, 517–527; Sone, T., Nakaya, N., Ohmori, K. *et al.* (2008) "Sense of life worth living (Ikigai) and mortality in Japan: Ohsaki study." *Psychosom Med 70*, 6, 709–715; Ryff, C. D. (2014) "Psychological well-being revisited: Advances in the science and practice of eudaimonia." *Psychother Psychosom 83*, 1, 10–28.
27 Ryff (2014).
28 Ryff (2014).
29 Vaillant, G. (2008) "Positive emotions, spirituality and the practice of psychiatry." *Mens Sana Monographs 6*, 1, 48.
30 Cole, S. W., Levine, M. E., Arevalo, J. M. G., Ma, J., Weir, D. R. and Crimmins, E. M. (2015) "Loneliness, eudaimonia, and the human conserved transcriptional response to adversity." *Psychoneuroendocrinology 62*, 11–17.
31 Cole *et al.* (2015).
32 Dezutter *et al.* (2013).
33 Dezutter *et al.* (2013).
34 Dezutter, Luyckx and Wachholtz (2015).
35 Edwards *et al.* (2014).
36 Vaillant, G. (2008); Koenig, H. G. (2012) "Religion, spirituality, and health: The research and clinical implications." *ISRN Psychiatry*, 1–33; King, M. B. and Koenig, H. G. (2009) "Conceptualising spirituality for medical research and health service provision." *BMC Health Services Research 9*, 1; Monod, S., Brennan, M., Rochat, E., Martin, E., Rochat, S. and Büla, C. J. (2011) "Instruments measuring spirituality in clinical research: A systematic review." *Journal of General Internal Medicine 26*, 11, 1345–1357.
37 Vaillant (2008); Koenig (2012); King and Koenig (2009); Wachholtz, A. B. and Pearce, M. J. (2009) "Does spirituality as a coping mechanism help or hinder coping with chronic pain?" *Current Pain and Headache Reports 13*, 2, 127–132.
38 Koenig, McCullough and Larson (2001); Koenig (2012); King and Koenig (2009); Monod *et al.* (2011); Wachholtz and Pearce (2009); Büssing, A., Michalsen, A., Balzat, H.-J. *et al.* (2009) "Are spirituality and religiosity resources for patients with chronic pain conditions?" *Pain Med 10*, 2, 327–339.
39 Koenig, McCullough and Larson (2001); Wachholtz and Pearce (2009).
40 Koenig (2012); Monod *et al.* (2011).
41 Wachholtz and Pearce (2009).
42 Wachholtz and Pearce (2009).
43 Koenig, McCullough and Larson (2001); Wachholtz and Pearce (2009).
44 Koenig (2012); Wachholtz and Pearce (2009).
45 Koenig (2012); Wachholtz and Pearce (2009).
46 Wachholtz and Pearce (2009).
47 Thomson, J. A. K. and Tredennick, H. (2004) *The Nicomachean Ethics*. Further revised edition. London and New York, NY: Penguin Books.
48 Ryan and Deci (2001).
49 Ryan and Deci (2001).
50 Ryan and Deci (2001); Ryff, C. D., Singer, B. H. and Dienberg Love, G. (2004) "Positive health: Connecting well-being with biology." *Philos Trans R Soc B Biol Sci 359*, 1449, 1383–1394.
51 Ryan and Deci (2001); Thomson and Tredennick (2004).
52 Thomson and Tredennick (2004); Blackburn, S. (2003) *Ethics: A Very Short Introduction*. New York, NY: Oxford University Press.
53 Ryff *et al.* (2004).
54 Ryan and Deci (2001); Ryff *et al.* (2004); Keyes, C. L. and Simoes, E. J. (2012) "To flourish or not: Positive mental health and all-cause mortality." *Am J Public Health 102*, 11, 2164–2172.
55 Ryan and Deci (2001); Ryff (2014); Ryff *et al.* (2004); Keyes and Simoes (2012).
56 Ryff (2014); Ryff *et al.* (2004); Ryff, C. D. and Keyes, C. L. (1995) "The structure of psychological well-being revisited." *J Pers Soc Psychol 69*, 4, 719–727.
57 Ryff *et al.* (2004); Ryff and Keyes (1995).
58 Ryff and Keyes (1995).
59 Ryff and Keyes (1995).
60 Ryff and Keyes (1995).
61 Ryff and Keyes (1995).
62 Ryan and Deci (2001).

63 Ryff and Keyes (1995).
64 Cole (2013); Cole *et al.* (2015); Fredrickson, B. L., Grewen, K. M., Algoe, S. B. *et al.* (2015) "Psychological well-being and the human conserved transcriptional response to adversity." *PLoS One 10*, 3, e0121839; Fredrickson, B. L., Grewen, K. M., Coffey, K. A. *et al.* (2013) "A functional genomic perspective on human well-being." *Proc Natl Acad Sci 110*, 33, 13684–13689.
65 Cole *et al.* (2015).
66 Fredrickson *et al.* (2015).
67 Fredrickson *et al.* (2013).
68 Ryff *et al.* (2004).
69 Ryff (2014)
70 Keyes and Simoes (2012).
71 Schleicher, H., Alonso, C., Shirtcliff, E. A., Muller, D., Loevinger, B. L. and Coe, C. L. (2005) "In the face of pain: The relationship between psychological well-being and disability in women with fibromyalgia." *Psychother Psychosom 74*, 4, 231–239.
72 Schleicher *et al.* (2005).
73 Schleicher *et al.* (2005).
74 Dezutter, Luyckx and Wachholtz (2015); Dezutter *et al.* (2013).
75 Schleicher *et al.* (2005).
76 Ross, A., Bevans, M., Friedmann, E., Williams, L. and Thomas, S. (2014) "'I am a nice person when i do yoga!!!': A qualitative analysis of how yoga affects relationships." *J Holist Nurs 32*, 2, 67–77; Fiori, F., Aglioti, S. M. and David, N. (2017) "Interactions between body and social awareness in yoga." *J Altern Complement Med 23*, 3, 227–233.
77 Ross *et al.* (2014); Ivtzan, I. and Papantoniou, A. (2014) "Yoga meets positive psychology: Examining the integration of hedonic (gratitude) and eudaimonic (meaning) wellbeing in relation to the extent of yoga practice." *J Bodyw Mov Ther 18*, 2, 183–189.
78 Stoler-Miller, B. (2004) *The Bhagavad-Gita*. New York, NY: Bantam Classics.
79 Stoler-Miller (2004); Miller, R. (2012) *The Samkhya Karika*. San Rafael, CA: Integrative Restoration Institute; Stoler-Miller, B. (1998) *Yoga: Discipline of Freedom*. New York, NY: Bantam Books; Sullivan, M., Moonaz, S., Weber., K., Taylor, J. N. and Schmalzl, L. (2017) "Towards an explanatory framework for yoga therapy informed by philosphical and ethical perspectives." *Altern Ther Health Med 24*, 1, 38–47.
80 Sullivan *et al.* (2017).
81 Easwaran, E. (2007) *The Upanishads*. Tomales, CA: The Blue Mountain Center of Meditation.
82 Easwaran (2007).
83 Easwaran (2007).
84 Stoler-Miller (2004); Miller (2012); Stoler-Miller (1998).
85 Ross *et al.* (2014).
86 Easwaran (2007).
87 Stoler-Miller (2004).
88 Easwaran (2007).
89 Ross *et al.* (2014).
90 Ross *et al.* (2014); Stoler-Miller (2004).
91 Ross *et al.* (2014).
92 Black, D. S., Cole, S. W., Irwin, M. R. *et al.* (2013) "Yogic meditation reverses NF-κB and IRF-related transcriptome dynamics in leukocytes of family dementia caregivers in a randomized controlled trial." *Psychoneuroendocrinology 38*, 3, 348–355; Bower, J. E., Greendale, G., Crosswell, A. D. *et al.* (2014) "Yoga reduces inflammatory signaling in fatigued breast cancer survivors: A randomized controlled trial." *Psychoneuroendocrinology 43*, 20–29.
93 Stoler-Miller (2004).
94 Stoler-Miller (2004).
95 Ross *et al.* (2014).
96 Edwards *et al.* (2014).
97 Fiori, Aglioti and David (2017); Rani, J. N. and Rao, K. P. (1994) "Body awareness and yoga training." *Perceptual and Motor Skills 79*, 1103–1106; Fiori, F., David, N. and Aglioti, S. M. (2014) "Processing of proprioceptive and vestibular body signals and self-transcendence in Ashtanga yoga practitioners." *Front Hum Neurosci* doi: 10.3389/fnhum.2014.00734.
98 Stoler-Miller (2004).
99 Doniger, W. (2010) *The Hindus: An Alternative History*. New York, NY: Penguin Books; Raveh, D. (2016) *Sutras, Stories and Yoga Philosophy: Narrative and Transfiguration*. London and New York, NY: Routledge, Taylor and Francis Group; Sullivan, M. and Robertson, L. (in press) "Understanding yoga therapy: Applied philosophy and science for health and well-being."
100 Embree, A. T., Hay, S. N. and De Bary, W. T. (eds) (1988) *Sources of Indian Tradition*. 2nd edition. New York, NY: Columbia University Press.
101 Ross *et al.* (2014).
102 Thomson and Tredennick (2004); Smith, J. D. (ed.) (2009) *Mahābhārata*. London: Penguin.
103 Gupta, B. (2006) "'Bhagavad Gītā' as duty and virtue ethics: Some reflections." *Journal of Religious Ethics 34*, 3, 373–395.
104 Cole *et al.* (2015); Keyes and Simoes (2012); Fredrickson *et al.* (2015).
105 Edwards *et al.* (2014).
106 Edwards *et al.* (2014).
107 Smith, J. A., Greer, T., Sheets, T. and Watson, S. (2011) "Is there more to yoga than exercise? *Altern Ther Health Med 17*, 3, 22.
108 Fiori, Aglioti and David (2017).

HealthTree
健康樹　健康樹 184

疼痛科學 X 瑜伽療法：

結合物理治療、呼吸、神經、瑜伽，為慢性疼痛提供全面照護

Yoga and Science in Pain Care

作者	尼爾·皮爾森（Neil Pearson）、雪莉·普羅斯柯（Shelly Prosko）、瑪麗莎·蘇利文（Marlysa Sullivan）
譯者	王啟安、張芳瑜、陳定谷、楊維寧、王念慈
審訂者	蔡士傑
封面設計	張天薪
版型設計	變設計－Ada
內文排版	許貴華
行銷企劃	蔡雨庭・黃安汝
出版一部總編輯	紀欣怡
出版者	采實文化事業股份有限公司
執行副總	張純鐘
業務發行	張世明・林踏欣・林坤蓉・王貞玉
國際版權	劉靜茹
印務採購	曾玉霞
會計行政	李韶婉・許俽瑀・張婕莛
法律顧問	第一國際法律事務所　余淑杏律師
電子信箱	acme@acmebook.com.tw
采實官網	www.acmebook.com.tw
采實臉書	www.facebook.com/acmebook01
ISBN	978-626-349-888-4
定價	980元
初版一刷	2025年3月
劃撥帳號	50148859
劃撥戶名	采實文化事業股份有限公司
	104台北市中山區南京東路二段95號9樓
	電話：(02)2511-9798　傳真：(02)2571-3298

國家圖書館出版品預行編目資料

疼痛科學 X 瑜伽療法：結合物理治療、呼吸、神經、瑜伽，為慢性疼痛提供全面照護 / 尼爾 . 皮爾森 (Neil Pearson), 雪莉 . 普羅斯柯 (Shelly Prosko), 瑪麗莎 . 蘇利文 (Marlysa Sullivan) 著 ; 王啟安 , 張芳瑜 , 陳定谷 , 楊維寧 , 王念慈譯 . -- 初版 . -- 臺北市 : 采實文化事業股份有限公司 , 2025.1

336 面 ; 19×26 公分 . -- (健康樹 ; 184)

譯自 : Yoga and science in pain care

ISBN 978-626-349-888-4(平裝)

1.CST: 疼痛醫學 2.CST: 瑜伽 3.CST: 另類療法

415.942　　113019062

First published in 2019 by Jessica Kingsley Publishers
An imprint of John Murray Press
Part of Hodder & Stoughton Ltd
An Hachette Company